**Manual de
Acesso à Via Aérea
em Pediatria**

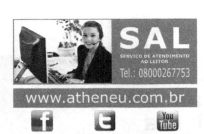

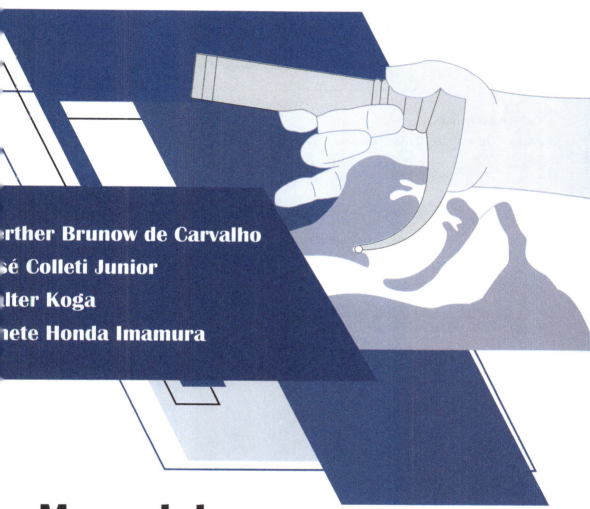

...rther Brunow de Carvalho
...sé Colleti Junior
...lter Koga
...nete Honda Imamura

Manual de
Acesso à Via Aérea em Pediatria

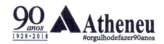

EDITORA ATHENEU

São Paulo —	Rua Jesuíno Pascoal, 30 Tel.: (11) 2858-8750 Fax: (11) 2858-8766 E-mail: atheneu@atheneu.com.br
Rio de Janeiro —	Rua Bambina, 74 Tel.: (21)3094-1295 Fax: (21)3094-1284 E-mail: atheneu@atheneu.com.br
Belo Horizonte —	Rua Domingos Vieira, 319 — conj. 1.104

CAPA: Paulo Verardo

PRODUÇÃO EDITORIAL: MKX Editorial

CIP - BRASIL. CATALOGAÇÃO NA PUBLICAÇÃO
SINDICATO NACIONAL DOS EDITORES DE LIVROS, RJ

M251

Manual de acesso à via aérea em pediatria / Werther Brunow de Carvalho ... [et al.] - 1.ed. - Rio de Janeiro : Atheneu, 2018.
   il.

Inclui bibliografia
ISBN 978-85-388-0883-1

1. Pediatria. I. Carvalho, Werther Brunow de.

18-49041

CDD-618.92
CDU-616-053.2

CARVALHO, W.B.; COLLETI JR. J.; KOGA, W.; IMAMURA, J.H.
Manual de Acesso à Via Aérea em Pediatria

© EDITORA ATHENEU

São Paulo, Rio de Janeiro, Belo Horizonte, 2018.

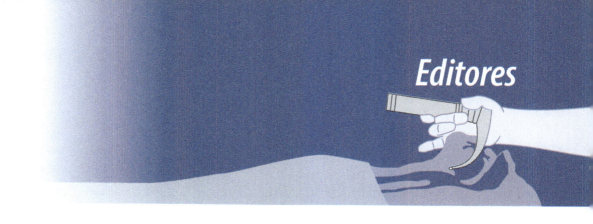

Editores

Werther Brunow de Carvalho

Professor Titular de Terapia Intensiva/Neonatologia do Instituto da Criança do Hospital das Clínicas da Faculdade de Medicina da Universidade de São Paulo (HCFMUSP). Coordenador da Pediatria do Hospital Santa Catarina, SP.

José Colleti Junior

Médico Especialista em Medicina Intensiva Pediátrica pela Associação de Medicina Intensiva Brasileira (AMIB) e Associação Médica Brasileira (AMB). Médico Diarista da Unidade de Terapia Intensiva (UTI) Pediátrica do Hospital Santa Catarina, São Paulo. Médico Coordenador da UTI Pediátrica do Hospital Assunção – Rede D'Or São Luiz, São Bernardo do Campo, SP. Docente do Curso de Pós-graduação em Terapia Intensiva Pediátrica da AMIB.

Walter Koga

Médico Diarista da Unidade de Terapia Intensiva (UTI) Pediátrica do Hospital Santa Catarina, São Paulo. Médico Assistente da Unidade de Terapia Intensiva (UTI) Pediátrica do Hospital 9 de Julho, SP.

Janete Honda Imamura

Médica Especialista em Pediatria pela Associação Médica Brasileira (AMB) e Sociedade Brasileira de Pediatria (SBP). Especialista em Medicina Intensiva com Habilitação em Pediatria pela AMB, SBP e Associação de Medicina Intensiva Brasileira (AMIB). Mestre em Ciências no Programa de Medicina (Área de Concentração em Pediatria) pela Faculdade de Medicina da Universidade de São Paulo (FMUSP). Médica Diarista da Unidade de Terapia Intensiva (UTI) Pediátrica do Hospital Santa Catarina, São Paulo. Docente do Curso de Pós-graduação em Terapia Intensiva Pediátrica da AMIB.

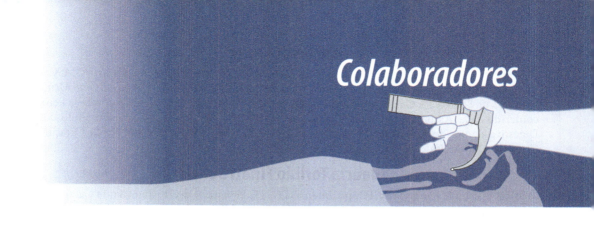

Colaboradores

Ana Cristina Aoun Tannuri
Professora-associada da Disciplina de Técnica Cirúrgica e Cirurgia Experimental da Faculdade de Medicina da Universidade de São Paulo (FMUSP). Médica Assistente do Serviço de Cirurgia Pediátrica do Instituto da Criança do HCFMUSP.

Carlos Gustavo de Almeida
Médico Diarista da Unidade de Terapia Intensiva (UTI) do Hospital Assunção, Rede D'Or São Luiz, São Bernardo do Campo, SP. Médico Assistente da UTI Pediátrica do Hospital Santa Catarina, SP. Médico Assistente da UTI Pediátrica da Santa Casa de Santos, SP.

Cibele Cristina Alves
Coordenadora de Enfermagem da Unidade de Terapia Intensiva (UTI) Pediátrica do Hospital Santa Catarina, SP.

Cibele Cristina Manzoni Ribeiro Borsetto
Médica Diarista da Unidade de Terapia Intensiva (UTI) Pediátrica/Neonatal do Hospital Vitória, SP. Médica Assistente da UTI Pediátrica do Hospital Santa Catarina, SP.

Cintia Johnston
Fisioterapeuta. Doutora em Saúde da Criança pela Pontifícia Universidade Católica do Rio Grande do Sul (PUC-RS). Coordenadora do Serviço de Fisioterapia-Pediatria/Neonatologia do Hospital São Paulo.

Elaine Cristina de Oliveira
Enfermeira da Unidade de Terapia Intensiva (UTI) Pediátrica do Hospital Santa Catarina, SP.

Ester Emerich Zeller
Farmacêutica Clínica do Hospital Santa Catarina, SP.

Felipe Rezende Caino de Oliveira
Médico Assistente da Unidade de Terapia Intensiva (UTI) Pediátrica do Hospital Santa Catarina, SP. Médico Assistente da UTI do Instituto de Oncologia Pediátrica (IOP), SP. Médico Assistente da UTI Cardíaca Cirúrgica Pediátrica do Hospital Santa Izabel, Salvador, BA.

Flávio Braguim

Mestre em Medicina pela Faculdade de Ciências Médicas da Santa Casa de São Paulo (FCMSCSP). Membro Titular da Sociedade Brasileira de Endoscopia Digestiva (SOBED). *International Member of American* Society for Gastrointestinal Endoscopy. Título de Especialista em Endoscopia Peroral conferido pela Associação Médica Brasileira (AMB). Título de Especialista em Endoscopia Digestiva conferido pela SOBED e AMB. Médico endoscopista do Hospital Santa Catarina – Coordenador da Endoscopia Terapêutica e Vias Aéreas.

Glaucia Toribio Finoti Seixas

Médica Assistente Unidade de Terapia Intensiva (UTI) Pediátrica do Hospital Santa Catarina, SP. Médica Assistente da Unidade de Internação do Hospital Santa Catarina, SP. Médica Assistente da UTI do Instituto de Oncologia Pediátrica (IOP), SP.

Juliana de Freitas Valeiro Garcia

Médica Assistente da Unidade de Terapia Intensiva (UTI) Pediátrica do Hospital Santa Catarina, SP. Médica Assistente da UTI Pediátrica do Hospital Beneficência Portuguesa, SP. Médica Assistente da UTI Pediátrica do Hospital Santa Marcelina, SP.

Karla Favero de Lima

Enfermeira da Unidade de Terapia Intensiva (UTI) Pediátrica do Hospital Santa Catarina, SP.

Luiz Antônio Belli

Médico Assistente da Unidade de Terapia Intensiva (UTI) Pediátrica do Hospital Santa Catarina, SP. Médico Assistente da UTI Pediátrica do Hospital São Paulo, da Universidade Federal de São Paulo (Unifesp).

Maria do Amparo Martinez Descalzo

Médica Coordenadora da Unidade de Terapia Intensiva (UTI) Pediátrica do Hospital 9 de Julho, SP. Médica Assistente do Pronto Atendimento de Pediatria do Hospital Santa Catarina, SP.

Otávio Angelieri Galli

Médico Assistente da Unidade de Terapia Intensiva (UTI) Pediátrica do Hospital Santa Catarina, SP. Médico Coordenador das Unidades de Terapia Intensiva e Neonatal do Complexo Hospitalar Oito de Dezembro, Guarulhos, SP. Médico Assistente da UTI do Instituto de Oncologia Pediátrica (IOP), SP.

Rodrigo José Soares Felix

Médico Assistente da Unidade de Terapia Intensiva Pediátrica do Hospital 9 de Julho, SP. Médico Assistente do Pronto Atendimento de Pediatria do Hospital Santa Catarina, SP.

Toshio Matsumoto

Medico Preceptor da Unidade de Terapia Intensiva (UTI) Pediátrica do Hospital Municipal Menino Jesus, SP. Vice-presidente do Departamento de Terapia Intensiva da Sociedade de Pediatria de São Paulo (SPSP) – Triênio 2016-2019.

Uenis Tannuri

Professor Titular de Cirurgia Pediátrica do Instituto da Criança do Hospital das Clínicas da Faculdade de Medicina da Universidade de São Paulo (IC-HCFMUSP).

Prefácio

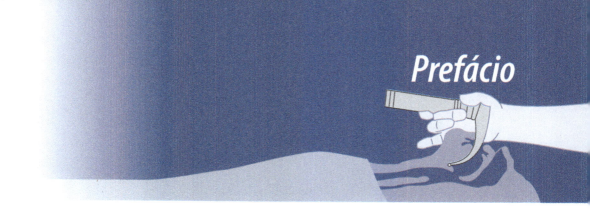

Este livro, em 1ª edição, permite a compreensão de vários aspectos fisiológicos e patológicos relacionados com o manejo da via aérea da criança, tendo uma aplicação clínica e teórica para anestesiologistas, pediatras emergencistas, intensivistas e residentes, além dos profissionais da equipe multidisciplinar (enfermagem, fisioterapia etc.). Embora concordemos que o manejo da via aérea necessite de uma prática em cenário clínico real, os capítulos deste livro ajudarão no aprendizado e na aquisição de diversas técnicas de manejo da via aérea, visto que um dos grandes desafios com que os pediatras e neonatologistas se confrontam é a falha na tentativa de manter a patência da via aérea, podendo resultar em catástrofes capazes de ocasionar uma lesão neurológica ou mesmo o óbito. Nesta edição, procuramos adicionar também a atuação multiprofissional com capítulos referentes à assistência de enfermagem, fisioterapia e, adicionalmente, um apêndice com dose das medicações utilizadas no cenário de intubação traqueal difícil. Na prática clínica, frequentemente não temos realizado uma avaliação adequada em vários casos de pacientes com via aérea difícil ou recebemos o paciente necessitando de um manejo imediato para intubação traqueal, o que torna o procedimento de maior risco. O objetivo relacionado com o delineamento dos capítulos foi selecionar temas e técnicas que, frequentemente, não são familiares no dia a dia à beira do leito da UTI ou do setor de emergência.

Dedicamos este livro a todos os pacientes que atendemos durante todos os anos de prática clínica e que nos ensinaram a ver o quanto esse procedimento pode ser difícil e fundamental para a sustentação da vida. Gostaríamos de agradecer a todos os colegas que colaboraram nos 19 capítulos deste manual.

Esperamos que o livro contribua para o conhecimento geral do tema e permita uma prática mais segura no manejo da via aérea no cenário hospitalar.

Os Editores

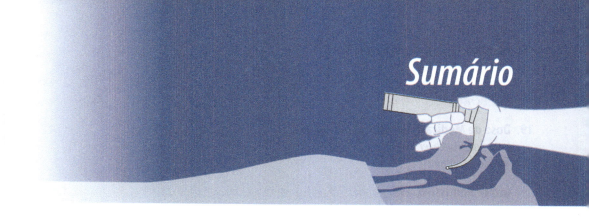

Sumário

1. **Anatomia das Vias Aéreas, 1**
   Glaucia Toribio Finoti Seixas
   Walter Koga

2. **Fisiologia Respiratória, 5**
   Rodrigo José Soares Felix

3. **Avaliação Inicial das Vias Aéreas, 11**
   Maria do Amparo Martinez Descalzo

4. **Manejo Básico das Vias Aéreas na Emergência, 17**
   Cibele Cristina Manzoni Ribeiro Borsetto

5. **Equipamento para Manejo de Vias Aéreas, 31**
   Felipe Rezende Caino de Oliveira
   Carlos Gustavo de Almeida

6. **Indicações de Intubação Traqueal, 45**
   José Colleti Junior
   Werther Brunow de Carvalho

7. **Técnicas de Intubação Traqueal, 49**
   José Colleti Junior

8. **Sequência Rápida de Intubação, 63**
   José Colleti Junior

9. **Via Aérea Difícil, 73**
   Toshio Matsumoto

10. **Dispositivos Supraglóticos, 79**
    Luiz Antônio Belli
    Juliana de Freitas Valeiro Garcia
    Cintia Johnston

11. **Dispositivos Infraglóticos, 107**
    Janete Honda Imamura

12. **Técnicas com Dispositivos Videoguiados, 121**
    Flávio Braguim

13. **Cricotireoidostomia e Traqueostomia, 139**
    Ana Cristina Aoun Tannuri
    Uenis Tannuri

14. **Suporte Ventilatório Inicial, 143**
    Werther Brunow de Carvalho

15. **Via Aérea na Criança Obesa, com Trauma e Oncológica, 155**
    Janete Honda Imamura

16. **Complicações no Manejo da Via Aérea, 167**
    Otávio Angelieri Galli

17. **Desmame da Ventilação Mecânica e Extubação Traqueal, 173**
    José Colleti Junior
    Werther Brunow de Carvalho

18. Assistência de Enfermagem, 183
Cibele Cristina Alves
Karla Favero de Lima
Elaine Cristina de Oliveira

19. Dose de Medicações e Fluxogramas, 187
Ester Emerich Zeller
José Colleti Junior

Índice Remissivo, 199

Anatomia das Vias Aéreas

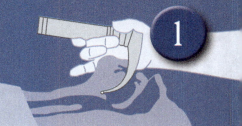

Glaucia Toribio Finoti Seixas
Walter Koga

Introdução

O domínio das peculiaridades anatômicas das vias aéreas em diferentes faixas etárias é fundamental para o manejo e o reconhecimento de uma via aérea difícil, evitando situações potencialmente letais durante procedimentos que visam a garantir uma adequada ventilação (Figuras 1.1 e 1.2).

O objetivo deste capitulo é fornecer uma visão geral básica da estrutura do sistema respiratório, de como a anatomia das vias aéreas se relaciona com uma via aérea difícil e a aplicação prática de uma ventilação efetiva.

Considera-se uma via aérea difícil quando um pediatra experiente encontra dificuldade em realizar as manobras de ventilação com bolsa e máscara, não conseguindo uma boa amplitude torácica; em realizar laringoscopia direta; intubar ou, em situações de emergência, conseguir uma via aérea cirúrgica, mesmo com paciente bem posicionado e com técnica adequada.

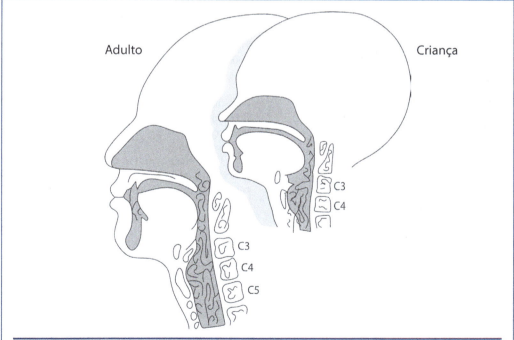

Figura 1.1. Características anatômicas na faixa etária pediátrica comparativamente ao paciente adulto.

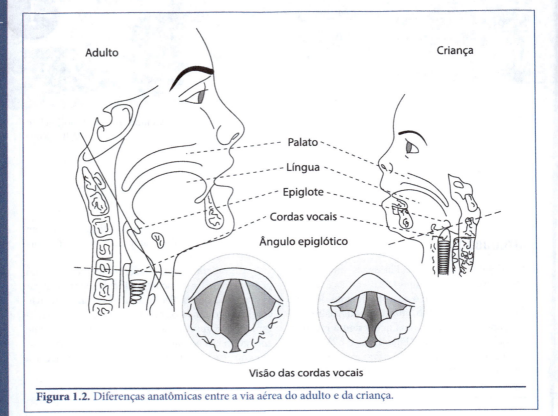

Figura 1.2. Diferenças anatômicas entre a via aérea do adulto e da criança.

Pontos-chave da Anatomia Respiratória Relevantes em Relação à Via Aérea Difícil e a Instituição de Ventilação

Faremos uma consideração abaixo das principais estruturas anatômicas que tornam a árvore respiratória o foco principal de nossa consideração e avaliação e como ela pode influenciar no manejo prático da via aérea e da ventilação da criança.

Nariz

A anatomia do nariz se estende da parte vestibular anterior até a nasofaringe, onde existe a junção para extensão da boca. As narinas são as principais passagens do ar externo que irá atingir os pulmões. Na condição de uma respiração normal em repouso, a boca encontra-se fechada e o ar passa através das narinas. A função do nariz é servir de conduto para o ar, determinando a sua filtração, umidificação e aquecimento.

Por definição, o diagnóstico clínico de uma via aérea difícil deve ser feito quando há insucesso após duas tentativas de intubação orotraqueal e/ou dificuldade em ventilar com máscara facial.

No período neonatal a respiração nasal é predominante e a dificuldade ventilatória pode ocorrer já como consequência de más-formações em região da face, sendo a patologia de maior relevância a atresia de coanas.

Ocasionalmente, em uma condição de emergência, a cavidade nasal pode ser uma solução para tornar a via aérea patente, realizando-se a intubação nasal. Entretanto, o procedimento pode ser difícil devido ao desvio do septo nasal e/ou aumento das coanas.

O fornecimento de sangue ao nível do nariz é abundante e a ocorrência de hemorragia é possível devido ao trauma ou às tentativas de intubação nasal.

Cavidade oral

A cavidade oral se inicia ao nível dos lábios com a parte posterior ao nível da faringe, onde se iniciam as tonsilas e as pregas plossopalatais. A língua possui uma estrutura que progride para trás na faringe e é conectada com a epiglote pelas pregas e tecido mucoso, chamado de fossa valecular.

A língua da criança é proporcionalmente grande e mais próxima ao palato, encontrando-se comprimidos em um compartimento relativamente pequeno, tornando a laringoscopia particularmente difícil.

A epiglote possui diferentes localizações e características, dependendo da faixa etária:

- Nos lactentes menores de 4 meses, está situada entre C1 e C3;
- Acima de 6 meses, encontra-se entre C3 e C4;
- Nas crianças, tem localização mais posterior, sendo longa, flexível, estreita e angulada em direção oposta à traqueia;
- Em adultos, situa-se entre C3 e C6.

Portanto, a boca é o principal ponto para acesso e estabelecimento de uma via aérea artificial. Na criança inconsciente, existe um relaxamento das estruturas anatômicas da língua e bloqueio da passagem de ar. Para a resolução desse problema é essencial a colocação da criança de lado, realizar a elevação da cabeça e do queixo. Uma rápida inspeção do paciente poderá nos indicar dados úteis relacionados a dificuldades na intubação traqueal, tais como protusão dos dentes, micrognatia etc. A utilização de cânula de Guedel permite a passagem de ar na via aérea na criança que se encontre com alteração do nível de consciência.

Faringe

A faringe é uma estrutura com a forma de "U", que possui três secções: nasofaringe, orofaringe e hipofaringe. A faringe possui varias funções, incluindo a passagem de ar e ser uma via comum para a entrada de ar e alimentos. A hipofaringe é um instrumento importante para manejo da via aérea. Os tecidos ao redor da laringe fornecem um leito para colocação da mascara laríngea (a principal alternativa a intubação traqueal).

À medida que se desenvolve, a epiglote torna-se mais rígida.

As pregas vocais têm sua fixação mais anterior e inferior, produzindo uma angulação anterocaudal, que pode fazer com que a passagem da cânula pela laringe comprima a comissura anterior.

Laringe

A laringe é uma estrutura importante da via aérea superior, pois atua como uma válvula de proteção contra corpos estranhos, como alimentos e secreções. A epiglote age como protetora da vias

aéreas superiores em relação a contaminação pelo trato digestivo. Entre a cartilagem tireoide e cricoide, está situada a membrana cricotireóidea, que é um ponto importante de acesso para a via aérea superior na situação de emergência, quando existe bloqueio da laringe.

A intubação traqueal envolve a passagem do tubo através da laringe via cordas vocais, que podem ser lesadas durante o procedimento de inserção do tubo. Essas cordas vocais podem se apresentar fechadas em uma condição conhecida como espasmo laríngeo, que pode dificultar o acesso a via aérea.

Além das dimensões nitidamente menores em crianças pequenas, existem ainda diferenças significativas em relação à orientação e à posição da laringe. O osso hioide e a cartilagem cricoide são mais proeminentes do que a cartilagem tireoide, tornando mais difícil a identificação exata dos pontos de referência para o procedimento. Deve-se lembrar ainda que as crianças possuem uma quantidade bem maior de tecido adiposo.

A laringe da criança tem forma de funil, diferentemente do adolescente e do adulto, que apresentam a laringe com forma de cilindro e em posição mais cefálica (no nível de C3 e C4) do que nos adultos (no nível de C4 a C5). Isso resulta em uma localização mais alta da língua e em um ângulo mais agudo de visualização da laringe, ocasionando uma percepção "anteriorizada" da mesma, o que pode dificultar a laringoscopia.

Nos recém-nascidos prematuros, o comprimento da traqueia é de apenas 2 a 3 cm, enquanto nos de termo é de 4 cm, sendo particularmente necessária a avaliação cuidadosa do posicionamento do tubo intratraqueal para diagnóstico precoce e prevenção do deslocamento do mesmo. Nessa população, a membrana cricotireóidea mede apenas 2,6 mm de comprimento por 3 mm de largura, enquanto no adulto alcança em média 13,7 mm de comprimento por 12,4 mm de largura.

Traqueia

A traqueia é uma estrutura cartilaginosa tubular, iniciando-se na parte inferior na cartilagem cricoide ao nível da sexta vertebra cervical. Pode ser aberta cirurgicamente para fornecer um acesso de emergência à via aérea (não deve ser realizado por médicos não especialistas). A traqueia se divide em brônquio principal direito e esquerdo, podendo determinar a possiblidade de entrada do tubo intratraqueal e um dos brônquios, determinando uma intubação seletiva.

O suporte cartilaginoso da traqueia também é mais delgado na faixa pediátrica.

E, por fim, as estruturas particularmente frágeis das vias aéreas podem, durante a extensão do pescoço para a intubação, levar ao deslocamento da cartilagem aritenoide, resultando em intenso edema local e em estreitamento da via de acesso.

Diante de tantas peculiaridades quanto à via aérea dos pacientes pediátricos, para o sucesso no manejo da via aérea difícil se torna fundamental o domínio das características anatômicas particulares de cada faixa etária.

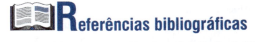

Referências bibliográficas

1. Holzki J, Brown KA, Carroll RG, Coté CJ. The anatomy of the pediatric airway: Has our knowledge changed in 120 years? A review of historic and recent investigations of the anatomy of the pediatric larynx. Paediatr Anaesth. 2018. 28(1):13-22.
2. Kakodkar KA, Schroeder JW Jr, Holinger LD. Laryngeal development and anatomy. Adv Otorhinolaryngol. 2012;73:1-11.
3. Sims C1, von Ungern-Sternberg BS. The normal and the challenging pediatric airway. Paediatr Anaesth. 2012. 22(6):521-6.
4. Vijayasekaran S, Lioy J, Maschhoff K. Airway disorders of the fetus and neonate: Semin Fetal Neonatal Med. An overview. 2016;21(4):220-9.

Fisiologia Respiratória

Rodrigo José Soares Felix

Classicamente, sabemos que os componentes fisiológicos da respiração podem ser divididos em quatro:

- Ventilação pulmonar;
- Difusão do oxigênio e dióxido de carbono entre os alvéolos e o sangue;
- Transporte de oxigênio e dióxido de carbono no sangue e fluidos corporais;
- Regulação da ventilação.

Analisando em termos de ventilação mecânica, sinteticamente, o que se deseja é a redução do esforço respiratório, mantendo a oxigenação e a adequada remoção do dióxido de carbono do paciente.

Para se instituir uma correta ventilação mecânica, é importante o entendimento de alguns conceitos fisiológicos que esmiúçam os componentes respiratórios citados, provendo racionalidade no trato com os doentes respiratórios com que lidamos no cotidiano.

Conceitos de Mecânica Pulmonar

O movimento respiratório é composto por dois mecanismos: movimentos do diafragma e elevação e abaixamento das costelas. Na inspiração, ativa, a contração dos músculos respiratórios aumenta o volume intratorácico, com a diminuição da pressão das vias aéreas para níveis menores que a pressão atmosférica e o enchimento pulmonar. A expiração no repouso é passiva, ocorrendo o relaxamento do diafragma e a retração elástica da caixa torácica, dos pulmões e das estruturas abdominais esvaziando os pulmões. No esforço, ou nas patologias respiratórias, os músculos envolvidos, incluindo os abdominais, auxiliam na expiração.

Para essa entrada e saída de ar decorrentes dos movimentos respiratórios, tem de haver mudanças de pressões. As pressões envolvidas no enchimento e esvaziamento dos pulmões são duas:

- **Pressão pleural:** pressão levemente negativa (cerca de -5 cmH_2O), refere-se ao líquido pleural situado entre as pleuras parietal e visceral, que continuamente tem seu excesso drenado para os canais linfáticos, promovendo um pequeno vácuo;
- **Pressão alveolar:** pressão dentro dos alvéolos igual à pressão atmosférica quando não há fluxo de ar e a glote está aberta. Convencionou-se tal pressão em 0 cmH_2O.

A diferença entre a pressão alveolar e a pleural se chama **pressão transpulmonar** e corresponde a uma medida das forças elásticas do pulmão, o que é importante para entendermos melhor o próximo conceito a ser estudado, a **complacência pulmonar**.

A complacência pulmonar é uma das forças que os músculos respiratórios têm que vencer para o movimento respiratório. É determinada pelas forças elásticas dos pulmões, pela anatomia dos alvéolos e pelo surfactante; corresponde ao grau de expansão que os pulmões atingem para cada unidade de aumento na pressão transpulmonar.

Em termos matemáticos, a complacência é expressa por uma variação de volume para uma determinada variação de pressão (**Figura 2.1**):

$$C = \Delta V / \Delta P$$

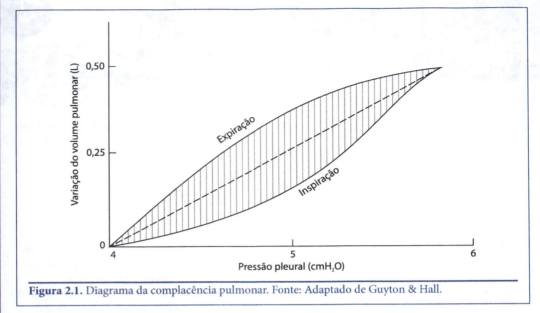

Figura 2.1. Diagrama da complacência pulmonar. Fonte: Adaptado de Guyton & Hall.

No paciente em ventilação mecânica, a complacência estática (quando não há fluxo na via aérea) é medida por meio da pressão de platô e a complacência dinâmica (quando há fluxo na via aérea) é medida usando-se o pico de pressão inspiratória.

O nível de PEEP (pressão positiva no final da expiração) em que a complacência estática é máxima se denomina PEEP ideal.

A complacência do sistema respiratório como um todo se denomina complacência toracopulmonar e corresponde praticamente a metade da complacência pulmonar, ou seja, para insuflar todo o sistema respiratório se demanda o dobro de pressão do que para a insuflação dos pulmões se hipoteticamente removidos da caixa torácica.

Durante a infância, a anatomia alveolar é mais imatura, com menor número de alvéolos, além de uma menor quantidade de elastina no tecido intersticial pulmonar, o que leva a uma menor complacência pulmonar.

A outra força que os músculos respiratórios têm que vencer no processo respiratório é a resistência das vias aéreas, que corresponde ao atrito que as moléculas de gás encontram nas paredes das vias respiratórias. Corresponde a uma determinada variação de pressão para um determinado gradiente de fluxo:

$$R = \Delta P/fluxo$$

A resistência depende principalmente do raio das vias aéreas, assim como do comprimento das mesmas, do número de divisões da árvore brônquica, do fluxo, da viscosidade e da densidade dos gases. No paciente em ventilação mecânica, a cânula intratraqueal representa uma resistência maior ou menor, dependendo do diâmetro interno e do comprimento. A resistência é proporcionalmente linear ao comprimento da cânula.

A complacência pulmonar e a resistência das vias aéreas se correlacionam com o volume pulmonar: quanto menor o pulmão, maior a resistência e menor a complacência, sendo o inverso verdadeiro.

Chegamos ao conceito de **trabalho respiratório**, que nada mais é que, em condições normais, o trabalho para produzir a inspiração. Compõe-se de três partes:
- Trabalho elástico, relacionado à complacência pulmonar;
- Trabalho ligado à resistência das vias Aéreas;
- Trabalho ligado à resistência dos tecidos (pouco importante, corresponde ao trabalho exigido para vencer a viscosidade das estruturas pulmonares e da caixa torácica) (**Figura 2.2**).

O produto da Resistência pela Complacência denomina-se Constante de Tempo (CT = Resistência × Complacência). Uma CT corresponde ao tempo necessário para que se atinja um equilíbrio pressórico nas vias aéreas e nos alvéolos de cerca de 63%. No paciente com uma cânula traqueal, corresponde ao tempo necessário para que a pressão intra-alveolar atinja 63% da pressão medida na porção proximal da cânula. Com 3 constantes de tempo se atinge 95% de equilíbrio pressórico e com 5 constantes de tempo, 99%.

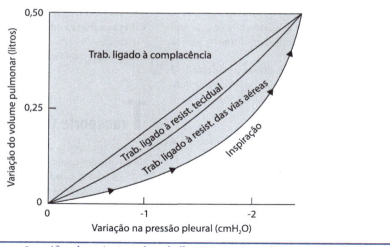

Figura 2.2. Representação gráfica dos três tipos de trabalhos respiratórios. (Fonte: Adaptada de Guyton & Hall.)

Assim, em um paciente hipotético com Resistência = 10 cmH$_2$O/L.s e uma Complacência = 0,04 L/cmH$_2$O, a CT seria igual a 0,4 segundos. Para estimativa do tempo inspiratório a se ajustar em um paciente em ventilação mecânica, pode-se inferir o valor entre 3 e 5 constantes de tempo (no paciente hipotético, então, seria ajustado entre 1,2 e 2 segundos).

O estudo da ventilação pulmonar se faz pelo método espirométrico, que registra graficamente os movimentos de inspiração e expiração de uma pessoa. No espirograma, tradicionalmente são mostrados os volumes pulmonares, que se subdividem em:

- **Volume Corrente (Vt):** volume de ar de cada ciclo ventilatório normal, na inspiração e na expiração. No homem jovem, é em média de 500 mL;
- **Volume de Reserva Inspiratória (VRI):** volume de ar que pode ser inspirado após a inspiração normal, acima do volume corrente. Equivale a cerca de 3000 mL;
- **Volume de Reserva Expiratória (VRE):** volume de ar exalado após uma expiração normal, após o volume corrente. Equivale a 1100 mL;
- **Volume Residual (VR):** volume de ar que permanece nos pulmões após uma expiração forçada. Em média, é de cerca de 1200 mL.

As combinações dos volumes pulmonares constituem as Capacidades Pulmonares:

- Capacidade Vital (CV) = Vt + VRI + VRE. Corresponde à maior quantidade de ar expelido por uma pessoa em uma expiração forçada após uma inspiração máxima;
- Capacidade Pulmonar Total (CPT) = CV + VR. Corresponde ao volume de ar nos pulmões após uma inspiração máxima;
- Capacidade Inspiratória (CI) = Vt + VRI. É a o volume de ar nos pulmões em uma inspiração máxima partindo de uma expiração normal (não forçada);
- Capacidade Residual Funcional (CRF) = VRE + VR. É o volume de ar que permanece nos pulmões após uma expiração normal.

Difusão do O$_2$ e do CO$_2$

As trocas gasosas entre o ar alveolar e o sangue capilar pulmonar ocorrem através das membranas de todas as porções terminais dos pulmões e não apenas nos alvéolos. Essas membranas são chamadas coletivamente de membrana respiratória. A capacidade dessa membrana para efetuar trocas gasosas pode ser expressa, em termos quantitativos, por meio de sua capacidade de difusão (volume de gás que se difunde através da membrana a cada minuto, para uma diferença de pressões de 1 mmHg).

O oxigênio difunde-se dos alvéolos para o sangue existente nos capilares pulmonares porque a pressão de oxigênio (PO$_2$) nos alvéolos é maior do que a PO$_2$ no sangue capilar pulmonar. Da mesma maneira, o CO$_2$ difunde-se do sangue para os alvéolos porque a PCO$_2$ do sangue capilar pulmonar é superior à dos alvéolos.

Para que a difusão ocorra satisfatoriamente deve haver tempo suficiente para se atingir o equilíbrio completo, além de número suficiente de unidades alveolocapilares que permita um volume de troca gasosa adequada.

Os fatores que podem alterar a velocidade de difusão dos gases através da membrana respiratória são:

- Espessura da membrana;
- Área da membrana;
- O coeficiente de difusão do gás na substância da membrana;
- A diferença de pressões entre os dois lados da membrana.

Distúrbios Ventilação-Perfusão

O pulmão é constituído por milhões de unidades de trocas gasosas perfundidas em paralelo e ventiladas tanto em paralelo quanto em série. Essa complexa distribuição de ventilação e fluxo sanguíneo varia com os efeitos gravitacionais, alterações na posição do corpo e alterações dos volumes pulmonares, havendo, portanto, desequilíbrio ventilação-perfusão mesmo em indivíduos normais.

O conceito da relação ventilação-perfusão (V/Q) ajuda a compreender quando existe um desequilíbrio entre a ventilação alveolar e o fluxo sanguíneo pulmonar. A composição de O_2 e CO_2 no final do capilar pulmonar em uma unidade pulmonar é determinada pela relação V/Q.

Nos indivíduos normais, a relação V/Q do pulmão em repouso pode variar de 0,6 a 3,3, com média em torno de 0,8.

Quando a ventilação alveolar é nula e o alvéolo ainda recebe perfusão, a relação V/Q é igual a zero. No outro extremo, quando existe ventilação e a perfusão é nula, a relação V/Q tem valor infinito. Nessas situações, não há troca gasosa através da membrana respiratória.

- **Efeito *shunt*:** quando a relação V/Q tem valor inferior ao normal (porém diferente de zero), não há ventilação suficiente para oxigenar completamente o sangue venoso misto que flui pelos capilares alveolares;
- *Shunt* **fisiológico:** é a porcentagem do débito cardíaco que perfunde os vasos brônquicos e não participa da troca gasosa; corresponde a aproximadamente 2% do débito cardíaco;
- **Efeito espaço morto:** relação V/Q com valores maiores que o normal decorre de uma redução

na perfusão pulmonar ou de um excesso de ventilação em relação à perfusão;

- **Espaço morto anatômico:** corresponde à superfície das vias aéreas e equivale a aproximadamente um terço do volume corrente.

Transporte Gasoso

O transporte de oxigênio pelo sangue depende da difusão gasosa e da circulação sanguínea.

A maior parte do oxigênio (97%) é transportada para os tecidos através da sua ligação com a hemoglobina presente nas hemácias; o restante (3%) é dissolvido na água do plasma e das células. Cada grama de hemoglobina combina-se com 1,34 mL de O_2.

O oxigênio se liga à hemoglobina nos capilares pulmonares onde a PO_2 é alta, é transportado aos tecidos pelo fluxo sanguíneo decorrente do débito cardíaco e dissocia-se nos capilares teciduais, que apresentam PO_2 baixa.

Podemos calcular o conteúdo arterial de oxigênio (CaO_2) usando a seguinte fórmula:

$$CaO_2 = 1,34 \times Hb \times SaO_2 + 0,0031 \times PaO_2$$

(Hb = quantidade de hemoglobina/SaO_2 = saturação de O_2 no sangue arterial/0,0031 é o coeficiente de solubilidade do O_2 no sangue).

O conteúdo arterial de O_2 normal é cerca de 20 vol% (considerando-se 15 g de Hb em 100 mL de sangue e saturação de 100% da hemoglobina).

A oferta de oxigênio (DO_2) para os tecidos pode ser calculada usando-se a fórmula a seguir:

$$DO_2 = CaO_2 \times DC \times 10$$

(CaO_2 = conteúdo arterial de O_2 em mL de O_2/decilitro/DC = débito cardíaco em litros por minuto).

Como visto anteriormente, a maior parte do oxigênio está ligada à hemoglobina. Assim, faz-se necessário o estudo da curva de dissociação da hemoglobina que mostra a relação da porcentagem de hemoglobina que se liga ao oxigênio à medida que a PO_2 aumenta (**Figura 2.3**).

Alguns fatores afetam a dissociação da hemoglobina, diminuindo ou aumentando sua afinidade pelo oxigênio. São eles:

- Fatores que diminuem a afinidade de O_2 pela Hb (desviam a curva para a direita):
  - Aumento da temperatura do sangue;
  - Diminuição do pH (aumento da pCO_2);
  - Aumento do 2,3 DPG (difosfoglicerato).

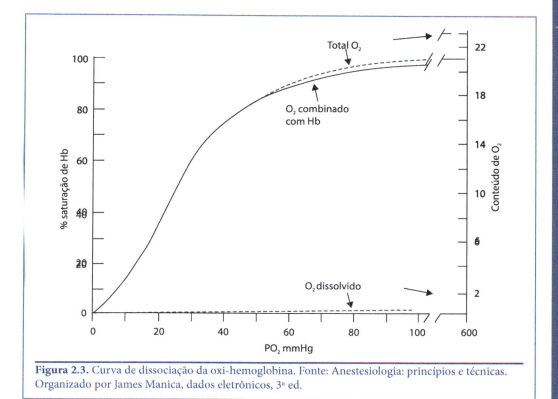

Figura 2.3. Curva de dissociação da oxi-hemoglobina. Fonte: Anestesiologia: princípios e técnicas. Organizado por James Manica, dados eletrônicos, 3ª ed.

- Fatores que aumentam a afinidade de O_2 pela Hb (desviam a curva para a esquerda):
  - Diminuição da temperatura do sangue;
  - Aumento do pH (diminuição da pCO_2);
  - Diminuição da 2,3 DPG;
  - Hemoglobina fetal.

O transporte de CO_2 no sangue pode ser feito sob a forma dissolvida no sangue, dissociado em íons bicarbonato e íons hidrogênio após reação com a água no interior das hemácias catalisada pela enzima anidrase carbônica e, finalmente, por meio da combinação com a Hb.

Regulação da Ventilação Pulmonar

A fisiologia do controle respiratório implica um complexo mecanismo de reflexos, que envolvem principalmente um sistema neuronal e um químico.

No tronco encefálico, existem grupos neuronais responsáveis pela inspiração e pela expiração, dando a ritmicidade da respiração. O grupo neuronal dorsal é o mais importante, provavelmente sendo o local da gênese do ritmo respiratório, responsável pela contração do diafragma e pelo movimento inspiratório. Esse núcleo recebe aferências viscerais do IX e X pares cranianos – aquele traz informações sobre o pH, pCO_2 e PO_2 por meio de quimiorreceptores carotídeos e aórticos; este traz informações dos receptores de estiramento nos pulmões. O grupo neuronal dorsal tem funções na regulação da inspiração e da expiração. Há centros neuronais mais altos que modulam a ritmicidade e profundidade respiratórias.

Quimicamente, tem maior importância a hipercapnia, que diminui o pH do liquor cefalorraquidiano, estimulando os centros neuronais citados. A hipoxemia grave também é um fator estimulador dos centros neuronais e, por conseguinte, do controle respiratório.

Referências Bibliográficas

1. Calzia E, Rademarcher P. Alveolar ventilation and pulmonary blood flow: the Va/Q concept. In: Pinsky MR et al. Applied Physiology in Intensive Care Medicine. Springer, 2006.

2. Ferez,D. Fisiologia respiratória e ventilação monopulmonar. In: Anestesiologia: princípios e técnicas. Organizado por James Manica, dados eletrônicos, 3ª edição. Porto Alegre: Artmed, 2008.

3. Guyton A, Hall J. Ventilação pulmonar, Tratado de Fisiologia Médica. Capítulos 37-41. 9ª edição. Rio de Janeiro: Guanabara Koogan, 1997.

4. Troster E. Fisiologia respiratória – aplicação à terapia intensiva. In: UTI Pediátrica/ coordenadores Fabíola Peixoto Ferreira la Torre et al, 2015.

5. Vincent JL, De Backer D. Oxygen transport – the oxygen delivery controversy. In: Pinsky MR et al. Applied Physiology in Intensive Care Medicine. Springer, 2006.

Avaliação Inicial das Vias Aéreas

Maria do Amparo Martinez Descalzo

Como sabemos, estados de hipóxia podem determinar lesões irreversíveis e a incapacidade ou a impossibilidade de manter o controle das vias aéreas, impedindo a adequada oxigenação tecidual, com consequências dramáticas para o paciente. O estudo-chave que trouxe a maior fonte de informações a respeito do problema foi realizado pelo Comitê de Responsabilidade Profissional da Sociedade Americana de Anestesiologistas – ASA, por meio do qual foram analisados dados entre 1975 a 1990. O estudo apontou os eventos de natureza respiratória como a principal causa isolada dos processos.[1]

A avaliação da via aérea deve ser realizada sempre que possível a fim de se detectar problemas que podem ser evitados durante uma intubação traqueal. Evidentemente em casos de intubações eletivas – para cirurgias e procedimentos – essa avaliação deve ocorrer de modo sistemático na visita pré-anestésica. Já na prática diária em unidades de terapia intensiva (UTIs) e em setores de emergência, independentemente da faixa etária assistida, a avaliação deve ser feita em todos os pacientes que apresentem risco potencial, ainda que mínimo, de evoluir para um quadro de insuficiência respiratória. A avaliação permite traçar estratégias para o tratamento adequado da insuficiência respiratória e do manuseio das vias aéreas, garantindo maior sucesso, principalmente nos casos de via aérea difícil (VAD).

Considera-se a VAD a situação clínica em que um profissional treinado tem dificuldade em intubar o paciente, em manter ventilação manual sob máscara facial ou ambos. A intubação é considerada difícil quando a intubação traqueal, por laringoscopia convencional, requer mais que três tentativas ou um tempo maior que 10 minutos para ser realizada.[1-3]

O desmembramento do projeto iniciado pela ASA levou à elaboração de orientações de natureza prática com o objetivo de facilitar o manuseio da via aérea difícil (VAD) e reduzir a incidência de eventos adversos relacionados a esse tópico.[2]

A avaliação da via aérea inclui tanto a anamnese e a história pregressa do paciente quanto o exame físico. Devem ser coletadas informações sobre procedimentos anestésicos e intubações anteriores; intervenções cirúrgicas prévias e/ou queimaduras em cabeça e pescoço, bem como radioterapia prévia nesse segmento anatômico; doenças metabólicas e congênitas; presença de síndromes e alterações craniofaciais; antecedente de hipertrofia de amígdalas, de adenoide e da presença de laringotraqueomalacias; episódios anteriores de laringoespasmo; presença de granulomas, estenoses e malformações das vias aéreas. Também se deve averiguar a presença de doenças reumatológicas e respiratórias crônicas.

No exame físico deve-se considerar o aspecto geral, presença de agitação, ansiedade, cianose, uso da musculatura acessória, fraqueza, presença de estridor ou ausência de choro, limitação e/ou dificuldade para a abertura da boca. Presença de obesidade, tamanho do pescoço – se é muito curto ou muito grosso. Observar se os incisivos superiores são muito grandes ou protrusos, a conformação do palato, se a distância entre os dentes incisivo é curta, como são a complacência do espaço submandibular, a mobilidade cervical e a protrusão voluntária da mandíbula.[4] Também devem-se avaliar aspectos mais específicos, que serão abordados mais adiante.

Existem situações nas quais as dificuldades de intubação traqueal podem ser facilmente antecipadas, por exemplo: trauma de face e certas síndromes congênitas. Em outros casos, porém, essa dificuldade não é explícita, devendo a pesquisa ser dirigida. Inúmeros estudos foram desenvolvidos no sentido de identificar características anatômicas que se correlacionam com essas dificuldades.[5-7] Outros trabalhos procuraram criar testes que pudessem pressupor a ocorrência de intubação difícil. Nenhum teste, porém, apresentou sensibilidade, especificidade e valor preditivo positivo significantes de modo que pudesse ser aplicado de modo isolado.[7-9] Esses estudos levam à conclusão de que quanto maior o número de testes e sinais pesquisados, maior será a acurácia da avaliação.

O trato respiratório é constituído de nariz, cavidades nasais, boca, faringe, laringe, traqueia, brônquios e pulmões. Por razões de ordem prática, as vias aéreas são divididas em superiores (nariz, cavidades nasais, boca, faringe e laringe) e inferiores (traqueia e brônquios), sendo a glote o limite anatômico habitualmente definido na literatura.

A estrutura das vias aéreas consiste na cavidade oral, no espaço mandibular anterior, na maxila, na articulação temporomandibular (ATM) e na coluna vertebral. A cavidade oral ou boca possui algumas estruturas que são de muito interesse na avaliação prévia, como já comentamos anteriormente – os dentes, o tamanho dos incisivos e a distância entre os incisivos; a língua, cuja base se relaciona com os pilares amigdalianos e a epiglote; os pilares amigdalianos, que se relacionam superiormente com a úvula e inferiormente com as amígdalas, terminando na base da língua; o palato duro; o palato mole; e a úvula (**Figura 3.1**).[10]

O espaço mandibular anterior é o local em que a língua se acomoda durante a laringoscopia. Nos casos de macroglossia e retrognatia esse espaço é limitado, dificultando a intubação traqueal. A importante função da ATM permite o deslocamento superior e anterior da mandíbula. A função da coluna vertebral, principalmente da articulação-atlanto-occipital e a capacidade de flexão e de extensão cervical interferem diretamente no manuseio da via aérea. O uso do colar cervical, por exemplo, limita muito esse movimento, bem como a presença de algumas doenças reumatológicas.

Na tentativa de identificar a ocorrência da VAD, Mallampati et al.[11] observaram que a visualização das estruturas orofaringianas detectadas pelo exame da cavidade oral dos pacientes poderia predizer o possível grau de dificuldade encontrado na laringoscopia direta, o que originou a classificação de Mallampati et al., em 1985, amplamente utilizada em adultos e também considerada para a faixa etária pediátrica (**Figura 3.2**).[8] Nessa classificação, quanto maior o número de estruturas visualizadas

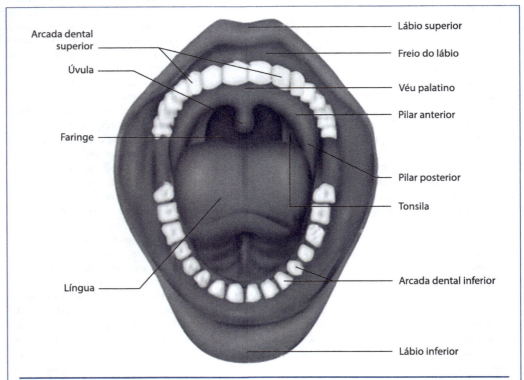

Figura 3.1. Estruturas da cavidade oral.

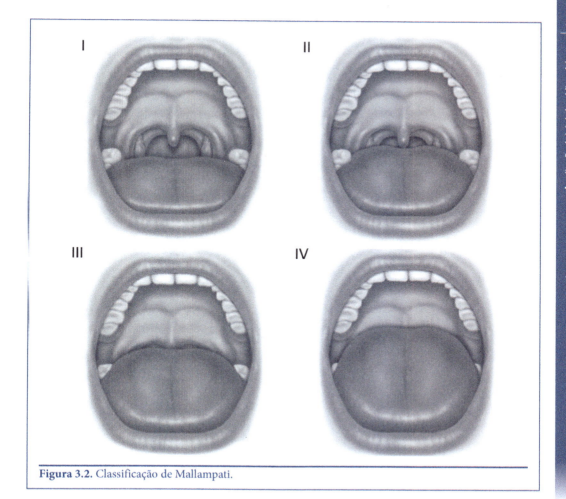

Figura 3.2. Classificação de Mallampati.

durante o exame da cavidade oral maior a probabilidade de uma fácil abordagem da via aérea. Ela analisa a abertura da boca e a inter-relação das estruturas orofaringianas. A avaliação deve ser realizada com o paciente sentado, a boca totalmente aberta e a língua totalmente protraída, sem fonação. O observador deve estar de frente para o paciente e ao nível dos seus olhos. Os autores observaram que nos pacientes nos quais a úvula e os pilares amigdalianos não são visíveis a intubação traqueal provavelmente será difícil.

Samsoong e Young, em 1987,[12] propuseram quatro classes para o teste de Mallampati (**Figura 3.3**):
- Classe I: palato mole, palato duro, úvula e pilares visíveis;
- Classe II: palato mole, palato duro e úvula visíveis;
- Classe III: palato mole e base da úvula visíveis;
- Classe IV: palato mole totalmente não visível.

Algumas considerações devem ser somadas à classificação de Mallampati a fim de melhorar a avaliação. A **Tabela 3.1** apresenta 11 itens essenciais que devem ser analisados no exame pré-anestésico – essa avaliação não necessita de equipamento, não é invasiva e leva menos de 1 minuto para ser realizada. Ela é adaptada de *Practice guidelines for the management of difficult airway*, 2003.[13]

Também deve-se avaliar o paciente em perfil e observar a conformação da face e a relação entre a mandíbula e o maxilar (ver se apresenta retro ou micrognatia). Com relação à abertura da boca, a distância entre os dentes interincisivos deve ser maior que 3 cm, para que a lâmina do laringoscópio possa ser posicionada adequadamente. Para pacientes adultos também se considera especificamente a distância tireomentoniana, que é definida como sendo a distância do mento à borda superior da cartilagem tireoide. Se com a cabeça totalmente

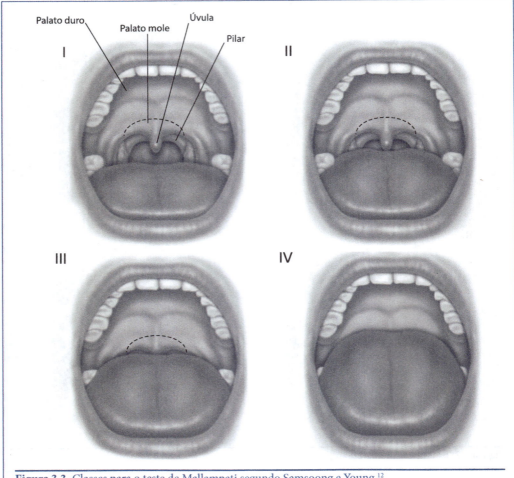

Figura 3.3. Classes para o teste de Mallampati segundo Samsoong e Young.[12]

Tabela 3.1. Avaliação pré-anestésica e achados não desejáveis

Parâmetros	Achados não desejáveis
1. Comprimento dos incisivos superiores	Relativamente longos
2. Relação entre incisivos maxilares e mandibulares durante o fechamento normal da mandíbula	Arcada superior protrusa (incisivos maxilares anteriores aos mandibulares)
3. Relação entre incisivos maxilares e mandibulares durante protrusão voluntária da mandíbula	Os incisivos mandibulares não ultrapassam os incisivos maxilares
4. Distância interincisivos	Menor que 3 cm
5. Visibilidade da úvula	Não visível quando a língua é protraída com o paciente em posição sentada (Mallampati classe maior que II)
6. Conformação do palato	Excessivamente arqueado ou muito estreito
7. Complacência do espaço mandibular	Endurecido, ocupado por massa ou não elástico
8. Distância tireomentoniana	Menor que 6 cm ou largura de 3 dedos médios
9. Comprimento do pescoço	Curto
10. Largura do pescoço	Grosso
11. Mobilidade da cabeça e do pescoço	Limitação da extensão da cabeça ou da flexão do pescoço

estendida a distância for menor que 6 cm, provavelmente a intubação traqueal será mais trabalhosa.[14]

O índice de Wilson et al.[15] leva em conta o peso, o movimento da cabeça e do pescoço, o movimento da mandíbula, a retração ou não da mandíbula e a protrusão ou não dos incisivos.

Os riscos da VAD e suas consequências no manuseio inadequado das vias aéreas são maiores na criança comparada ao adulto devido ao fato de a criança ter um consumo maior de oxigênio e menor reserva do mesmo, comparados aos dos adultos, o que faz com que as situações de hipóxia na dificuldade do manuseio das vias aéreas possam trazer consequências mais sérias na criança.[16]

Além disso, há algumas particularidades anatômicas. As diferenças com relação à intubação difícil específicas da faixa etária pediátrica se relacionam com condições anatômicas próprias da infância, com algumas alterações congênitas (p. ex., síndrome de Pierre Robin, síndrome de Down), malformações (fendas palatinas, disostoses craniofaciais) e com outras patologias, como as de depósito (p. ex., mucopolissacaridose), que limitam a viabilidade das vias aéreas.

Dentre as crianças, os recém-nascidos e lactentes são grupo de risco para a VAD devido especificamente a condições anatômicas naturais desse grupo – segmento cefálico grande com região occipital protrusa, pescoço pequeno e estreito, cavidade oral pequena, o fato de a laringe ser mais superior na altura de C3 – C4 e apresentar formato cônico em crianças menores de 8 anos. Apresentam um ângulo muito acentuado entre a base da língua e a glote e a epiglote é mais longa e estreita e o espaço entre cordas vocais, pequeno.[17]

Outra observação a ser feita é que os problemas de VAD na criança são mais frequentes na sala de emergência e UTIs que em situações peroperatórias e eletivas quando comparados aos dos adultos.[18]

Conclui-se, então que, se forem feitas as considerações com relação à história pregressa e avaliação prévias, que são simples e rápidas e se estratégias para a intubação, ventilação e oxigenação em casos de VAD forem traçadas adequadamente, certamente haverá diminuição nos casos de insucessos e de sequelas decorrentes do manuseio não ideal ou inadequado das vias aéreas. Atualmente não podemos deixar de tomar esses cuidados clínicos e práticos e de garantir material e tecnologia adequados, em ambiente hospitalar, a fim de facilitar o atendimento de pacientes com VAD e minimizar seus riscos.

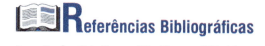

Referências Bibliográficas

1. Caplan RA, Posner KL, Cheney, FW. Adverse respiratory events in anestesia: a closed claims analysis. Anesthesiology 1990; 72: 828 – 33.
2. American Society of Anesthesiologist. Practice guidelines for management of de difficult airway. A report by the American Society of Anesthesiologists Task Force on Management of the Difficult Airway. Anesthesiology 1993; 78: 597 -602.
3. Practice Guidelines for Management of the Difficult Airway: an update Report by the American Society of Anesthesiologists Task Force on Management of the Difficult Airway. Anesthesiology, 2003; 98: 1269-77.
4. Shiga T, Wajima Z, Inoue T et al. Predicting difficult intubation in apparently normal patients. A metaanalysis of bedside screening test performance. Anesthesiology 2005; 103: 429-37.
5. White A, Kander PL. Anatomical factors in difficult direct laryngoscopy. Br J Anaesth 1975; 47: 468-74.
6. Mallampati SR. Recognition of the difficult airway. In: Benimof JL, editor. Airway Management: principles and practice. St Louis: Mosby; 1996. pp. 126-42.
7. Mallampati SR, GattSP, Gugino LD, Desai SP, Waraksa B, Freiberger D, et al. A clinical sign to predict difficult tracheal intubation: a prospective study. Can Anaesth Soc J 1985; 32: 429-34.
8. Ferk CM. Predicting difficult intubation. Anesthesia 1991; 46: 1005-8.
9. Arne J, Descoins P, Fusciardi J, Ingrand P, Ferrie B, Boudigues D, et al. Preoperative assessment for difficult intubation in general and ENT surgery: predictive value of a clinical multivariate risk index. Br J Anaesth 1998; 80: 140-6.
10. Moraes JM, Pires OC. Anatomia das vias aéreas superiores. Controles de via aérea. Sociedade Brasileira de Anestesiologia RJ, 2012; 14-28.
11. Practice Advisory for Preanesthesia Evaluation – An update Report by the American Society of Anesthesiologists Task Force on Preanesthesia Evaluation. Anesthesiology 2012; 116 (3): 522-38.
12. Samsoong GL, Young JR. Difficult tracheal intubation: A retrospective study. Anaesthesia 1987; 42: 487-90.

13. Ortenzi AV. Previsão de intubação e de ventilação difíceis. Anestesia em Revista 2006 março/abril; 17-9.
14. Gregory GA, Oiazi J. Classification and assessment of the difficult pediatric airway. Anesth Clin of North America 1998; 11\6: 729-41.
15. Wilson ME, Spiegelhalter D, Robertson JA et al. Predicting difficult intubation. Br J Anaesth 1988; 61(2): 211-6.
16. Walas W, Aleksandrowicz D, Borzewska-Kornacka M, Gaszynski T, Helwich E, Migdal M, et al. Unanticipating difficult airway management in children – the Consensus Statement of the Paediatric Anaesthesiology and Intensive Care Section and the Airway Management Section of the Polish Society of Anaesthesiology and the Intensive Care Therapy and the Polish Society of Neonatology. Anaesthesiology Intensive Therapy 2017, 49, S: 336-49.
17. Morley SL. Non invasive ventilation in paedriatic critical care. Paedriatr Respir Rev 2016; 20: 24-31.

Manejo Básico das Vias Aéreas na Emergência

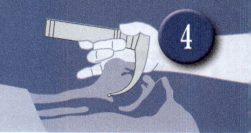

Cibele Cristina Manzoni Ribeiro Borsetto

Diversas situações de emergência podem levar o paciente pediátrico à necessidade de oxigênio suplementar e suporte ventilatório. Assim, o profissional deverá estar habilitado a reconhecer esses momentos e prover um adequado manejo das vias aéreas. Na emergência, o acesso à via aérea poderá ser feito de diversos modos, que serão abordados neste capítulo.

A intubação traqueal é a instalação de uma via aérea artificial na traqueia por via translaríngea ou transtraqueal.[3]

A via translaríngea pode ser oral ou nasal através da laringe. A via transtraqueal poderá ser por meio de uma cricotireoidotomia (percutânea ou cirúrgica) ou uma traqueostomia.

Na emergência, a via transtraqueal se torna mais difícil e pouco utilizada pelas dificuldades inerentes a cada procedimento, bem como pela necessidade de acesso à via aérea de modo urgente.

O manejo das vias aéreas é o primeiro passo e parte crucial da ressuscitação de uma criança gravemente enferma.[12,11]

Embora amplamente discutido, a intubação endotraqueal ainda é considerada o método de escolha para garantir a via aérea, permitir a oxigenação e a ventilação e proteger da aspiração de conteúdo gástrico,[11,12,14] administração de medicações necessárias no choque e parada cardiorrespiratória. Além desses benefícios, também propicia maior facilidade de higiene da via respiratória e aplicação de pressão positiva.

A intubação intratraqueal pode ser um desafio e a taxa de sucesso depende principalmente de habilidades pessoais e experiência.[10-12]

Em ambiente hospitalar, a via aérea avançada é obtida com maior taxa de sucesso quando comparada ao ambiente pré-hospitalar, porém é bastante variável, de 33-95%, dependendo da experiência do provedor e do cenário clínico.[10-12]

No meio pré-hospitalar, a dificuldade no acesso à via aérea pela equipe de resgate frequentemente se dá devido aos traumas de face, obstrução faríngea ou dificuldade no acesso à vítima.[10]

O fracasso da intubação na primeira tentativa também aumenta o risco de complicações associadas. Após duas ou mais tentativas o risco triplica.[11]

Quanto menor o tempo para intubação, maior será o fornecimento de oxigênio e menores serão as complicações respiratórias associadas à laringoscopia repetida, como hipoxemia, traumatismo aéreo e bradicardia.[10,11] Portanto, a gestão do tempo para a intubação pediátrica é de fundamental importância.[11]

Há muitas discussões se a intubação endotraqueal ainda é o padrão-ouro no acesso à via aérea.[10,12]

As indicações de intubação intratraqueal nas situações de emergência são citadas na **Tabela 4.1**.

Para garantir o sucesso no manejo da via aérea infantil é preciso conhecer as diferenças anatômicas e funcionais entre crianças e adultos. As características anatômicas e fisiológicas próprias podem levar a uma maior dificuldade no manejo da via aérea em pediatria.[1,5]

As características anatômicas são: menor diâmetro da via aérea, suporte cartilaginoso da via aérea incompleto, menor proporção de fibras musculares tipo I, língua de maior dimensão, epiglote mais curta e estreita, tubular e angulada em relação à traqueia, laringe anterior e afunilada e com projeção anteriorizada, occipício proeminente e pescoço curto, macroglossia do lactente, fossas nasais estreitas e presença de hiperplasia adenoamigdalar a partir dos 2 anos, alcançando um maior tamanho entre os 4 e os 8 anos.[1,5,12,17,18]

Tabela 4.1. Indicações de intubação

Respiratórias	Cardiovasculares	SNC	Outros
Pneumonias graves	Suporte hemodinâmico (choque)	Rebaixamento do nível de consciência	Transporte de paciente
Edema pulmonar agudo	Insuficiência cardíaca	Sedação profunda/coma barbitúrico	Pós-operatórios
Insuficiência respiratória	Choque elétrico com lesão miocárdica	Anestesia geral	Exames diagnósticos
Falha na ventilação não-invasiva	Pós-operatórios cardíacos		
Obstrução anatômica e/ou funcional das vias aéreas superiores ou inferiores			
Apneia			

Considerando as características funcionais ou fisiológicas, temos: o controle deficiente da respiração, ventilação colateral deficiente, maior complacência da caixa torácica e menor capacidade residual funcional diminuindo a tolerância às apneias e favorecendo a evolução para insuficiência respiratória, respiração predominante nasal até os 6 meses, via aérea elástica e imatura e facilmente colapsável de acordo com as variações de pressão intra e extratorácica.[1,10,17]

Há ainda as características psicológicas relevantes na faixa etária pediátrica, como a imaturidade emocional dificultando a colaboração durante a assistência ventilatória necessária.

Primeiramente, deve-se manter a via aérea pérvia, retirando secreções ou objetos facilmente visíveis da cavidade nasal e oral, seguida pela aspiração com sonda adequada. A sonda escolhida pode ser rígida ou flexível. Esta última não deverá ser utilizada em casos de fratura de base de crânio pelo risco de falso trajeto.[17]

Podem-se utilizar as cânulas orofaríngeas ou as nasofaríngeas. O tamanho apropriado da cânula orofaríngea deverá ser a medida do ângulo da mandíbula até a rima labial. Já para as nasofaríngeas, a medida da narina até o ângulo da mandíbula é que determinará o tamanho correto. As cânulas orofaríngeas só podem ser usadas em pacientes inconscientes, diferentemente das nasofaríngeas, que poderão ser utilizadas nos inconscientes ou conscientes (**Figuras 4.1** e **4.2**).

Para a intubação endotraqueal, é necessário cumprir algumas etapas.

Deve-se iniciar pela anamnese direcionada e breve. Procurar conhecer os antecedentes da criança sobre o período neonatal, internações prévias, cirurgias e patologias e ainda se já houve dificuldade anterior no acesso à via aérea. Saber sobre a presença de síndromes ou outras anormalidades físicas.

Primeiramente, devemos realizar monitorização adequada, considerar acesso venoso, chamar equipe (médico, enfermeiro e fisioterapeuta) e separar os materiais necessários.

Escolher a lâmina correta é imprescindível, pois o tamanho incorreto pode implicar o insucesso da intubação, bem como complicações evitáveis. Uma lâmina de menor tamanho não permitirá o alcance necessário para visualização da epiglote, valécula e cordas vocais. É possível usar uma lâmina de tamanho maior desde que tracionada até alcançar o local correto. Há tamanhos de lâminas que variam de 0,0 a 3. O tamanho adequado é obtido medindo-se a distância entre a rima labial e o processo mastoide ou ângulo da mandíbula. Isso vale para lâminas tanto retas como curvas.

A escolha entre reta (Miller) ou curva (Macintosh) fica a depender do material disponibilizado e da maior habilidade do médico. A idade do paciente não interfere na escolha, porém sabe-se que a criança acima de 8 anos tem as mesmas características anatômicas dos adultos. Portanto, a traqueia tem formato de cone tubular, sendo de mais fácil acesso com as lâminas curvas. Observe a seguir as figuras de laringoscópios com lâminas retas e curvas de diversos tamanhos, respectivamente (**Figura 4.3**).

A lâmina reta deverá pinçar a epiglote a fim de permitir a visualização das cordas vocais. Já a lâmina curva deverá ser posicionada na valécula. Após a visualização, elevar o laringoscópio sem movimento de báscula.

Devemos também checar as pilhas do cabo do laringoscópio, bem como se a lâmpada está bem ajustada.

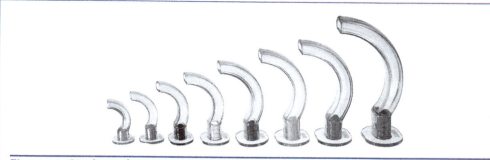

Figura 4.1. Cânulas orofaríngeas.

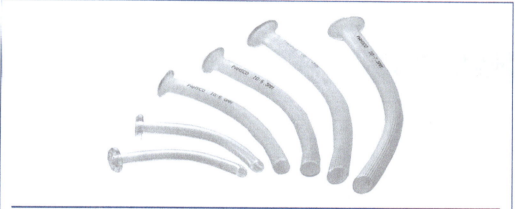

Figura 4.2. Cânulas nasofaríngeas.

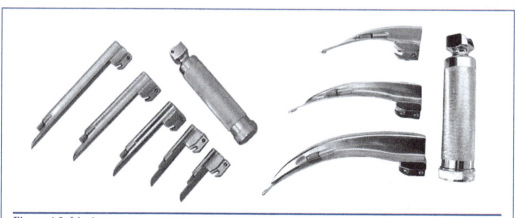

Figura 4.3. Lâminas retas e curvas.

A escolha do tamanho da cânula orotraqueal depende da idade do paciente.

Na Suíça, Hofer et al. procuraram validar a estimativa de peso e diâmetro do tubo intratraqueal com base na fita de Broselow.[3]

A American Heart Association e a American Academy of Pediatrics recomendam a escolha com base na fórmula de Cole e Motoyama.

Fórmula de Cole para cânulas sem balonete (*cuff*) em crianças de qualquer idade:

$$\text{Diâmetro interno (mm)} = \frac{\text{idade (anos)}}{4} + 4$$

Equação de Motoyama para cânulas com balonete em crianças com idade acima de 2 anos:

$$\text{Diâmetro interno (mm)} = \frac{\text{idade (anos)}}{4} + 3{,}5$$

As equações com base na idade podem não ser apropriadas para crianças com desproporção importante entre a estatura e a idade. Nessas, o cálculo com base na estatura é mais apropriado.

Para as crianças abaixo de 1 ano, segue a **Tabela 4.2**.

Tabela 4.2. Número do diâmetro interno da cânula orotraqueal por faixa etária

Idade	Diâmetro interno da cânula (MM)
RN prematuro	2,5-3,0
RN a termo	3,0-3,5
Até 6 meses	3,5-4,0
Até 1 ano	4,0-4,5
Até 2 anos	4,5

A escolha da cânula com ou sem banolenete dependerá do material disponível no momento e principalmente do motivo pelo qual está sendo indicada a intubação. Portanto, em situações de insuficiência respiratória por doenças de origem pulmonares de baixa complacência e alta resistência, seria muito benéfico uma cânula intratraqueal com balonete a fim de permitir uma melhor vedação da traqueia.

A utilização de cânulas intratraqueais com balonete vem aumentando, especialmente nos serviços de emergência e UTIs Pediátricas. Cânulas com balonete foram utilizadas em 87,8% de 197 intubações em uma pesquisa de Nishisaki et al., em 2012.[17]

Em situações em que a intubação se torna necessária para suporte ventilatório por rebaixamento do nível de consciência ou alterações hemodinâmicas críticas, a cânula sem balonete poderá ser utilizada e preferida.

Sempre separar tubos de 0,5 mm acima e abaixo do tamanho escolhido para possíveis eventos inesperados no momento do procedimento. A seguir, figuras de cânula orotraqueal sem balonete e com balonete, respectivamente (**Figura 4.4**).

Pode ser considerado o uso de fio-guia em algumas situações, porém deve-se ter cuidado com o seu uso pelos riscos de traumatismos na via aérea e falso trajeto. Assim, a colocação do fio-guia deverá ser correta. Ao introduzir o fio-guia na cânula escolhida, deixar a ponta distal do fio 1-2 cm acima da ponta da cânula (**Figura 4.5**).

Uma vez escolhidos a lâmina e a cânula intratraqueal, precisamos definir o tamanho da máscara facial medindo a distância entre a base do nariz e o mento, priorizando máscara transparente com balonete a fim de permitir a visualização das cavidades oral e nasal e um adequado vedamento (**Figura 4.6**).

Também é de suma importância a escolha do dispositivo bolsa autoinflável. Há três opções, de acordo com o volume corrente fornecido: o de 250 mL, utilizado para neonatos, o de 500 mL, para a faixa etária pediátrica, e o de 1000 mL, para adultos. Alguns dispositivos possuem um reservatório de oxigênio capaz de fornecer FiO_2 até 100%. Sem o reservatório, a FiO_2 poderá alcançar até no máximo 80%. É necessário conectar a uma fonte de oxigênio e dar fluxo de 10-15 L/min.

Nas situações de emergência devemos utilizar o máximo de FiO_2 inicialmente, reduzindo posteriormente, se possível. Evitar hiperventilação e hiperóxia. O alvo é manter saturação ≥ 94 e ≤ 100% (**Figura 4.7**).

Para uma ventilação efetiva, é necessário o adequado posicionamento da criança. A abertura da via aérea é obtida com a posição do cheirador (*snif position*), que consiste em estabelecer uma linha reta entre o meato acústico externo e a porção superior do ombro. A posição da cabeça e do pescoço, com ou sem coxim, pode aumentar o sucesso da intubação (**Figura 4.8**).[5]

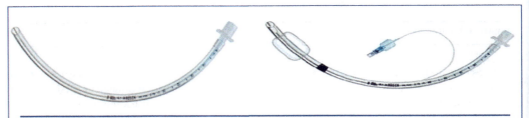

Figura 4.4. Cânulas orotraqueais.

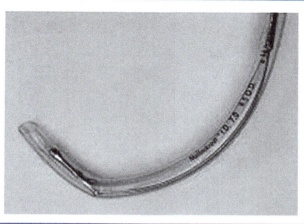

Figura 4.5. Posição correta fio-guia.

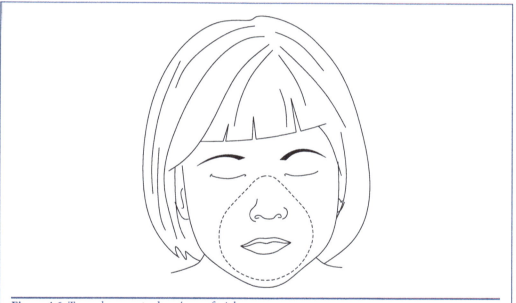

Figura 4.6. Tamanho correto da máscara facial.

Muitas vezes para isso é preciso colocar um coxim abaixo da cabeça, normalmente em crianças acima de 2 anos, ou dos ombros no caso de bebês e lactentes (**Figura 4.9**).[1,4,5]

Quando a ventilação é feita com dois profissionais, um ficará responsável pela ventilação manual e o outro pela fixação da máscara à face do paciente, colocando as duas mãos na posição C-E. O terceiro, quarto e quinto dedos de uma mão formam o E se posicionando na mandíbula. Cuidado com a compressão de partes moles no pescoço. O dedo indicador e o polegar são responsáveis por garantir a vedação da máscara à face. Com um profissional apenas, uma mão fará a posição do C-E e a outra fica na ventilação com a bolsa-valva. Recomenda-se a ventilação com bolsa-valva-máscara com dois profissionais, se possível, para melhor efetividade (**Figura 4.10**).

Devemos administrar cada ventilação com duração de 1 segundo e fazendo de 12-120 ventilações/min.

A ventilação com pressão positiva poderá acarretar hiperdistensão abdominal, prejudicando a intubação ou aumentando o risco de aspiração de conteúdo gástrico durante o procedimento.

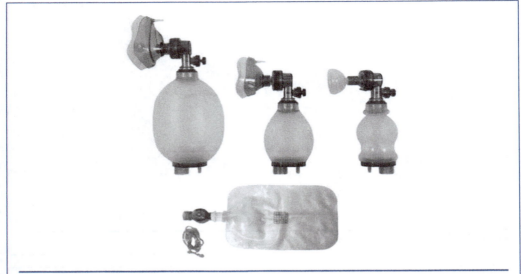
Figura 4.7. Dispositivos bolsa-máscara.

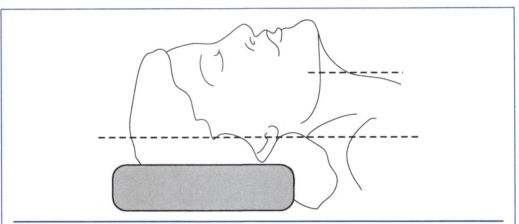
Figura 4.8. *Sleep position* (posição de dormir).

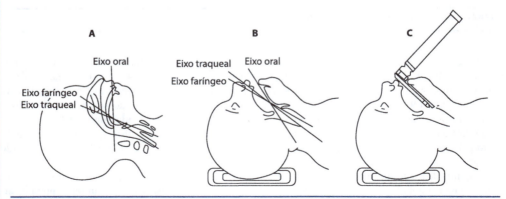
Figura 4.9. Posicionamento da via aérea para intubação traqueal.

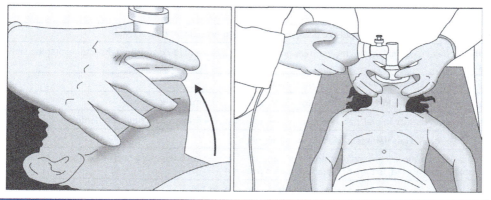

Figura 4.10. Técnica C-E.

Normalmente, a distensão gástrica se torna importante quanto maior o tempo de ventilação com pressão positiva em máscara facial.[5] Portanto, é útil considerar a passagem de sonda gástrica para alívio antes da laringoscopia.

Não é indicada a realização de pressão cricoide rotineiramente, pelos riscos de traumatismo local e dificuldade na visualização durante o procedimento.

Considerando tratar-se de uma intubação na emergência, devemos brevemente realizar anamnese direcionada, se possível, bem como avaliar as condições da via aérea.

Segundo a American Society of Anesthesiology, a intubação difícil é aquela na qual a inserção da cânula traqueal requer mais de 10 minutos e/ou número superior a três tentativas por profissional experiente.[3]

A antecipação de problemas se torna fundamental na medida em que o manuseio das vias aéreas durante a intubação poderá acarretar a deterioração do quadro clínico, bem como o risco de parada cardiorrespiratória e óbito.[3]

Em situações de trauma com risco de lesão cervical, a necessidade do colar cervical poderá impor uma dificuldade adicional à intubação intratraqueal.

O manejo das vias aéreas usando a laringoscopia direta em pacientes com coluna cervical imobilizada é desafiador. No entanto, não há um dispositivo de escolha nesses casos.[11]

Há diversas diretrizes desenvolvidas para facilitar o acesso à via aérea.[15] Portanto, pode-se fazer um *checklist* a fim de minimizar falhas e taxas de insucesso na intubação. A seguir um *checklist* proposto (**Tabela 4.3**).

A monitoração necessária durante o procedimento deve ser feita por meio de um monitor cardíaco, oximetria de pulso e monitor de pressão arterial.

Na emergência, é possível realizar a intubação com sequência rápida a fim de minimizar os efeitos indesejáveis do procedimento. Apenas em algumas situações não se torna necessário o uso de qualquer fármaco.

Estudos prévios têm reportado que o uso da sequência rápida de intubação está associado a maiores taxas de sucesso no acesso à via aérea na primeira ou segunda tentativa, assim como a menores taxas de complicações.[16]

Observe na **Tabela 4.4** as indicações e contraindicações para o uso de sequência rápida de intubação.

A sequência rápida de intubação exige algumas etapas. Deve-se começar pelo preparo e checagem do material necessário para o procedimento da intubação assim como dos profissionais necessários. Em seguida, colocar a monitoração (oximetria de pulso, monitor de pressão não invasiva ou invasiva, monitor eletrocardiográfico) e obter um acesso venoso. Escolher as medicações mais adequadas para cada caso, sendo um pré-adjuvante, um sedativo, um analgésico e, por fim, um bloqueador neuromuscular. Iniciar pela pré-oxigenação por 3 minutos e seguir com a intubação. Os passos da sequência rápida de intubação são descritos mais detalhadamente no capítulo posterior.

As tentativas de intubação deverão ser breves, em torno de 30 segundos e interrompidas em caso de hipoxemia, cianose, bradicardia ou parada cardiorrespiratória.

O laringoscópio deve ser usado na mão esquerda, avançando pela cavidade oral pelo lado direito e deslocando a língua para o lado esquerdo. Avançar a lâmina até a valécula ou epiglote, dependendo da lâmina escolhida, como já explicado. Com a visualização da fenda glótica, introduzir a cânula orotraqueal selecionada e manter na altura correta.

Tabela 4.3. *Checklist* para intubação

• Precauções universais (luvas, máscara e proteção ocular)
• Monitor cardíaco, oxímetro de pulso e dispositivo de monitoração da pressão arterial
• Detector de CO_2 no final da expiração ou capnografia do CO_2 exalado (ou dispositivo detector esofágico, se apropriado)
• Equipamento de infusão intravenosa e intraóssea
• Suprimento de oxigênio, bolsa-máscara/insuflador manual (do tamanho adequado)
• Equipamento de sucção oral/traqueal (tamanho apropriado); confirme o bom funcionamento
• Vias aéreas orais e nasofaríngeas (do tamanho adequado)
• Cânulas intratraqueais com estiletes (todos os tamanhos, com e sem balonete) e tamanhos 0,5 mm (diâmetro interno) acima e abaixo do tamanho previsto para o paciente
• Laringoscópio (lâminas curvas e retas) e/ou videolaringoscópio; laringoscópio reserva disponível
• Monitor de pressão no balonete (em caso de uso de cânulas com balonete)
• Seringas de 3 mL, 5 mL e 10 mL para teste de insuflação do balonete da cânula intratraqueal
• Fita adesiva/de pano ou suporte comercial para cânula intratraqueal, para fixar a cânula
• Toalhas ou almofadas para alinhar a via aérea, colocando-as sob a cabeça ou o tronco
• Equipamento especializado, conforme a necessidade, para manejo difícil da via aérea ou complicações previstas (supraglótica, transtraqueal e/ou cricotireotomia)

Tabela 4.4. Indicações e contraindicações da sequência rápida de intubação

Indicações	Contraindicações Relativas
Manutenção da permeabilidade da via aérea e sua proteção	Respiração espontânea e ventilação adequadas
Insuficiência respiratória	Insucesso na ventilação com máscara e bolsa ou ventilação não invasiva
Perda de reflexos protetores da via aérea	Escala de coma de Glasgow 3
Trauma torácicos e abdominais, queimaduras	Parada cardiorrespiratória
Suporte hemodinâmico	Distorção da anatomia facial ou da via aérea
Afecções do sistema nervoso central (traumas, intoxicações, tumores, infecções)	Obstrução da via aérea superior
Suporte no tratamento e diagnóstico de outras condições	Traumas de face
Proteção cerebral (hiperventilação)	
Procedimentos diagnósticos (tomografia, ressonância)	
Intoxicações	

Após a intubação orotraqueal e checada adequadamente, se utilizado cânula com balonete, deve-se monitorar a pressão do mesmo com o cuffômetro. O ideal é que fique entre 10-20 mmHg (**Figura 4.11**).

A confirmação primária inclui a visualização da expansibilidade e simetria do tórax seguida pela ausculta das regiões gástrica e axilares nesta ordem e, por fim, pode-se observar a saída de vapor de água na cânula. No entanto, este último é bastante controverso (**Figura 4.12**, **Tabelas 4.5** e **4.6**).

A confirmação secundária é feita por meio da detecção de CO_2 exalado por meio de capnografia ou capnometria, lembrando que para se ter CO_2 exalado é preciso existir circulação sanguínea. Portanto, em casos de parada cardiorrespiratória, durante a reanimação em que ainda não houve o retorno da circulação adequada, não haverá CO_2 exalado.

Devem-se realizar 6 ventilações com pressão positiva para eliminar o CO_2 presente no esôfago ou estômago e após verificar o CO_2 detectado que será proveniente da traqueia.[3]

Os capnógrafos colorimétricos são qualitativos, ou seja, exibem uma coloração diferente de

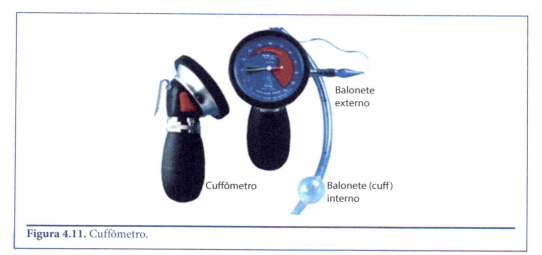

Figura 4.11. Cuffômetro.

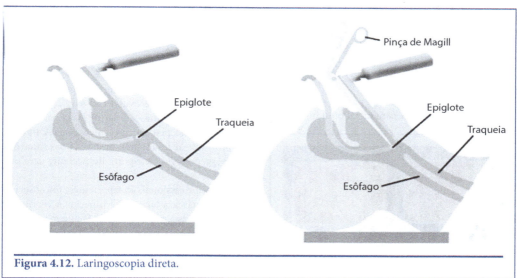

Figura 4.12. Laringoscopia direta.

Tabela 4.5. Vantagens e desvantagens da intubação nasotraqueal

Vantagens da intubação nasotraqueal	Desvantagens da intubação nasotraqueal
Melhor fixação	Maior risco de pneumonia associada à ventilação
Mais confortável	Maior risco de sinusopatias
Menor risco de extubação não programada	Risco de lesão local
Indicada em reintubação por laringite pós-intubação traqueal	

Tabela 4.6. Vantagens e desvantagens da intubação orotraqueal

Vantagens da intubação orotraqueal	Desvantagens da intubação orotraqueal
Menor risco de aspirações de conteúdo gástrico ou da orofaringe	Técnica mais difícil
Menor risco de extubação não programada	Risco de lesão de palato
Permite maiores pressões na ventilação mecânica	Pode haver necessidade de fármacos para o procedimento

acordo com a detecção ou não do CO_2 exalado. Quando a cor ficar amarela significa intubação confirmada. A cor parda significa que "talvez" esteja intubado, sendo necessário maior confirmação. Quando a cor é o roxo, a intubação traqueal não ocorreu (**Figura 4.13**).

Os capnógrafos quantitativos, normalmente em unidades avançadas, detectam o CO_2 exalado por meio de absorção infravermelho e fornecem dados numéricos sobre o CO_2 (**Figura 4.14**).

Ainda como confirmação secundária, a radiografia de tórax poderá ser obtida.

Portanto, quando disponíveis nas situações e salas de emergência, os capnógrafos são de grande utilidade e deverão ser utilizados.

Nos casos de intubação difícil na emergência, pode-se recorrer aos dispositivos supraglóticos. Eles são seguros e efetivos para garantir a permeabilidade da via aérea e uma adequada ventilação nessas situações.[8]

O número de tentativas de intubação recomendado é uma difícil questão.[5] O fundamental é garantir a ventilação e oxigenação necessárias ao paciente durante essas tentativas.

Fatores que contribuem para a dificuldade na ventilação com a máscara facial e/ou intubação traqueal por meio da laringoscopia, não necessariamente afetarão a intubação com os dispositivos supraglóticos. Em outras palavras, embora a máscara facial e a laringoscopia direta possam falhar por causa das alterações anatômicas ou dificuldades técnicas, os dispositivos supraglóticos terão uma maior chance de sucesso na ventilação do paciente. Tais dispositivos são relativamente mais fáceis de usar e de inserir com mais segurança e ainda podem ser usados para conduzir uma intubação traqueal.[8]

A via aérea difícil inesperada apresenta uma incidência relativamente baixa, em torno de 0,08-1,1%, sendo maior em menores de 1 ano (3,5%).[1]

A máscara laríngea é um dispositivo supraglótico bem conhecido atualmente e deverá estar presente nas salas de emergência, centros cirúrgicos e unidades de terapia intensiva. Ela pode ser uma alternativa à intubação orotraqueal por meio de laringoscopia direta[2] quando a via aérea for difícil ou o profissional não possuir experiência com o procedimento habitual. Deverá ser colocada como rotina no manejo da via aérea pediátrica, incluindo o uso na via aérea difícil e na ressuscitação neonatal. No entanto, há poucas evidências para recomendar o uso rotineiro da máscara laríngea na parada cardiorrespiratória pediátrica ou neonatal. A intubação orotraqueal é o método preferível nas situações de emergência, no transporte do paciente para outros serviços.[7]

Para profissionais inexperientes, foi observado que a máscara laríngea é superior à ventilação com bolsa-máscara por ser mais fácil e mais rápida do que a intubação orotraqueal.[7] O estresse hemodinâmico com o uso da máscara laríngea inferior ao da laringoscopia.

Existem alguns modelos de máscara laríngea disponíveis. A máscara laríngea clássica e a Proseal estão disponíveis em tamanhos menores e apresentam evidências suficientes quanto à segurança e eficácia na pediatria.[1,5] A máscara laríngea Fastrach só está disponível para crianças com mais de 30 kg.[1]

A escolha do tamanho adequado desse dispositivo supraglótico é feita de acordo com o peso real ou estimado do paciente. É preciso apenas olhar na máscara e/ou na embalagem da mesma para verificar o tamanho adequado assim como o volume correto a ser insuflado após a passagem desse dispositivo.

A inserção da máscara laríngea clássica é muito simples. Primeiramente deve-se desinsuflar o balonete totalmente e colocar anestésico em gel. Posiciona-se atrás do paciente, na região da cabeça, e inserir com a abertura da máscara voltada para a frente, comprimindo

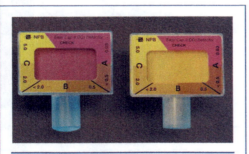

Figura 4.13. Capnógrafo colorimétrico.

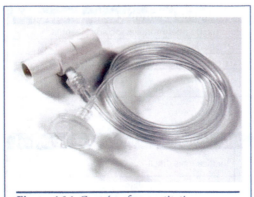

Figura 4.14. Capnógrafo quantitativo.

levemente a mesma contra o palato e deslizando até encontrar uma resistência. A partir disso, insuflar o balonete com o volume descrito na máscara e/ou na embalagem e checar a intubação. Se houver sucesso, ventilar com pressão positiva e fixar. Caso haja insucesso, desinsuflar o balonete, retirar a máscara e tentar o procedimento novamente. Fazer ventilação com bolsa-máscara antes a fim de garantir a reserva de oxigênio necessária para o tempo de apneia.

Apesar da facilidade do procedimento e da eficácia em prover ventilação adequada, o período para manter a máscara laríngea deverá ser o mais breve possível para não impedir totalmente a aspiração de conteúdo gástrico e ter maior risco de deslocamento e de lesão da mucosa faríngea, podendo levar a sintomas posteriores como disfagia e disfonia.[5] Portanto, é de fundamental importância manter o balonete insuflado de acordo com a recomendação e fazer a mensuração rotineira da pressão no mesmo. Recomenda-se insuflar o balonete o mínimo necessário para garantir uma boa ventilação e oxigenação (**Figura 4.15**, **Tabelas 4.7** e **4.8**).

Na ressuscitação neonatal, a máscara laríngea também pode ser utilizada. Quando usada por profissionais experientes (neonatologistas, anestesistas ou fisioterapeutas), esse dispositivo pode fornecer adequada oxigenação e ventilação com pressão positiva. Duas revisões sistemáticas compararam o uso de máscara laríngea e ventilação com bolsa-máscara na ressuscitação neonatal e mostraram a necessidade de mais estudos comparativos. No entanto, diversos estudos prévios mostraram que a máscara laríngea foi efetiva e segura em recém-nascidos prematuros com peso < 2 kg. Na última versão das Diretrizes Internacionais de Ressuscitação Neonatal, a máscara laríngea foi considerada uma opção durante a ressuscitação do neonato quando a ventilação com bolsa-máscara ou a intubação não forem possíveis ou não tiverem sucesso. A máscara laríngea pode ser uma alternativa à ventilação com bolsa-máscara para prover ventilação com pressão positiva em recém-nascidos acima de 2 kg ou com idade gestacional maior que 34 semanas.[13]

Outros dispositivos como o tubo laríngeo (Combitube/Easytube) poderão ser usados nas

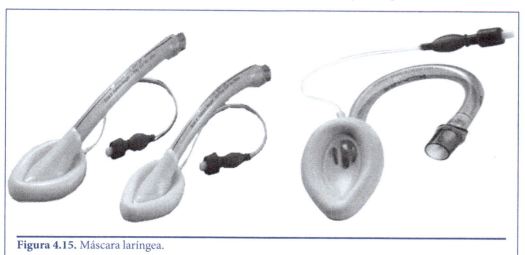

Figura 4.15. Máscara laríngea.

Tabela 4.7. Tamanhos de máscara laríngea

Tamanho	Peso (kg)	Volume do Cuff(mL)
1	5	Até 4
1,5	5-10	Até 7
2	10-20	Até 10
2,5	20-30	Até 14
3	30-50	Até 20
4	50-80	Até 30
5	60	Até 40

Tabela 4.8. Principais vantagens da máscara laríngea

Alternativa na intubação de via aérea difícil
Fácil manejo
Rápida inserção
Alta taxa de sucesso na primeira tentativa
Necessidade de poucos fármacos sedativos
Dispensa o uso de laringoscópio

situações de acesso à via aérea em emergência. O tubo laríngeo possui dois balonetes: um proximal à orofaringe, mais largo, e outro menor esofágico-distal. O balonete laríngeo promove uma vedação na hipofaringe e o esofágico protege contra aspirações de conteúdo gástrico.[8] São insuflados simultaneamente pela mesma via. Existem vários tamanhos (de 0 a 5), podendo ser utilizados desde o período neonatal. No entanto, no Brasil, no momento, só há os tamanhos do 03 ao 05.[1,10]

Esse dispositivo é de fácil manejo e alta taxa de sucesso na intubação em situações de emergência com ou sem via aérea difícil. Porém, ainda há poucos estudos em crianças com o uso desse dispositivo (**Figura 4.16**).[10]

A cricotireostomia poderá ser necessária em algumas situações nas quais o paciente é não intubável e/ou não ventilável".[1,14] Esse procedimento consiste em realizar uma punção percutânea por meio da qual será inserido um dispositivo através da membrana cricotireóidea. Pode-se usar cateteres para punções inravenosas ou dispositivos específicos de cricotireostomia, inseridos por meio da técnica de Seldinger. As pequenas dimensões da membrana cricotireóidea levam a um maior risco de iatrogenia nesse procedimento. Em neonatos, calcula-se o tamanho de 2-3 mm comparado ao dos adultos, de 9-10 mm. A maioria dos dispositivos para a cricotireotomia tem tamanho mínimo de 2 mm. Portanto, ficam indicados somente para crianças maiores e adultos.[1]

Deve-se palpar a membrana cricoide, inserir a agulha ou gelco calibroso 14G com angulação de 45º no sentido craniocaudal, sempre aspirando. Ao sentir a perda da resistência, parar a introdução da agulha e iniciar a ventilação com bolsa-máscara. Avaliar se a ventilação está efetiva (**Figura 4.17**).[1]

A traqueostomia cirúrgica também pode ser considerada, porém demanda um profissional com habilidade e tempo para sua realização (**Figura 4.18**).

Na **Tabela 4.9** há um algoritmo para a intubação na emergência.

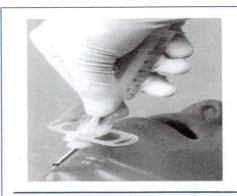

Figura 4.17. Cricotireostomia percutânea.

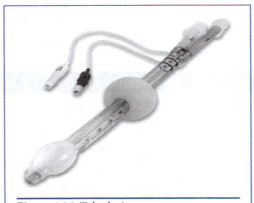

Figura 4.16. Tubo laríngeo.

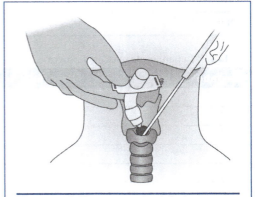

Figura 4.18. Traqueostomia cirúrgica.

Tabela 4.9. Algoritmo para intubação de emergência

PASSO 1: PREPARAÇÃO

Avaliar	Checar	Definir plano de ação	Posicionar
Gravidade do quadro	Equipamento	Definir se sequência rápida	Posicionamento do paciente
	Antecipar a possibilidade de via aérea difícil	Monitoração necessária	
		Medicações necessárias	
		Antecedentes relevantes	

PASSO 2: INTUBAÇÃO

Pré-oxige-nação por 3 minutos	Ventilação com bolsa--máscara	Medica-ções	Inserção de cânula orotraqueal por laringoscopia direta	Checagem da intubação	Fixação	Se não intu-bado ou não ventilado
		Adjuvan-tes	Inserção de máscara laríngea	Ausculta gástrica e em campos pulmonares		Remover o dispositivo de intubação
		Sedo-a-nalgesia		Expansibilidade		Iniciar ven-tilação com bolsa-valva--máscara
		Bloque-ador neuro-muscular		Capnógrafo		Nova ten-tativa após estabilidade do quadro
				Vapor de água na cânula		

PASSO 3: VIA AÉREA DIFÍCIL

Se via aérea difícil com falha na intubação orotraqueal e máscara laríngea, considerar	Cricotireostomia	Traqueostomia		

Referências Bibliográficas

1. Andreu E, Schmucker E, Drudis R, et al. Algoritmo de la vía aérea difícil en pediatría. Rev Esp Anestesiol Reanim 2011;58:304-11.
2. Walker RWM, Ellwood J. The management of difficult intubation in children. Pediatric Anesth 2009;(Suppl.1): 77-87.
3. Carvalho WB, Hirschheimer MR, Matsumoto T. Terapia Intensiva Pediátrica. 3. ed. São Paulo, 2017. pp. 1589-606.
4. Chameides L, Samson RA, Schexnayder SM, et al. Advanced pediatric life support 2015:61-7.
5. Black AE, Flynn PER, Smith HL, et al. Development of guideline for the management of the unanticipated difficult airway in pediatric practice. Pediatric Anesthesia 2015; 346-62.
6. Goyal R. Small is the new big: an overview of newer supraglottic airways for children. J. Anaesthe Clin Pharmacology 2015; 31:440-9.
7. Jagannathan N, Ramsey MA, White MC, et al. An update on newer pediatric supraglotic airways with recommendations for clinical use. Pediatric Anesth 2015; 25:334-45.
8. Huang AS, Hajduk J and Jagannathan N. Advances in supraglottic airway devices for the management of difficult airways in children. Expert Rev Med Devices 2016; 13(2):157-69.
9. Long E, Cincotta D, Grindlay K, et al. Implementation of NAP4 emergency airway management recommendations in a quaternary-level pediatric hospital. Pediatric Anesth 2017; Feb 28. doi: 10.1111/pan.13128. [Epub ahead of print].

10. Thoeni N, Piegeler T, Brueesch M, et al. Incidence of difficult airway situations during prehospital airway management by emergency physicians-A retrospective analysis of 692 consecutive patients. Resuscitation 2015;90: 42-5.

11. Madziala M, Smereka J, Dabrowski M, et al. A comparison of McGrath MAC and standard direct laryngoscopy on simulated immobilized cervical spine pediatric intubation: dummy study. Eur J Pediatr 2017;176(6):779-86.

12. Hansen M, Lambert W, Guise JM, et al. Out-of-hospital pediatric airway management in the United States. Resuscitation 2015;90:104-10.

13. Trevisanuto D, Cavallin F, Nguyen N, et al. Supreme laryngeal mask airway versus face mask during neonatal resuscitation: a randomized controlled trial. J. Pediatrics 2015; 167(2):286-91.

14. Hubble MW, Wilfong DA, Brown LH, et al. A meta-analysis of prehospital airway control techniques part II: alternative airway devices and cricothyrotomy success rates. Prehospital Emerg Care 2010;14:515-30.

15. Artime CA, Hagberg CA. Is the a gold standard for management of the difficult airway? Anesthesiology Clin 2015;33:233-40.

16. Okubo M, Gibo K, Hagiwara Y, et al. The effectiveness of rapid sequence intubation (RSI) versus non-RSI in emergency department: na analysis of multicenter prospective observational study. International J. Emerg. Med. 2017;10:1.

17. Wheeler D. S. Basic management of the pediatric airway. In: Wheeler DS, et. al (eds). Pediatric Critical Care Medicine. London. Springer-Verlaz, 2014, p. 299-327.

18. Torre FPF, Storni JG, Chicuto LAD, et al. UTI Pediatrica 2015; (6): 102-21.

Equipamento para Manejo de Vias Aéreas

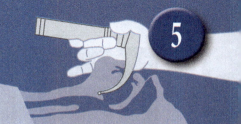

5

Felipe Rezende Caino de Oliveira
Carlos Gustavo de Almeida

A gestão das vias aéreas requer equipamentos seguros, eficazes e confiáveis, usados para alcançar dois objetivos: provisão de troca de gás (isto é, entrega de oxigênio e remoção de dióxido de carbono dos pulmões); e proteção dos pulmões devido a lesão por aspiração. O equipamento é utilizado como parte de uma "estratégia de gestão das vias aéreas", uma "sequência lógica planejada e coordenada". Uma estratégia de sucesso oferece uma via aérea segura e, portanto, permite tratamento, cirurgia ou cuidados intensivos. Essa estratégia deve abranger todas as fases de gestão de vias aéreas: indução, manutenção e recuperação. O equipamento deve estar disponível para eventos tanto planejados quanto não planejados, no momento da necessidade e com o praticante capaz de usá-lo. Um equilíbrio de conhecimento, habilidade e atitude é necessário para alcançar a competência e o domínio de uso. Uma vez que a gestão das vias aéreas envolve uma variedade de equipamentos, muitas vezes usados em sequência, a compatibilidade funcional é importante (por exemplo, um introdutor traqueal ou estilete deve caber no tubo traqueal escolhido). Além disso, todo o equipamento deve ter dimensões padrões quando é necessária uma correspondência (por exemplo, adoção de padrão de 15/22 mm dos conectores para permitir conexão com sistemas de respiração). Além disso, todos os equipamentos devem ser estéreis e biologicamente compatíveis. Um teste crucial de sucesso é a detecção de dióxido de carbono expirado, uma medida em tempo real da permeabilidade das vias aéreas. A capnografia deve ser usada em todas as situações em que o equipamento das vias aéreas esteja em uso. Ocasionalmente, o equipamento das vias aéreas é usado em conjunto com equipamentos projetados para outros usos, visando alcançar um resultado mais seguro. Um exemplo antigo é o uso de cânulas nasais para fornecer oxigênio a um paciente apneico para estender o tempo de apneia segura durante o manejo das vias aéreas. Uma aplicação mais recente dessa técnica é o uso de oxigênio nasal de alto fluxo liberado de um umidificador, igualmente para prolongar o tempo de apneia. Recentemente, houve um aumento no número e nos tipos de equipamentos, especialmente dispositivos de via aérea supraglótica (VAS) e vários laringoscópios. Muitas vezes há poucas evidências clínicas para apoiar o seu uso, sendo nível 3 de evidência.

As cinco abordagens para o manejo de vias aéreas intra-hospitalar são as que seguem.

O equipamento é usado para cada etapa:
1. Ventilação máscara-face usando adjuntos;
2. Depuração das vias aéreas;
3. Uso do dispositivo aéreo supraglótico (VAS) (**Figura 5.1**);
4. Acesso traqueal acima das cordas vocais;
5. Acesso traqueal abaixo das cordas vocais (traqueostomia ou cricotireoidotomia).

Essas abordagens podem ser usadas isoladamente ou em sequência e às vezes se sobrepõem (por exemplo, uma via aérea supraglótica pode ser usada para intubação).

Ventilação Máscara-Face (VMF) Usando Adjuntos

Isso traz o praticante no contato mais próximo e contínuo com o paciente. Uma máscara facial consiste em uma montagem (conectada a uma sistema de respiração por meio de uma peça de ângulo), corpo e borda (pré-formado ou *cuff* inflável).

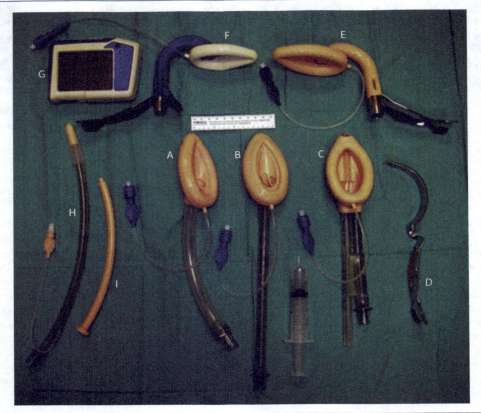

Figura 5.1. Dispositivos de via aérea supraglótica. A: Mascara laringea clássica (cLMA); B: via aérea flexível da máscara laríngea (fLMA); C: ProSeal máscara laríngea (PLMA); D: espátula para inserção de PLMA; E: Intubação com máscara laríngea (ILMA); F: CTrach; G: tela para Ctrach.

Posicionamento ótimo da cabeça e pescoço do paciente e é necessário manter a vedação da máscara.

Os adjuntos incluem equipamentos orofaríngeos (Guedel) e nasofaríngeos

Cânula Orofaríngea ou de Guedel

Pode ser usada em pacientes inconscientes e serve para aliviar a obstrução causada pela língua. A cânula deve ser de tamanho adequado, ou seja, deve preencher a distância desde o canto da boca até a porção cefálica do ângulo da mandíbula. Se a cânula for muito comprida, a ponta se localizará posteriormente ao ângulo da mandíbula e obstruirá a abertura glótica, empurrando a epiglote para baixo. Ao contrário, se for muito pequena, a ponta se localizará bem acima do ângulo da mandíbula e exacerbará a obstrução das vias aéreas, empurrando a língua em direção à hipofaringe. A cânula deve ser inserida enquanto um abaixador de língua contém a língua no assoalho da boca.

- **Cânula nasofaríngea:** Pode ser usada em crianças conscientes, com reflexo de tosse intacto, e em crianças com comprometimento do nível de consciência apresentando diminuição do tônus faríngeo ou da coordenação, que causam obstrução das vias aéreas superiores. O tamanho adequado do comprimento da cânula é aproximadamente a distância entre a ponta do nariz até o lóbulo da orelha, e seu diâmetro externo não deve ser volumoso a ponto de empalidecer as aletas nasais. Um tubo traqueal encurtado pode ser usado como cânula nasofaríngea. A vantagem dessa adaptação é que sua maior rigidez serve para manter a permeabilidade das vias aéreas mesmo quando há hipertrofia de adenoides, mas, ao mesmo tempo, pode haver trauma de tecidos moles durante a sua passagem. A colocação da cânula é feita após lubrificá-la, inserindo-a em direção posterior perpendicular ao plano da face, de maneira gentil, pois pode irritar a mucosa ou lacerar o tecido adenoidiano e causar sangramento ao longo do assoalho da nasofaringe. Se a cânula for muito comprida, pode haver bradicardia por estímulo vagal durante sua inserção, ou lesão de epiglote ou de cordas vocais. Além disso, a irritação da laringe ou da faringe pode estimular a tosse e provocar vômitos ou laringoespasmo.

Oxigenação e Ventilação

- **Oferta de oxigênio:** a oferta e a demanda de oxigênio estão comprometidas em qualquer situação de enfermidade grave (p. ex., insuficiência respiratória, choque ou trauma). Portanto, nessas situações, deve-se sempre fornecer oxigênio após a permeabilização das vias aéreas. Quando se administra oxigênio a uma criança consciente, ela pode se agitar com a colocação de dispositivos sobre a face, como cânulas ou máscaras e, desse modo, piorar o desconforto respiratório. Se isso ocorrer, deve-se colocar a criança em posição confortável junto aos pais ou, eventualmente, trocar a técnica de fornecimento de oxigênio. Se as vias aéreas estiverem pérvias e a ventilação espontânea for efetiva, pode-se administrar oxigênio por meio de numerosos dispositivos. A escolha do sistema de oferta de O_2 é determinada pelo estado clínico da criança e pela concentração desejada de oxigênio.
- **Dispositivos de fornecimento de oxigênio:** podem ser divididos em sistemas de baixo fluxo e de alto fluxo.

Sistemas de Baixo Fluxo

- **Máscara simples de oxigênio:** fluxos de O_2 de 6 a 10 L/min fornecem 35-60% de oxigênio, devido à entrada de ar pelos orifícios laterais de escape (aberturas de exalação). A concentração será reduzida se a necessidade de fluxo inspiratório for alta, a máscara estiver solta ou o fluxo fornecido for muito baixo.
- **Cânula ou cateter nasal:** dispositivo adequado para crianças que requerem baixas concentrações de oxigênio suplementar. A concentração de oxigênio fornecida depende da frequência respiratória, do esforço e do tamanho corporal; quanto menor a criança, maior a quantidade de oxigênio fornecida relativa ao fluxo. A concentração de oxigênio também depende de outros fatores, como a resistência nasal e de orofaringe, o volume corrente, o fluxo inspiratório e o tamanho da

nasofaringe. O fluxo máximo de O_2 utilizado por esse dispositivo é de 4 L/min; fluxos maiores podem provocar irritação da nasofaringe.

Sistemas de Alto Fluxo

- **Tenda facial:** é um compartimento plástico flexível que pode ser mais tolerado do que a máscara facial, mesmo com altos fluxos de oxigênio (10 a 15 L/min). As concentrações de oxigênio, porém, não ultrapassam 40%. Uma das vantagens dessa tenda é que ela permite o acesso à aspiração de vias aéreas sem interrupção do fluxo.
- **Capacete ou capuz de oxigênio:** invólucro de plástico transparente que abrange a cabeça do paciente. Bem tolerado em lactentes pequenos abaixo de 1 ano e permite fácil acesso ao tronco e às extremidades do paciente. Pode-se também controlar a concentração de gás inspirado, sua temperatura e umidade. Fluxos de O_2 de 10-15 L/min fornecem 80-90% de concentração de oxigênio.
- **Tenda de oxigênio:** invólucro de plástico transparente que envolve a parte superior do corpo da criança. Mesmo com fluxos de O_2 elevados, acima de 10 L/min, só consegue fornecer 50% de concentração de oxigênio, pois há entrada de ar pela abertura da tenda. Também tem a desvantagem de limitar o acesso ao tórax do paciente e, se utilizar umidificação, a névoa produzida pode impedir a observação do paciente.
- **Máscara com reinalação parcial:** consiste em uma máscara com uma bolsa reservatório. Com fluxos de O_2 de 10-12 L/min, fornece concentração inspirada de 50-60% de oxigênio, pois durante a exalação uma parte do ar exalado penetra na bolsa reservatório, misturando-se com o oxigênio.
- **Máscara não reinalante:** consiste em uma máscara com uma bolsa reservatório e duas válvulas: Uma válvula é incorporada em um ou ambos os orifícios de exalação para evitar a entrada de ar ambiente durante a inspiração, e a outra válvula localiza-se entre a bolsa reservatório e a máscara para evitar fluxo de ar exalado para dentro do reservatório. Assim, uma fração inspirada de oxigênio de 95-100% pode ser atingida com taxa de fluxo de O_2 de 10-15 L/min e o uso de máscara facial bem acoplada à face do paciente.
- **Máscara de Venturi:** é um sistema capaz de fornecer concentrações baixas a moderadas de oxigênio inspirado (25%-50%). Há um dispositivo na máscara que cria uma pressão subatmosférica e permite a entrada de uma quantidade específica de ar ambiente junto com o O_2. Devem-se utilizar

os dispositivos adequados e os fluxos de oxigênio indicados de acordo com a concentração de oxigênio desejada.

Depuração das Vias Aéreas

O sangue, secreções ou detritos são limpos com aparelho de sucção.

A sucção orofaríngea geralmente é feita com um tubo de sucção. Os cateteres traqueais suaves são usados também para sucção nasofaríngea. Detritos e corpos estranhos podem ser removidos com fórceps, usando um laringoscópio para iluminação. Deve-se ter cuidado para evitar que os detritos sejam empurrados distalmente.

Dispositivos de Via Aérea Supraglótica (VAS)

Estes ocupam o meio-termo entre VMF e intubação sobre anatomia, segurança e invasividade. Todos estão inseridos cegamente. Existem mais de 15 dispositivos, de uso único ou reutilizáveis. Atualmente é incerto sobre qual é clinicamente superior.

Uma classificação simples é em dispositivos de primeira ou segunda geração.

Os dispositivos de primeira geração oferecem uma via aérea com selo de pressão (< 20 cm de água). Dispositivos de segunda geração são variadamente modificados para proporcionar uma maior pressão de vedação, drenagem de conteúdo gástrico ou reduzir danos dentários. Todos esses dispositivos serao abordados em outro capítulo.

Acesso Traqueal acima das Cordas Vocais

O acesso traqueal acima da glote geralmente envolve passar um tubo traqueal através das cordas vocais; a maioria dos casos é feita usando uma técnica visual, com um laringoscópio para visualizar a laringe (intubação abaixo da glote inclui traqueostomia ou cricotireoidotomia).

Um laringoscópio vê a entrada laríngea, permitindo visualmente a intubação traqueal guiada. Em geral, são necessários três critérios para o sucesso: uma visão, alinhamento dos eixos das vias aéreas e espaço para passagem do tubo.

Existem três limitações para todos os laringoscópios:

1. Sangue ou secreções degradam ou obscurecem a visão;

2. Trismo: a boca deve poder abrir o suficiente para aceitar a lâmina do dispositivo e o tubo traqueal que o acompanha;

3. Treinamento: uso efetivo requer uma prática suficiente.

Os principais tipos, como exemplos, são:

- **Rígido rígido:** padrão (reto, Miller), curvado (Macintosh) e modificado (McCoy);
- **Rígido indireto:** usando um prisma (Belscope), espelho (McMorrow), fibro-ópticos (Bullard) ou câmera de vídeo (MacGrat);
- **Guias de intubação:** óptica (Airtra) ou câmera de vídeo (CTrach);
- **Estiletes ópticos:** rígidos (Bonfils), maleáveis (Shikan);
- **Dispositivos fibro-ópticos flexíveis:** um laringoscópio fibro-óptico costuma visualizar a laringe na prática, mas não é usado para intubação. O broncoscópio com fibra-óptica flexível mais longo (FFOB) também pode funcionar como um laringoscópio.

Laringoscópios Rígidos de Lâmina Direta (Figura 5.2)

Cada um tem uma alça contendo baterias unidas a uma lâmina, em linha reta ou curva. A iluminação é fornecida por uma fonte de luz na lâmina ou feixe fibro-óptico que transmite a luz no manejo. A lâmina tem um contato com a alça em uma dobradiça. Esta possui espátula, flange e bico de geometria variável. Algumas têm modificações, como um bico móvel (McCoy).

Uma visão é conseguida por inserção alinhada da formação da lâmina em uma linha de visão entre intubador, laringe e abertura da via aérea superior para permitir a passagem do tubo. O sucesso depende de:

- **Fatores do paciente:** abertura da boca, dentição, mobilidade do pescoço, inchaço das vias aéreas e contaminação com sangue, secreções ou detritos;
- **Fatores dos praticantes:** escolha e técnica correta do dispositivo.

As lâminas padrões são essencialmente dispositivos projetados para levantar a epiglote. São retas ou curvas. O Miller é o lâmina direita padrão, conseguindo uma visualização passando a extremidade distal posterior à epiglote e levantando-a diretamente para expor a laringe. O Macintosh é a lâmina curva padrão. A extremidade distal é colocada na valécula, tração anteroinferior é aplicada à base da língua, tensionando o ligamento hipoepiglótico, levantando epiglote indiretamente, expondo a laringe. A

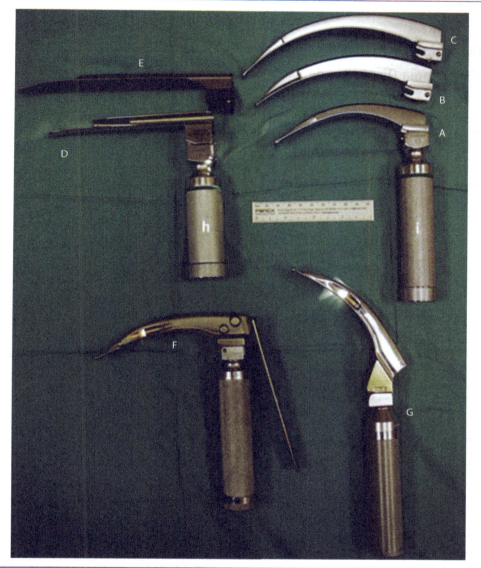

Figura 5.2. Laringoscópios diretos. A: Laringoscópio Macintosh (tamanho 3) com identificador padrão; B: lâmina Macintosh 4; C: lâmina Macintosh 5; D: Miller (tamanho 3) laringoscópio com punho curto (*stubby*); E: Miller 4 (descartável) lâmina; F: McCoy (tamanho 3) laringoscópio de alavanca; G: laringoscópio com lâmina polio.

classificação de Cormack e Lehane para a visão laríngea é baseada no uso da lâmina de Macintosh, estendendo tal descrição para visualizações obtidas por outros aparelhos, especialmente videolaringoscópios.

A laringoscopia de Macintosh é a técnica mais popular e é relativamente fácil de aprender. Os formadores treinados têm uma primeira vez bem-sucedida em mais de 90%. O sucesso geralmente é limitado por:

- **Dentes superiores proeminentes:** interferindo na visualização, arriscando dano dental;
- **Patologia de base da língua:** (cistos, tumores ou amígdalas lingual) evitar que a ponta entre na valécula;
- **'Laringe anterior':** a língua deve ser deslocada para o espaço mandibular, fora da visualização ideal. Se o espaço for pequeno, a língua fica posteriormente, obscurecendo a vista;

- **Epiglote flexível:** isso limita o uso de lâminas curvas, especialmente em bebês.

Lâminas Modificadas para Laringoscopia Direta Rígida

- **Lamina polio:** é uma lâmina curva que forma um obtuso (120 graus) com a haste. Originalmente usada para pacientes em ventilação com "pulmões de ferro", agora usada para pacientes com um pequeno "espaço esternal", geralmente do sexo feminino com seios grandes;
- **Lâmina invertida:** uma lâmina curva, uma versão de "imagem espelhada" da Macintosh, projetada para deslocar a língua para a direita. Útil em pacientes que estão na posição lateral direita ou que têm massas que desviam o piriforme para o lado;
- **Lâmina McCoy:** uma variante Macintosh, incorporando uma alavanca e deixando a ponta de lâmina móvel para melhorar o deslocamento epiglótico, útil quando o movimento do pescoço é limitado por uma lesão;
- **Flexiblade:** outra lâmina curva, com uma alavanca flexionando a metade distal da lâmina;
- **Outros laringoscópios diretos:** muitas lâminas epônimas estão disponíveis, geralmente variações em lâminas retas ou curvas. Elas não apresentaram melhorias convincentes em relação às lâminas padrão em uso geral;
- **Tubo traqueal:** deve ser estéril, descartável e feito de cloreto de polivinil, um material translúcido e radiopaco. Na extremidade distal do tubo pode haver um orifício na parede lateral, chamado de olho de Murphy, que serve para reduzir o risco de atelectasia do lobo superior direito e a probabilidade de obstrução completa do tubo, caso a abertura da extremidade seja ocluída. O tubo apresenta marcas em centímetros que servem como pontos de referência durante a sua colocação e facilitam a detecção de possíveis deslocamentos do tubo; pode haver também uma marca para a corda vocal. Existem tubos com e sem *cuff*. Usualmente, eram utilizados tubos sem *cuff* para crianças de até 10 anos, pois até essa idade a criança apresenta um estreitamento anatômico no nível do anel cricoide, provendo, desse modo, um *cuff* funcional. Atualmente, pode-se utilizar cânula com *cuff* em todas as idades, principalmente em crianças que necessitem de altas pressões inspiratórias devido a baixa complacência pulmonar (p. ex., síndrome do desconforto respiratório agudo) ou alta resistência de vias aéreas (p. ex., asma). Ao insuflar o *cuff*, que é um mecanismo de alto volume com baixa pressão, deve-se respeitar a pressão de perfusão da mucosa traqueal (25-35 mmHg), tomando o cuidado de evitar que a pressão fique baixa demais, a ponto de permitir escape de ar excessivo. Portanto, a pressão de insuflação deve ficar em torno de 20-30 mmHg; o ideal é que se monitore essa pressão com aparelho adequado (cufômetro). A intubação com tubo traqueal, com ou sem *cuff*, deve permitir escape de gás mínimo, audível quando a ventilação é realizada com uma pressão de 20-30 cm de H_2O. A ausência completa de escape pode indicar que o tubo é muito grande, o *cuff* está excessivamente inflado ou há laringoespasmo ao redor do tubo. Essas condições podem causar pressão excessiva na superfície interna da traqueia; portanto, tão logo seja possível, deve-se substituir o tubo muito grande ou reduzir a pressão do *cuff* para minimizar o risco de trauma das vias aéreas.
- **Tamanho do tubo traqueal:** o tamanho adequado do tubo varia de acordo com a idade. Em recém-nascidos prematuros, podem-se usar cânulas com diâmetro interno de 2 mm, 2,5 mm ou até de 3,0 mm. Em recém-nascidos a termo, utilizam-se cânulas com diâmetro interno de 3 ou 3,5 mm, e em crianças com 1 ano, de 4 ou 4,5 mm. Em crianças maiores de 2 anos, o diâmetro interno do tubo (em mm) pode ser calculado e tal fato será abordado num capitulo posterior. Embora seja um método de medida grosseiro e de pouca precisão, pode-se estimar o diâmetro interno do tubo comparando-o ao diâmetro do quinto dedo da mão do paciente. Os tamanhos de cânula e de sonda de aspiração variam de acordo com a faixa etária.

Intubação com Broncoscópio Fibra-Óptica Flexível (FFOB)

Esse dispositivo versátil é usado para inspeção de via aérea, biópsia, limpeza e intubação traqueal por rotas orais ou nasais. Isso pode ser feito com anestesia local ou geral e consiste em:
- **Cabo de inserção:** luz com fibra-óptica e feixes de visão, ponta de elementos de controle e canais de trabalho (succção);
- **Corpo de controle:** alça, alavanca de controle, ocular, guia de luz ou de bateria ou umbilical (cabo).

O FFOB é caro, delicado e precisa de descontaminação intensa. É necessário treinamento para dominar as habilidades de preparação do paciente e uso do dispositivo. As principais limitações são a perda de imagem com sangue ou secreções, incapacidade dos pacientes de tolerar a abordagem acordados ou déficits na habilidade do praticante.

- **Manejo da via aérea abaixo da glote:** cricotireoidotomia e traqueostomia.

Dispositivos infraglóticos são equipamentos utilizados com técnicas invasivas para manter as vias aéreas pérvias abaixo da região glótica após falhas de outras estratégias.

A **cricotireotomia**, também conhecida como cricotireoidotomia ou cricotireotomia, é o estabelecimento de uma comunicação temporária entre a via aérea e a pele através da membrana cricotireoidea. Tal procedimento será mais bem abordado neste manual num capítulo próprio.

A **traqueostomia** refere-se à criação de uma comunicação entre a traqueia e a pele subjacente, realizada por técnica aberta ou percutânea, tradicionalmente reconhecida como padrão para a obtenção de uma via respiratória cirúrgica eletiva. Pode ser realizada em qualquer faixa etária. Esse

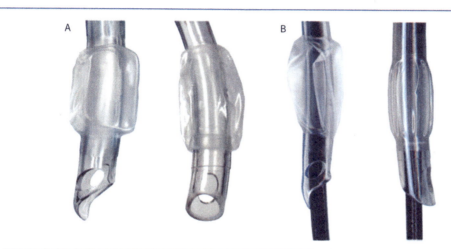

Figura 5.3. O tubo (à esquerda) tem uma ponta flexível apontada em direção ao centro do lúmen distal. A: O tubo padrão é visto ao lado. B: O tubo (esquerda) deixa um espaço menor entre o tubo e o fibroscópio do que o tubo padrão (à direita) com o mesmo diâmetro interno.

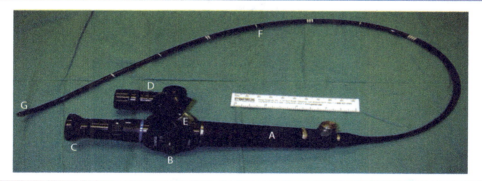

Figura 5.4. Laringoscópio com fibra-óptica flexível. A: Alça; B: alavanca de controle; C: ocular; D: fonte de luz (bateria) ou conexão para externo fonte de luz (umbilical); E: porta para canal de trabalho (para sucção ou instrumentação); F: cordão de inserção; G: ponta móvel do cabo de inserção.

procedimento também é abordado com mais detalhes em um próximo capítulo.

Equipamentos Utilizados para o Manejo de Vias Aéreas em Emergência Pré-Hospitalar

Sabemos que as emergências médicas em que a sequência rápida de intubação se faz necessária fora do ambiente hospitalar merecem uma particular atenção no que se refere à habilidade do profissional, pois esse procedimento não costuma ser uma intervenção rotineira, sobretudo em pediatria e é prioridade nessas situações, sendo a pedra angular na ressuscitação cardiopulmonar. Além do mais, o profissional deve estar ciente do cenário em que ocorreu a emergência, pois o risco de uma falha no processo de intubação traqueal, além da falta de capacidade técnica do profissional de saúde e/ou da falta de equipamentos adequados, está relacionado com o entorno ambiental onde se pretende realizar o procedimento. Contudo, estudos têm demonstrado que a falha na intubação traqueal pré-hospitalar é rara, desde que haja profissionais experientes, metodologias padronizadas e equipamentos adequados. Para isso, alguns países disponibilizam treinamentos para os profissionais de saúde que trabalham nas emergências médicas extra-hospitalares, incluindo treinamentos em pacientes pediátricos, em que os tipos de equipamentos e medicações podem variar conforme a idade e o peso. Algumas instituições elaboraram com sucesso, e de forma prática e organizada, maletas (**Figura 5.5**) contendo os equipamentos necessários para um adequado manejo das vias aéreas em pediatria, além de adequarem o serviço móvel de modo a atender melhor as emergências.

Como em pediatria os equipamentos para o manejo da via aérea podem variar segundo o tamanho e o peso da criança, o método utilizando a fita de Broselow™ (**Figura 5.6**) ainda é a melhor maneira para se conseguir uma padronização ideal e organizada em emergências extra-hospitalares, não somente dos equipamentos, mas também das medicações a serem administradas.

Nas emergências extra-hospitalares alguns equipamentos deverão ser adequados para a ocasião, embora a grande maioria seja similar aos utilizados dentro de uma unidade hospitalar. Primeiramente, saber que a presença de um cilindro

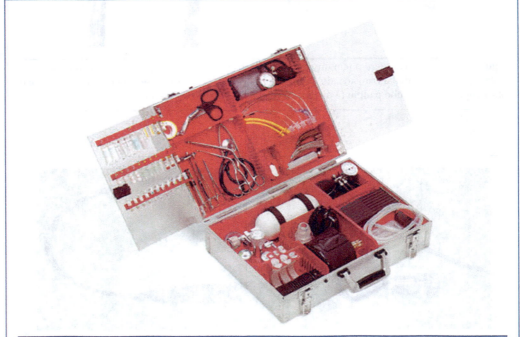

Figura 5.5. Maleta de emergência para atendimento e manejo de vias aéreas em ambiente extra-hospitalar contendo todos os equipamentos básicos, incluindo um pequeno cilindro de oxigênio, um aspirador portátil e um local para o armazenamento das medicações.

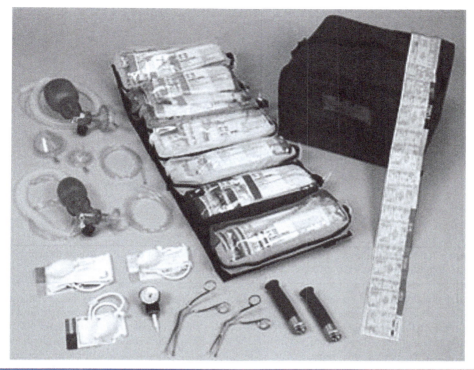

Figura 5.6. Maleta de emergência para o manejo de vias aéreas em ambiente extra-hospitalar organizada conforme o método de Broselow® de acordo com o peso e o tamanho da criança (cores). Nota-se também a presença da pinça de Mangill de tamanhos variados.

contendo oxigênio se faz obrigatória em qualquer emergência (**Figura 5.1**), pois a hipoxemia em pediatria resulta rapidamente em bradicardia e parada cardíaca. Esse cilindro deverá ser conectado a uma máscara não reinalante, caso a condição clínica assim o permita, ou a uma bolsa autoinflável com máscara e reservatório de oxigênio nos pacientes que necessitam de uma oferta de oxigênio por meio de pressão positiva. Ressalte-se que alguns autores consideram a bolsa autoinflável com máscara e reservatório o principal equipamento no manuseio das vias aéreas para se atingir o nível adequado de ventilação e oxigenação devido a sua praticidade. Inclusive, ficou demonstrado que a ventilação com pressão positiva por meio desse equipamento pode ser menos prejudicial em determinados pacientes, em comparação com as tentativas frustradas de se obter uma via aérea por meio da sequência rápida de intubação, o que poderá acarretar maiores danos ao paciente. Além disso, em qualquer situação que preceda o procedimento da sequência rápida de intubação, a pré-oxigenação com bolsa-máscara e reservatório de oxigênio é mandatória. O fator negativo nessa técnica é que ela pode provocar uma distensão abdominal que prejudica a ventilação devido à compressão torácica e além disso a criança corre o risco de broncoaspiração devido ao vômito. O tamanho da bolsa autoinflável e o ajuste da máscara na face da criança devem ser adequados e proporcionais ao tamanho da mesma (**Figura 5.7**).

Apesar de toda essa controvérsia, a sequência rápida de intubação continua sendo, para muitos emergencistas, a maneira mais segura de transportar o doente, sobretudo pacientes comatosos ou em falência respiratória ou naqueles em que o transporte será de longa duração.[1,3] E, assim como ocorre na escolha do tamanho da bolsa autoinflável e máscara, a escolha do tubo orotraqueal e do laringoscópio com sua respectiva lâmina segue os mesmos padrões conforme peso e idade. A principal questão na escolha do tubo endotraqueal é se devemos usar com ou sem *cuff*. Anos atrás, havia certa resistência quanto ao uso de tubo traqueal com *cuff* em pediatria, sendo quase protocolizado o uso de tubo endotraqueal sem *cuff* em crianças pequenas devido às complicações inerentes à pressão que o *cuff* faz contra a mucosa

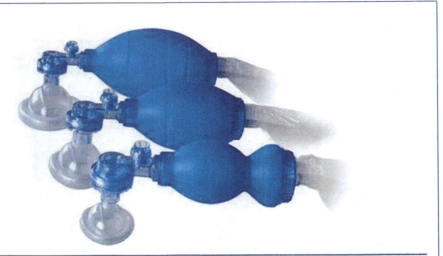

Figura 5.7. Bolsa autoinflável com reservatório de oxigênio e suas respectivas máscaras de acordo com o tamanho: neonatal (150 mL), pediátrico (450 mL) e adultos (700 mL).

traqueal, podendo precipitar edema e estenose subglótica. Entretanto, vários estudos têm demonstrado que o uso de tubo com *cuff* em criança é seguro, sobretudo após o advento de tubo com *cuff* de baixa pressão. Além do mais, é importante a insuflação do *cuff* em pressões adequadas utilizando o cuffômetro, um equipamento pequeno e portátil que nos orienta com exatidão quanto ao nível de pressão que estaremos exercendo contra a mucosa endotraqueal, a fim de não exceder o nível máximo permitido, o que pode ser prejudicial ao paciente (**Figura 5.8**). Como ressalva, a utilização de introdutores durante o procedimento de intubação em pediatria é bastante rara e pode inclusive danificar as vias aéreas nessa faixa etária, não sendo uma prática comum dos emergencistas que abordam as vias aéreas em crianças.

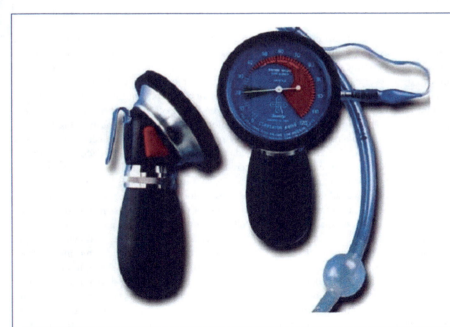

Figura 5.8. Cuffômetro acoplado ao tubo traqueal com *cuff* insuflado a 20 cmH$_2$0 (volume ideal).

A confirmação da posição do tubo traqueal após o procedimento numa situação extra-hospitalar também é um tema controverso. Porém, a ausculta pulmonar por meio do estetoscópio ainda continua sendo o principal método **nessa situação,** adjunto à expansibilidade torácica de maneira simétrica devido a sua praticidade. Se disponível, a detecção da $ETCO_2$ pelo capnógrafo também é ideal e vários estudos já provaram que esse é o melhor método para a confirmação da posição correta do tubo endotraqueal, porém não muito difundido na prática emergencial pré-hospitalar. Atualmente, com o avanço da tecnologia, já dispomos de monitores portáteis que informam a capnografia em forma de onda, entre outros atributos, como saturação de oxigênio, frequência respiratória e frequência cardíaca. Há também uma infinidade de capnógrafos portáteis, incluindo o tipo colorimétrico (**Figura 5.9**) e os eletrônicos (**Figura 5.10**). Como nota, um outro equipamento portátil para verificação da posição correta do tubo traqueal mas que não é muito frequente em nosso meio é o dispositivo de detecção esofágica (**Figura 5.11**).

Vale ressaltar que durante o procedimento da sequência rápida de intubação os eixos oral, faríngeo e laríngeo na criança deverão estar alinhados, pois anatomicamente as crianças possuem, proporcionalmente, um crânio maior em relação ao resto do corpo, prejudicando o nivelamento desse eixo, o que dificulta a laringoscopia direta,

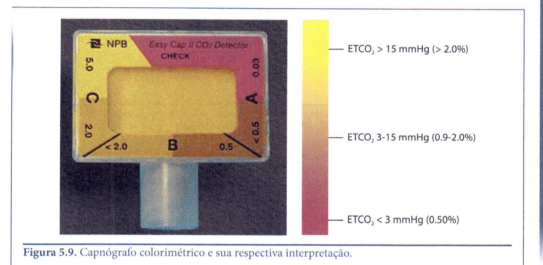

Figura 5.9. Capnógrafo colorimétrico e sua respectiva interpretação.

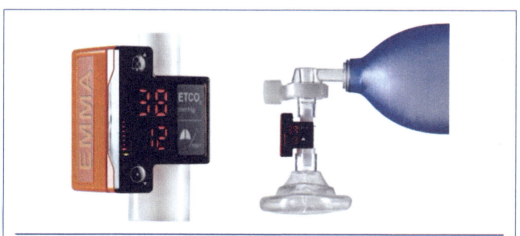

Figura 5.10. Capnógrafo eletrônico portátil EMMA®. Facilmente acoplado na extensão da bolsa autoinflável.

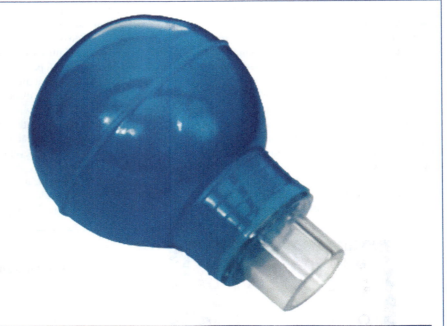

Figura 5.11. Dispositivo de detecção esofágica AMBU® TubeChek. Após criar uma pressão positiva no dispositivo, se o tubo estiver no esôfago cria-se uma pressão negativa, pois as paredes do esôfago são flácidas e colabam, impedindo o retorno do ar. Se o tubo estiver na traqueia, o ar retornará normalmente ao dispositivo, pois suas paredes são mais rígidas e não tendem ao colabamento durante a pressão negativa.

sobretudo em crianças menores. Desse modo, a colocação de um pequeno "coxim" sob a região subescapular ajudará no alinhamento do eixo e facilitará o procedimento (**Figura 5.12**).

Se ainda assim nos deparamos com tentativas frustradas de intubação endotraqueal ou se a ventilação com pressão positiva por meio da bolsa com máscara não for o suficiente para prover adequada oxigenação ao paciente, as diretrizes de 2010 do Pediatric Advanced Life Support (PALS) nos autorizam utilizar a máscara laríngea como um método seguro no manejo da via aérea de suporte até a chegada no centro hospitalar, pois esses dispositivos são mais fáceis de serem utilizados e podem também fazer parte de nosso arsenal de equipamentos em situações extra-hospitalares.[3] Os tipos e tamanhos desses dispositivos, assim como os demais dispositivos para abordagem de uma via aérea difícil, serão tratados em capítulos posteriores.

É bastante comum que durante a sequência rápida de intubação nos deparemos com a presença de detritos dentro das vias aéreas, que prejudicam a visão das cordas vocais. Tais detritos, sejam eles líquidos ou sólidos, deverão ser removidos a fim de facilitar a visualização e a inserção correta do tubo traqueal. No caso de detritos líquidos (excesso de saliva, muco, sangue ou vômito) a remoção é realizada por meio de uma sonda flexível, semelhante à usada na aspiração gástrica, conectada a um aspirador portátil (**Figura 5.1**).[4] Em caso de nos depararmos com detritos sólidos (dente, dentadura, corpo estranho), os mesmos deverão ser retirados com uma pinça específica, denominada pinça de Magill, cujo formato anatômico facilita a sua introdução dentro da via aérea ao se realizar a laringoscopia direta (**Figuras 5.1** e **5.2**).[3] Os tipos de medicações administradas numa sequência rápida de intubação e os equipamentos para o manejo de vias aéreas difícil serão abordados em outro capítulo.

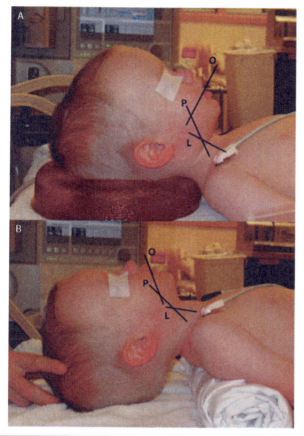

Figura 5.12. Nota-se em A: o desalinhamento dos eixos oral, faríngeo e laríngeo, que se alinham em B: após a colocação de um pequeno coxim subescapular.

Referências Bibliográficas

1. Ball DR. Equipment for airway management. Anaesthesia and Intensive Care Medicine 2015; http://dx.doi.org/10.1016/j.mpaic.2015.06.007.
2. Matsuno AK. Insuficiência respiratória aguda na criança. Medicina (Ribeirão Preto) 2012;45:168-84.
3. Carl F Haas MLS RRT-ACCS FAARC, Richard M Eakin RRT-ACCS RN, Mark A Konkle MPA RRT, Ross Blank MD. Endotracheal Tubes: Old and New. Respiratory Care 2014; 59(6):933-52.
4. Hansen M, Meckler G, O'Brien K, et al. Pediatric Airway Management and Prehospital Patient Safety: Results of a National Delphi Survey by the Children's Safety Initiative-Emergency Medical Services for Children. Pediatr Emerg Care 2016;32(9):603-7.
5. Mackenzie MR, Sutcliffe MRC. Add On...Pre Hospital Care: The Injured Child. J R Army Med Corps 2002;148:58-68.
6. Anders J, Kathleen Brown K, Simpson J. Evidence and Controversies in Pediatric Prehospital Airway Management. Clinical Pediatric Emergency Medicine 2014;15(1): 28-37.
7. Amantéa SL, Piva JP, Zanella MI. Acesso rápido à via aérea. J Pediatr 2003;79(2):127-138.
8. Karsli, C. Managing the Challenging Pediatric Airway: Continuing Professional Development. J Can Anesth 2015;62(9):1000-16.
9. An Algorithmic Approach to Prehospital Airway Management. Prehosp Emerg Care 2005;9(2):145-55.

Indicações de Intubação Traqueal

6

José Colleti Junior
Werther Brunow de Carvalho

Introdução

Este capítulo aborda a intubação traqueal (IT) tradicional com laringoscopia direta. A IT na via aérea difícil, com dispositivos e a sequência rápida de intubação, será abordada em outros capítulos.

A IT pode ocorrer fora do hospital, no setor de emergência médica, em unidades de terapia intensiva ou em qualquer outro setor hospitalar. Em algumas situações clínicas, como a parada cardiorrespiratória, a indicação da IT é evidente. Entretanto, em outras situações, a decisão de intubar pode ser menos óbvia e resultar da observação da deterioração hemodinâmica do paciente ou mesmo da antecipação da falência respiratória apesar de adequado suporte clínico e eventual ventilação não invasiva. Portanto, é necessário haver um protocolo para eleger os pacientes com indicação de IT.

Indicações

Há inúmeras situações clínicas que podem necessitar de intubação traqueal. De maneira geral, as indicações para IT se apresentam em cinco categorias (**Tabela 6.1**).

Oxigenação ou Ventilação Inadequadas

Os pacientes que não conseguem manter oxigenação e/ou ventilação, apesar de medidas clínicas e suplementação de oxigênio adequadas, devem ser submetidos a IT. A falência respiratória pode ser devida a doença pulmonar primária (p. ex., bronquiolite viral aguda) ou outras situações clínicas (**Tabela 6.2**).

As evidências clínicas da falência respiratória são:

- Esforço respiratório deficiente;
- Palidez cutânea;
- Estado mental alterado.

Dados objetivos, como monitoração não invasiva da oximetria de pulso, pressão parcial de oxigênio e de gás carbônico obtidos pela gasometria arterial podem ser úteis, porém a decisão de intubar o paciente não deve ser postergada enquanto se aguarda o resultado de um exame laboratorial quando houver evidências clínicas de falência respiratória.

Impossibilidade de Manter/ Proteger a Via Aérea

Qualquer criança que não consiga manter/ proteger a via aérea requer intubação endotraqueal.

Tabela 6.1. Indicações de intubação traqueal em crianças

1	Oxigenação ou ventilação inadequadas
2	Impossibilidade de manter/proteger a via aérea
3	Potencial para piora clínica
4	Paciente submetido a exame diagnóstico de longa duração
5	Transporte seguro

Tabela 6.2. Causas de falência respiratória na infância

Sistema respiratório
Infecção: pneumonia, bronquiolite, traqueíte, crupe, abscesso amigdaliano, abscesso retrofaríngeo, uvulite, epiglotite
Asma
Anafilaxia
Corpo estranho: via aérea superior, via aérea inferior, esôfago
Anormalidades nas vias aéreas: laringomalacia, laringoespasmo, fístula traqueoesofágica, estenose traqueal
Agentes biológicos ou armas químicas: antraz, tularemia, gás mostarda, agentes neurológicos, ricina etc.
Anormalidades torácicas: pneumotórax aberto, distrofia torácica
Trauma torácico e condições associadas: pneumotórax, hemotórax, derrame pleural, empiema, massa mediastinal
Trauma pulmonar e condições associadas: contusão, embolismo, hemorragia
Inalação de fumaça
Exposição a agentes químicos: fosgênio, cloro, cianeto
Acidente por submersão: quase afogamento
Sistema cardiovascular
Cardiopatias congênitas
Insuficiência cardíaca aguda descompensada
Miocardite aguda
Pericardite aguda
Arritmias
Choque cardiogênico
Tamponamento cardíaco
Infarto do miocárdio
Sistema nervoso
Ventilação deprimida: edema cerebral, trauma cranioencefálico, infecção do sistema nervoso central, síndrome convulsiva
Hipotonia: condições neurológicas causando fraqueza do tônus muscular ou de esforço respiratório
Perda do reflexo protetor de vias aéreas causando broncoaspiração pulmonar
Sistema gastrointestinal
Hipoventilação secundária a dor ou distensão abdominal: trauma abdominal fechado, obstrução intestinal, perfuração intestinal
Broncoaspiração pulmonar secundária a refluxo gastrointestinal grave
Distúrbios metabólicos e endócrinos
Acidose metabólica: cetoacidose diabética, desidratação grave, sepse, intoxicações exógenas, erros inatos do metabolismo
Hipertireoidismo
Hipotireoidismo
Hiperamonemia
Hipocalcemia: laringoespasmo
Hematológico
Redução na capacidade de transporte de O_2: anemia aguda por hemólise, metemoglobinemia, intoxicação por monóxido de carbono
Síndrome aguda torácica em pacientes com anemia falciforme

Adaptado de uptodate.com

Os pacientes dessa categoria podem exibir os seguintes achados:

- Impossibilidade de produzir sons, tanto de fonação quanto da respiração, não obstante o esforço respiratório;
- Sons inspiratórios obstrutivos refletindo obstrução parcial das vias aéreas que não melhoraram apesar do reposicionamento, manobras de fisioterapia ou terapias medicamentosas;
- Estado mental deteriorado, incluindo pacientes com traumatismo craniano com escala de coma de Glasgow ≤ 8, pacientes com doença sistêmica ou intoxicação exógena com risco aumentado de broncoaspiração. Pacientes com estado mental alterado podem ser avaliados clinicamente pela perda de reflexos protetores das vias aéreas. Em particular, determinar a capacidade do paciente de engolir e manipular secreções fornece a indicação mais confiável de proteção adequada das vias aéreas;
- Embora comumente avaliado, o reflexo do vômito é um indicador pouco útil do estado das vias aéreas.

Potencial para Piora Clínica

- Inclui as crianças cuja condição clínica provavelmente se deteriorará, como aquelas com lesões por inalação térmica ou epiglotite e que requerem intubação precoce de forma controlada;
- Outras doenças, como a anafilaxia grave ou as exacerbações de asma, podem inicialmente ser tratadas com terapias medicamentosas agressivas. No entanto, a resposta clínica deve ser avaliada continuamente, com um desfecho final claro e um plano para a intervenção das vias aéreas se o paciente não melhorar e a falência respiratória é prevista;
- Da mesma forma, os pacientes com sepse podem ser intubados com base em seu curso antecipado, bem como para maximizar o fornecimento de oxigênio e reduzir o gasto de energia relacionado ao aumento do trabalho respiratório.

Paciente Submetido a Exame Diagnóstico de Longa Duração

O controle da via aérea por meio da intubação traqueal pode ser a alternativa mais segura para alguns pacientes agitados ou clinicamente instáveis que requerem estudos de diagnóstico prolongados. Isso é particularmente verdadeiro durante a tomografia computadorizada ou a ressonância magnética, em que a avaliação e o suporte das vias aéreas

da criança serão menos acessíveis no caso de uma alteração aguda do estado clínico.

Transporte Inter-Hospitalar Seguro

A intubação também é sugerida para qualquer paciente em risco de deterioração antes da transferência para outro hospital. Proteger a via aérea antes da partida evita a necessidade de gerenciamento avançado de emergência das vias aéreas em um ambiente menos controlado, como uma ambulância ou um transporte aéreo.

Contraindicações

A avaliação e o gerenciamento das vias aéreas são sempre a primeira prioridade no cuidado de crianças gravemente enfermas ou feridas. Assim, não há contraindicações absolutas para intubação traqueal. As contraindicações relativas são incomuns, mas existem e se relacionam principalmente com a necessidade de se mudar para um ambiente mais controlado ou para realizar uma abordagem cirúrgica para a via aérea:

- Para preservar os reflexos das vias aéreas e os esforços respiratórios espontâneos no caso de uma falha de intubação, a sequência rápida de intubação com bloqueio neuromuscular deve ser evitada em pacientes com uma via aérea difícil já conhecida ou antecipada;
- Os pacientes com suspeita de fratura da laringe devem ser intubados com cautela devido ao risco de ruptura da fratura parcial laríngea, resultando em perda completa da via aérea;
- As intubações de alto risco (por exemplo, epiglotite) devem realizadas de maneira mais segura no ambiente controlado da sala cirúrgica pelo médico mais experiente da equipe, desde que o atraso secundário ao transporte não comprometa o resultado.

Referências Bibliográficas

1. Artime CA, Hagberg CA. Tracheal extubation. Respir Care2014;59(6):991-1002.
2. Cavallone L, Vannucci A. Extubation of the difficult airway and extubation failure. Anesth Analg 2013;116(2):368-83.
3. Dauber M. Role of retrograde intubation. In: Glick DB, Cooper RM, Ovassapian A. The Difficult Airway - An Atlas of Tools and Techniques for Clinical Management. Springer, 2013. pp.191-9.

4. Donoghue AJ, Walls RM. Intubation, rescue devices, and airway adjuncts. In: Baren JM et al. Pediatric Emergency Medicine. Elsevier, 2007. pp. 37-49.

5. Ellard L, Cooper RM. Extubation of the difficult airway. In: Glick DB, Cooper RM, Ovassapian A. The Difficult Airway - An Atlas of Tools and Techniques for Clinical Management. Springer, 2013. pp.271-87.

6. Jagannathan N, Shivazad A, Kolan M. Tracheal extubation in children with difficult airways: a descriptive cohort analysis. Paediatr Anaesth 2016;26(4):372-7.

7. Matsumoto T, Carvalho WB. Tracheal intubation. J Pediatr 2007;93(2):S83-90.

8. Mechlin MW, Hurford WE. Emergency tracheal intubation: techniques and outcomes. Respiratory Care 2014;59(6):881-94.

9. Sorbello M, Frova G. When the end is really the end? The extubation in the difficult airway patient. Minerva Anestesiol 2013;79(2):194-9.

10. Wheeler DS. Basic management of the pediatric airway. In: Wheeler DS et al. Pediatric Critical Care Medicine. London: Springer-Verlag, 2014. pp. 299-327.

Técnicas de Intubação Traqueal

7

José Colleti Junior

Introdução

Devido às diferenças de anatomia, existem diferenças em técnicas para intubação da traqueia de crianças em comparação com os adultos. Devido às menores dimensões da via aérea pediátrica, há maior risco de obstrução decorrente de trauma nas estruturas das vias aéreas. Uma técnica a ser evitada é aquela em que a lâmina é inserida até o esôfago e, em seguida, a visualização laríngea é conseguida durante a retirada da lâmina. Essa manobra pode resultar em traumatismo laríngeo quando a ponta da lâmina arranha as aritenoides e as pregas ariepiglóticas.

Existem várias abordagens para expor a glote em lactentes com uma lâmina Miller. Uma técnica consiste em inserir a lâmina do laringoscópio sob visão constante ao longo da superfície da língua, colocando a ponta da lâmina diretamente na valécula e, em seguida, girando a lâmina para a direita para varrer a língua para a esquerda e expor adequadamente a abertura glótica. Isso evita traumatismos nas cartilagens aritenoides. Pode-se assim levantar a base da língua, que por sua vez levanta a epiglote, expondo a abertura glótica. Se houver insucesso com essa técnica, pode-se então levantar diretamente a epiglote com a ponta da lâmina.

Outra técnica é inserir a lâmina Miller na comissura labial direita sobre os dentes bicúspides/incisivos laterais (abordagem paraglossal). A lâmina é inserida pela calha direita da boca, apontando a ponta da lâmina para a linha média enquanto varre a língua para a esquerda. Uma vez sob a epiglote, a epiglote é levantada com a ponta da lâmina, expondo assim a abertura glótica. Ao aproximar-se da boca sobre os bicúspides/incisivos, o dano dental é evitado. Essa é uma abordagem particularmente eficaz para o lactente e a criança com uma via aérea difícil. Seja qual for a técnica utilizada, deve-se ter cuidado para evitar o uso da lâmina do laringoscópio como uma alavanca através da qual a pressão é aplicada aos dentes ou ao rebordo alveolar. Se houver um risco substancial de que a pressão seja aplicada aos dentes, então uma proteção dentária pode ser aplicada para cobrir os dentes em risco.

O melhor posicionamento para a intubação traqueal varia com a idade do paciente. A traqueia de crianças mais velhas (acima dos 6 anos de idade) e de adultos é mais facilmente exposta quando um coxim é colocado sob o occipital da cabeça (5-10 cm de elevação), deslocando a coluna cervical anteriormente. A extensão da cabeça da articulação atlanto-occipital produz a posição clássica de "cheirar". Esses movimentos alinham três eixos: os da boca, orofaringe e traqueia. Uma vez alinhados, esses três eixos permitem a visualização direta das estruturas laríngeas. Eles também resultam em melhor patência da hipofaringe. A **Figura 7.1** mostra as manobras para posicionamento do paciente para intubação traqueal.

Em lactentes e crianças mais novas, geralmente não é necessário elevar a cabeça porque o occipital é grande em proporção ao tronco, resultando em deslocamento anterior adequado da coluna cervical. A extensão da cabeça na articulação atlanto-occipital sozinha alinha os eixos das vias aéreas. Quando o occipital é deslocado excessivamente, a exposição da glote pode ser dificultada. Em recém-nascidos, é útil que um assistente pressione os ombros sobre a maca com a cabeça ligeiramente estendida. Alguns adotaram a prática de colocar uma toalha enrolada sob os ombros de recém-nascidos para facilitar a intubação traqueal. Essa técnica é uma grande desvantagem quando o laringoscopista está em pé, mas pode ser uma vantagem quando ele estiver sentado.

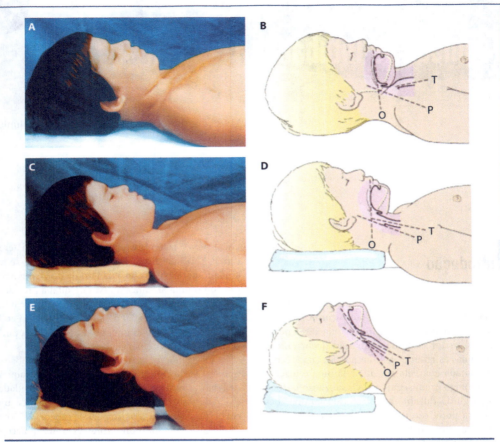

Figura 7.1. Posicionamento correto para ventilação e intubação traqueal. Com um paciente plano na maca. A: os eixos orais (O), faríngeos (P) e traqueais (T) passam por três planos divergentes; B: um coxim sob o occipital da cabeça; C: alinha os eixos faríngeos (P) e traqueais (T); D: a extensão da articulação atlanto-occipital; E: resulta no alinhamento dos eixos orais (O), faríngeos (P) e traqueais (T) (F). Fonte: Adaptado de www.expertconsultbook.com.

A validade da teoria dos três eixos (alinhamento da boca, orofaringe e traqueia) para descrever a posição de intubação ideal em adultos tem sido questionada. Alguns autores questionam a noção de que elevar o occipital melhora as condições para a visualização da entrada da laringe com base em evidências tanto da ressonância magnética quanto da investigação clínica. Nenhum estudo comparável foi realizado em crianças. Uma investigação de 456 adultos utilizados como seus próprios controles descobriu que a extensão do pescoço sozinha era adequada para a visualização da laringe na maioria dos adultos. No entanto, para pacientes obesos ou com extensão limitada do pescoço, não foi determinada uma posição ideal para intubação traqueal. Outros argumentaram em favor da superioridade da posição de cheirar, mas com suporte variável da teoria dos três eixos. Mesmo que as traqueias de apenas alguns pacientes sejam intubadas mais facilmente quando colocadas na posição de cheirar em comparação com apenas a extensão da cabeça, a aplicação de rotina da posição de cheirar parece permanecer a melhor prática clínica.

A laringoscopia pode ser realizada enquanto a criança está acordada, anestesiada, respirando espontaneamente, ou com uma combinação de anestesia e bloqueio neuromuscular. A maioria das intubações traqueais em crianças que estão acordadas é realizada em recém-nascidos, uma abordagem que geralmente não é viável ou suportável em crianças mais velhas e não cooperativas. A intubação desperta no recém-nascido geralmente é bem tolerada e, se realizada delicadamente, não está associada a alterações hemodinâmicas significativas. No entanto, os dados sugerem que mesmo o pré-termo e o termo completo são mais bem gerenciados com sedação e paralisia, de modo a minimizar as respostas hemodinâmicas adversas.

Paciente Vítima de Trauma

Para intubar um paciente traumatizado com suspeita de trauma de coluna cervical, o colar cervical pode ser removido por um assistente que fornece imobilização em linha. A remoção da parte anterior do colar cervical enquanto se mantém a imobilização da coluna cervical em linha é aceitável e pode causar menos movimento da coluna cervical do que a imobilização do colarinho cervical durante a laringoscopia para intubação endotraqueal (para mais detalhes, ver capítulo específico).

Laringoscopia Bimanual

Com o posicionamento correto e a laringoscopia adequada, as cordas vocais e glote são facilmente identificadas. Caso não visualizadas, a manipulação laríngea externa pode melhorar a visão.
- Enquanto o laringoscópio é segurado com a mão esquerda, a mão direita pressiona a laringe posteriormente;
- Quando a visão da glote é obtida, o laringoscopista deve solicitar que o assistente coloque os dedos no exato mesmo local para manter a boa visualização da glote.

A laringoscopia bimanual pode ajudar na visualização em condições não ideais.

Alternativamente, a pressão pode ser aplicada pelo médico assistente, embora não seja o ideal para otimizar a visualização da glote como a laringoscopia bimanual (**Figura 7.2**).

Pressão sobre a Cartilagem Cricoide

A pressão cricoide gentil, aplicada na região anterior do pescoço, na cartilagem cricoide, pode melhorar a visualização da glote em lactentes devido à posição anterior da glote. Deve ser realizada após a administração do sedativo e quando o paciente estiver inconsciente. Se a pressão cricoide piorar a visualização, deve ser imediatamente descontinuada e tentada a laringoscopia bimanual. Como a laringoscopia bimanual pode melhorar a visualização da glote, prefere-se usar essa técnica no lugar da pressão cricoide durante a laringoscopia (**Figura 7.3**).

Seleção da Lâmina do Laringoscópio

A lâmina reta geralmente é mais adequada para uso em lactentes e crianças pequenas do que a lâmina curva, porque eleva melhor a base da língua para expor a abertura glótica. As lâminas curvas são satisfatórias em crianças maiores. O tamanho da lâmina escolhida depende da idade e da massa corporal da criança e da preferência do operador (**Tabela 7.1** e **Figura 7.4**).

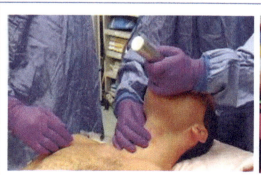
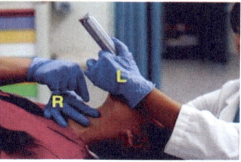

Figura 7.2. Laringoscopia bimanual com um operador à esquerda (E) e dois operadores à direita (D). Fonte: adaptado de www.academiclifeinem.com.

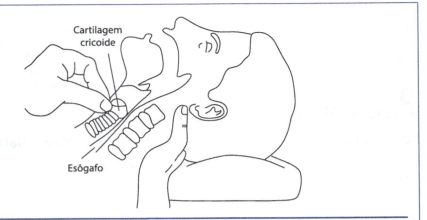

Figura 7.3. Pressão na cartilagem cricoide. Fonte: adaptado de http://bodyanatomy.info/cricoid-cartilage-what-is-it-what-is-it-made-of-location-anatomy-clinical-significance/

Tabela 7.1. Lâminas utilizadas para intubação traqueal em pediatria

Tamanho da lâmina			
Idade	Miller	Wis-Hipple	McIntosh
Prematuro	0	-	-
Recém-nascido	0	-	-
Lactente	1	-	-
Pré-escolar	-	1,5	1 ou 2
Escolar	2	-	2
> 10 anos	2 ou 3	-	3

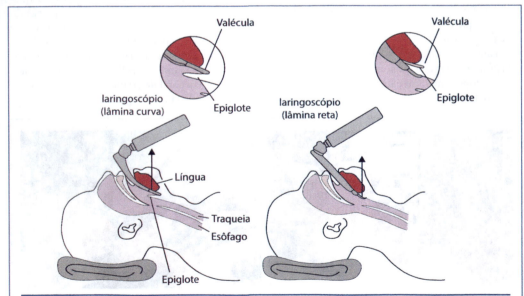

Figura 7.4. Diferença na laringoscopia com lâmina curva (à esquerda) e reta (à direita). Fonte: www.medscape.com.

Tubos Traqueais

A seleção de um tubo traqueal (TT) de tamanho adequado depende das características individuais da criança. O único requisito para um fabricante é a padronização do diâmetro interno do TT. O diâmetro externo pode variar, dependendo do material a partir do qual o TT é construído e do seu fabricante. Essa diversidade de diâmetro externo impõe a necessidade de verificar o tamanho do TT adequado, que pode ser escolhido com base na idade e no peso do paciente (**Tabela 7.2**).

Escolhido o TT, outros TTs de tamanho acima e abaixo do tamanho selecionado devem estar disponíveis devido à variabilidade da anatomia do paciente. O uso do diâmetro da falange terminal do segundo ou quinto dígito não é confiável. Crianças com síndrome de Down geralmente exigem um TT menor do que o esperado. Após a intubação traqueal com TT e a estabilização da criança, se não houver escape de ar ao redor do tubo com pressão do balonete abaixo de 20 a 25 cm H_2O de pressão de isuflação máxima (intubação a curto prazo, talvez até 35 cm H_2O), de pressão de insuflação máxima, o TT deve ser trocado por um de tamanho imediatamente inferior. Um escape de ar a essa pressão é recomendado porque se acredita que se aproxima da pressão capilar da mucosa traqueal adulta. Se a pressão da parede lateral exceder essa quantidade, pode ocorrer dano isquêmico à mucosa subglótica. Esteja ciente, no entanto, de que, se uma criança é intubada sem o auxílio de relaxantes musculares, o laringoespasmo ao redor do TT pode impedir qualquer escape de ar e imitar um TT bem ajustado. Quando a anestesia for aprofundada, um escape de ar pode se tornar evidente. As mudanças na posição da cabeça também podem aumentar ou reduzir o escape. Essas manobras são importantes para se fazer o diagnóstico ocasional de estenose subglótica não diagnosticada.

Tabela 7.2. Tubos traqueais utilizados em pediatria

Idade	Tamanho (mm)
Prematuro	
< 1000 g	2,0 – 2,5
1000-2500 g	2,5 – 3,0
Termo até 6 meses	3,0 – 3,5
6 meses até 1 ano	3,5 – 4,0
1 a 2 anos	4,0 – 5,0
> 2 anos	(idade em anos + 16)/4*

*TT sem balonete - reduzir 0,5 mm quando com balonete.

O ensino tradicional defendeu o uso de TTs sem balonetes para crianças com menos de 8 anos, porque um TT sem balonete com escape de ar exerce pressão mínima sobre a superfície interna da cartilagem cricoide e, portanto, representa um risco potencialmente menor de edema pós-extubação. Um TT sem balonete também permite a inserção de um tubo de diâmetro maior, resultando em menor resistência das vias aéreas. No entanto, recentemente, tanto os dados clínicos como a prática clínica desafiaram esses pressupostos. Há uma série de estudos que não conseguiram demonstrar diferenças na incidência de complicações posteriores à intubação entre crianças que receberam TT com ou sem balonete. Outros estudos não comparativos e descritivos relatam uma baixa taxa de complicações para crianças anestesiadas intubadas com TT com balonete. As vantagens alegadas dos TTs com balonete incluem uma diminuição da necessidade de laringoscopia e intubação repetidas para colocar o tubo adequadamente ajustado, pressão subglótica reduzida, menor risco de aspiração, maior capacidade de medir com precisão as funções sofisticadas de uma unidade de terapia intensiva pediátrica e de ventiladores de anestesia atualizados, capacidade absoluta de fornecer altas pressões nas vias aéreas em crianças com doença pulmonar restritiva grave e capacidade de controlar a pressão do balonete em crianças que necessitam de intubação a longo prazo e, portanto, podem ter mudanças na pressão inspiratória máxima necessária para fornecer ventilação adequada.

Uma desvantagem de tubos com balonete é a maior variabilidade no diâmetro externo funcional em comparação com tubos sem balonete devido a diferenças na forma, no tamanho e nas características de insuflação do balonete. Em geral, se um TT com balonete for inserido, um TT com um diâmetro menor deve ser selecionado para compensar o espaço ocupado pelo balonete. Um estudo encontrou uma taxa de 99% de seleção adequada do tamanho de TT com balonete desde neonatos a termo até crianças com 8 anos de idade usando a seguinte fórmula: DI (**diâmetro em mm) = idade/4 + 3**.

Para superar as falhas dos muitos TT com balonete pediátrico disponíveis, o Microcuff ETT (Microcuff; PET; I-MPEDC, Microcuff GmbH, Weinheim, Alemanha, Kimberly-Clark, EUA) foi projetado com um balonete de alto volume/baixa pressão que é localizado mais distalmente ao longo do eixo do TT para melhor se adaptar à anatomia pediátrica. O balonete de poliuretano ultrafino (10 µm) permite a vedação traqueal com baixas pressões e fornece um contato superficial uniforme e completo com a formação mínima de dobras no balonete. A uma pressão de insuflação de 20 cm H_2O, os balonetes apresentam uma área transversal de aproximadamente 150% da área de secção transversal máxima do diâmetro interno da traqueia. Desinsuflado, o balonete acresce apenas uma quantidade mínima ao diâmetro externo do tubo traqueal. Os balonetes encurtados e a eliminação de um olho de Murphy permitem uma posição mais distal da borda superior do balonete, reduzindo assim o risco de a pressão ser aplicada ao anel cricoide e à mucosa adjacente. A localização do balonete no eixo do tubo ajuda a garantir a colocação do mesmo abaixo da subglote, talvez com a vantagem de menor risco de intubação endobrônquica ou de posição do manguito intralaríngeo. Uma marca anatômica na superfície do tubo ajuda a orientar a colocação correta (**Figura 7.5**).

Um estudo desse novo TT especialmente projetado para crianças usou as seguintes diretrizes para selecionar tamanhos de TT com balonete:
- Para crianças ≥ 2 anos: ID = idade em anos/4 + 3,5;
- Para crianças de 1 a 2 anos de idade = 3,5 mm;
- Para neonatos ≤ 3 kg e lactentes ≤ 1 ano = 3,0 mm.

Esses pesquisadores descobriram que o uso dessas fórmulas resultou na necessidade de reintubação para mudar o tamanho do tubo em apenas 1,6% das crianças (6/500). A incidência de laringite pós-extubação foi de 0,4% (2/500 crianças). Um estudo mais recente do mesmo grupo propôs o uso de tamanhos maiores de tubos; no entanto, esse estudo encontrou uma incidência ligeiramente maior de reintubação (2,6%, 9/350) e uma maior incidência de laringite pós-extubação (0,9%, 3/350) do que na pesquisa anterior. A segurança e a eficácia desse novo TT em lactentes e crianças ainda não foram determinadas em estudos em crianças com poder adequado para comparar as taxas de complicações de TTs padrão com esse novo design. No entanto, o custo adicional no presente (quase três vezes o dos TT padrão) parece limitar o uso deles em crianças em que se prevê intubação endotraqueal prolongada. Outra preocupação é que, à medida que aquecem, eles se

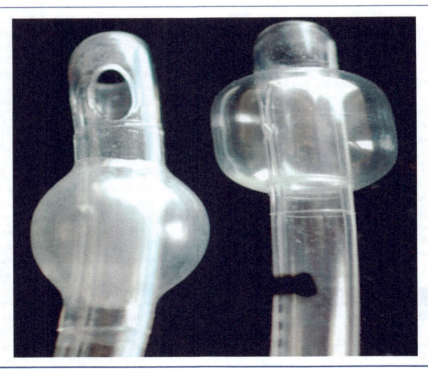

Figura 7.5. O tubo endotraqueal Microcuff (Microcuff; PET; I MPEDC, Microcuff GmbH, Weinheim, Alemanha) foi projetado com um balonete ultrafino de poliuretano (10 μm) de alto volume/baixa pressão que melhorou a posição ao longo do eixo do tubo para melhor acomodar a anatomia pediátrica (direita). Em contraste com os tubos endotraqueais com balonete pediátrico mais tradicionais (à esquerda), a eliminação de um olho de Murphy permite uma posição mais distal da borda superior do balonete. Fonte: Adaptado de www.expertconsultbook.com.

tornam muito macios. Como consequência, a torção é uma preocupação que ainda não foi investigada adequadamente.

Em regra, se for escolhido um TT com balonete, a insuflação deve ser ajustada para fornecer uma vedação com a pressão mais baixa possível necessária para garantir ventilação adequada e deve ser de 20 a 25 cm H_2O de pico de pressão inspiratória para minimizar o risco de laringite pós-extubação. O escape de ar deve ser reavaliado durante o procedimento anestésico se o óxido nitroso for usado, porque o gás pode se difundir no balonete, produzindo uma pressão excessiva da mucosa traqueal. Em particular, o balonete de tubo de poliuretano ultrafino Microcuff mostrou ter uma maior permeabilidade ao óxido nitroso do que os balonetes convencionais de polivinil e, portanto, um aumento mais rápido na pressão do balonete. Recomenda-se rotineiramente a verificação da pressão do balonete ou o preenchimento do balonete com óxido nitroso. Foi descrita uma válvula de alívio de pressão que pode ser conectada ao balão piloto de um TT com balonete para limitar as pressões do manguito para 20 cm H_2O quando o N_2O é usado.

Distância de Inserção do Tubo Endotraqueal

O comprimento da traqueia (cordas vocais até a carina) em neonatos e crianças até 1 ano de idade varia de 5 a 9 cm. Na maioria dos lactentes de 3 meses a 1 ano de idade, se a marca de 10 cm do TT é fixada nos lábios, a ponta do tubo fica acima da carina. Em recém-nascidos prematuros e a termo, a distância é menor. Em crianças de 2 anos de idade, 12 cm geralmente é a marca apropriada. Uma maneira fácil de lembrar esses comprimentos é de 10 para um recém-nascido, 11 para 1 ano de idade e 12 para uma criança de 2 anos. Após 2 anos de idade, o comprimento correto de inserção (em centímetros) para intubação oral pode ser aproximado por fórmulas baseadas em idade ou peso (**Tabela 7.3**).

Fórmulas

Alguns neonatologistas sugerem marcadores anatômicos para escolher a distância apropriada de inserção do tubo em neonatos. Uma vantagem das medidas anatômicas é que o peso do neonato

Tabela 7.3. Distância para inserção de um tubo endotraqueal oral por idade do paciente

Idade	Distância (cm)
Prematuro < 1000 g	6
Prematuro < 2000 g	7-9
Recém-nascido a termo	10
1 ano	11
2 anos	12
6 anos	15
10 anos	17
16 anos	18
20 anos	20

pode não estar disponível imediatamente após o nascimento ou em recém-nascidos doentes que se apresentam ao serviço de urgência com comprometimento respiratório ou cardíaco. Um estudo que usou radiografias de tórax para avaliar a posição final do TT revelou que o comprimento do pé do neonato era tão preciso quanto as fórmulas baseadas em peso para determinar a distância de inserção para um tubo nasotraqueal (taxa 44% *vs.* 56% de posicionamento ótimo e 83% *vs.* 72% de colocação satisfatória). Outro estudo sugeriu que o comprimento do trago nasal (a base do septo nasal na ponta do trago) ou o comprimento do esterno (o entalhe supraesternal até a ponta do processo xifoide) predizem a distância de inserção de TT. Qualquer distância acrescida de 1 cm estimou com precisão a distância de inserção do tubo orotraqueal; e qualquer distância mais 2 cm estimou com precisão a distância de inserção do tubo nasotraqueal. Ambas as medidas se compararam favoravelmente com as fórmulas baseadas no peso do paciente.

Depois que o TT é inserido e a primeira tira de fita adesiva é aplicada para protegê-lo, deve-se observar a simetria da expansão do tórax e auscultar os sons da respiração em igualdade nas axilas e ápices (não na parede torácica anterior). Um monitor de CO_2 (capnógrafo) confirma o posicionamento intratraqueal, mas não confirma que a ponta do tubo traqueal não esteja em posição endobrônquica (intubação seletiva). A umidade visível nas paredes do tubo traqueal durante a expiração também confirma a posição traqueal, mas a umidade pode não ser visível em lactentes mais jovens. Também é importante auscultar o estômago e observar a oximetria ou cianose. Uma vez que a posição satisfatória é alcançada, procede-se ao término da fixação segura do TT. Observa-se uma série de crianças cujo TT se deslocou para um brônquio do tronco principal após a posição correta inicial durante o reposicionamento para um procedimento. Isso se manifesta como uma diminuição ligeira mas persistente da saturação de oxigênio (por exemplo, mudando de 98% para uma faixa de 90% a 92%). Vários estudos demonstraram que simplesmente a flexão ou a extensão do pescoço movem o TT o suficiente para causar intubação endobrônquica seletiva ou saída do tubo da traqueia. Quando se observa uma pequena mas persistente alteração na saturação de oxigênio, em vez de aumentar a concentração inspirada de oxigênio (FiO_2), primeiro é preciso investigar a causa e reavaliar a posição do TT (**Figura 7.6**).

Complicações da Intubação Traqueal

- **Laringite pós-extubação:** A laringite perioperatória pós-extubação ocorre em 0,1% a 1% das crianças. Os fatores associados ao risco de laringite incluem um TT com diâmetro externo grande para a via aérea da criança (sem escape com pressão de 25 cm H_2O ou resistência no momento da inserção), mudanças na posição durante o procedimento, tentativas repetidas de intubação, intubação traumática, idade entre 1 e 4 anos, duração da cirurgia maior que 1 hora, tosse no TT e história prévia de laringite. O tratamento da laringite pós-extubação consiste em epinefrina nebulizada e dexametasona. O raciocínio para esses tratamentos baseia-se principalmente na experiência com o tratamento de laringite infecciosa em crianças. Estudos sobre o efeito da dexametasona administrada antes da extubação em crianças que tiveram intubação prolongada são contraditórios: **alguns apoiam o uso de dexametasona para reduzir o estridor e outros não**. A metilprednisolona administrada por via intramuscular para a mesma indicação foi relatada como reduzindo o estridor pós-intubação.
- **Estenose laringotraqueal (subglótica):** Noventa por cento das estenoses subglóticas adquiridas são o resultado da intubação endotraqueal, particularmente a intubação prolongada. Os recém-nascidos prematuros e neonatos podem ter uma

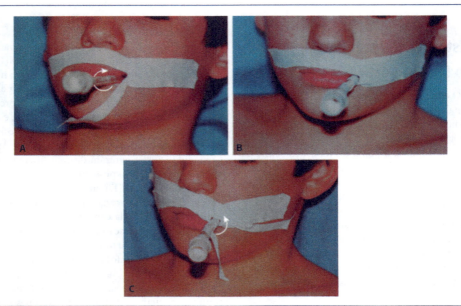

Figura 7.6. Um exemplo de alternativa de fixação de tubo traqueal. Após a inserção do tubo endotraqueal oral e exame da posição adequada, a área entre o nariz e lábio superior e ambas as faces devem ser adequadamente limpas. A: Depois que a pele estiver seca, a fita que foi dividida no meio é aplicada na bochecha e o tubo endotraqueal é colocado na divisão da fita dividida. B: Metade é envolvida circunferencialmente em torno do tubo e a outra metade é aplicada no espaço acima do lábio superior. C: Um segundo pedaço de fita é aplicado de modo semelhante na direção oposta. Um tubo endotraqueal nasal também pode ser protegido com essa técnica. Fonte: Adaptado de www.expertconsultbook.com.

incidência reduzida após intubação prolongada por causa da imaturidade relativa da cartilagem cricoide. Nessa idade, a estrutura da cartilagem é hipercelular e a matriz possui um grande teor de fluido, tornando as estruturas mais resistentes e menos suscetíveis à lesão isquêmica. A patogênese da estenose subglótica adquirida resulta da lesão isquêmica secundária à pressão da parede lateral do TT. A isquemia resulta em edema, necrose e ulcerações da mucosa. A infecção secundária resulta na exposição da cartilagem. Dentro de 48 horas, o tecido de granulação começa a se formar dentro dessas ulcerações. Em última análise, forma um tecido cicatricial, resultando em estreitamento da via aérea. Os espécimes obtidos com ressecção cricotraqueal parcial em crianças apresentaram cicatrização severa e esclerótica com metaplasia escamosa do epitélio, perda de glândulas e fibras do manto elástico (túnica elastica) e dilatação das glândulas remanescentes com formação de cistos. Além disso, a cartilagem cricoide foi afetada nos lados interno e externo, com perda irreversível do pericôndrio no interior e reabsorção por macrófagos de cartilagem em ambos os lados (**Figura 7.7**).

Os fatores que predispõem à estenose subglótica são: intubação com TT muito grande para o diâmetro da traqueia, traumatismo laríngeo (intubação traumática, inalação química ou térmica, trauma externo, trauma cirúrgico, refluxo gástrico), intubação prolongada (particularmente > 25 dias), intubação repetida, sepse e infecção, doença crônica e doença inflamatória crônica.

Intubação Nasotraqueal

A intubação nasotraqueal pode ser realizada em pacientes submetidos a cirurgias bucomaxilofaciais, procedimentos dentários ou quando a intubação orotraqueal não é viável (p. ex., pacientes com abertura limitada da boca). A intubação nasotraqueal costumava ser a via preferida para a intubação prolongada em unidades de cuidados intensivos, mas os danos nasais, sinusite e abscessos locais limitaram seu uso. Devido à necessidade de tubos mais longos e mais estreitos para a via nasal, a higiene pulmonar é mais difícil e a resistência das vias aéreas é maior.

Outras indicações da intubação nasotraqueal incluem garantir a via aérea em pacientes com possível instabilidade da coluna cervical ou doença degenerativa da medula cervical (usando técnica de intubação com fibra óptica), pacientes com

tumores na cavidade oral, anormalidades estruturais e pacientes com abertura limitada da boca (p. ex., trismo).

Contraindicações da Intubação Nasotraqueal

- Absolutas
  - Epiglotite;
  - Coagulopatia;
  - Suspeita de fratura da base do crânio;
  - Apneia ou falência respiratória iminente.
- Relativas
  - Pólipos nasais;
  - Suspeita de corpo estranho intranasal;
  - Cirurgia nasal recente;
  - Infecção ou hematoma em região cervical;
  - Histórico de epistaxe frequente;
  - Próteses de valvas cardíacas (risco de bacteremia).

Preparo na Intubação Nasotraqueal

O preparo inicial deve ser o mesmo da intubação traqueal. Entretanto, alguns processos são específicos:

- **Preparando a narina:** lubrificantes e vasoconstritores são comumente aplicados nas narinas antes da introdução do TT. Vários vasoconstritores estão disponíveis. A aplicação de geleia de lidocaína ou lubrificante solúvel em água permite uma introdução mais suave, bem como uma melhor transferência de rotação ao longo do comprimento do tubo endotraqueal durante a manipulação direcional.
- **Usando o fibroscópio de fibra óptica:** se for realizar a intubação no paciente acordado, a intubação com fibroscópio de fibra óptica é necessária. Prepare as narinas do paciente como descrito acima. Além disso, em pacientes acordados ou sedados, a anestesia tópica para a laringe e a faringe do paciente também é necessária. Isso pode ser realizado por uma série de técnicas, como a aplicação transoral de um agente anestésico local ou o uso de bloqueio do nervo laríngeo superior com lidocaína a 4% administrado transtraquealmente ou pulverizado pelo lúmen do fibroscópio. A anestesia tópica incompleta não só causa desconforto no paciente como torna o procedimento mais difícil, podendo levar à morbidade do paciente. Um medicamento antissialagogo pode ser administrado (p. ex., glicopirrolato 0,2-0,3 mg IV) para melhorar a visualização.

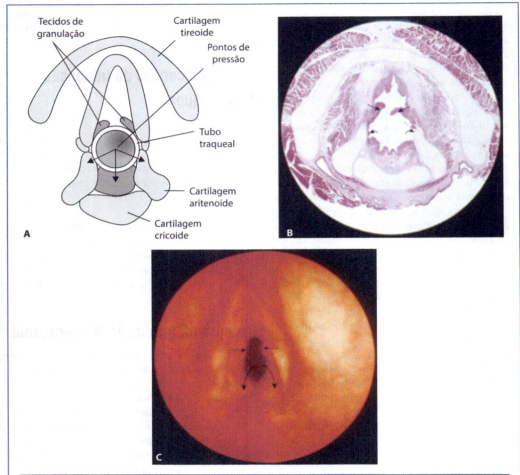

Figura 7.7. A patogênese das lesões por intubação. A: Esquema de uma seção transversal através da glote. A necrose de pressão causa ulcerações nos processos vocais das aritenoides com cartilagem exposta; B: seção transversal da glote nesse mesmo nível. As setas retas indicam as abas do tecido de granulação e as setas curvas, a ausência de mucosa e ulcerações com cartilagem exposta nos processos vocais das aritenoides; C: lesão de intubação em uma criança de 2 meses de idade. As setas retas indicam o tecido de granulação e as setas curvas indicam a área das ulcerações (área branca). A área mais grave de lesão geralmente está no nível da cartilagem cricoide, resultando em estenose subglótica. Fonte: Reproduzido com permissão de Holinger LD, Lusk RP, Green CG. Pediatric Laryngology and Bronchoesofagology. Philadelphia: Lippincott Raven, 1997.

Equipamentos

Além dos equipamentos já mencionados para a intubação convencional (orotraqueal), há alguns equipamentos específicos para a intubação nasotraqueal:
- Tubo traqueal nasal (na falta deste, pode ser usado o TT convencional) (**Figura 7.8**);
- Fórceps de Magill (**Figura 7.9**).

Técnica da Intubação Nasotraqueal

Estabeleça a permeabilidade da narina com um mandril nasal bem lubrificado (anestesia local já aplicada) (**Figura 7.10**).

Insira um tubo nasotraqueal bem lubrificado com manguito totalmente desinsuflado através de uma narina patente e lubrificada em um ângulo reto ao rosto. Sentir alguma resistência é comum,

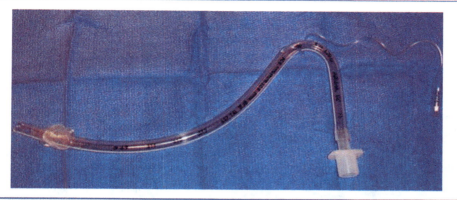

Figura 7.8. Tubo nasotraqueal de Rae. Fonte: www.emedicine.medscape.com.

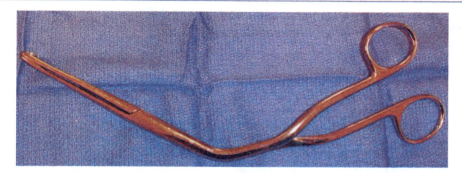

Figura 7.9. Fórceps de Magill. Fonte: www.emedicine.medscape.com.

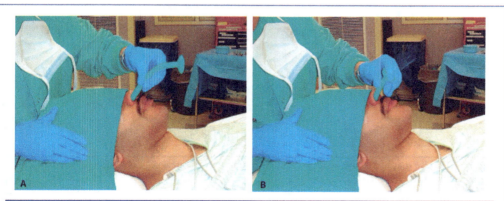

Figura 7.10. Estabelecendo a permeabilidade da via aérea com um mandril. A: Inserir o mandril em ângulo perpendicular. B: Conferindo a permeabilidade da via aérea. Fonte: https://emedicine.medscape.com/article/1663655-technique.

principalmente devido à aritenoide do lado direito. Isso geralmente é superado com ligeira rotação do tubo no sentido anti-horário. Uma vez que o tubo está além da nasofaringe, introduzir o laringoscópio na cavidade oral e avançar o tubo sob visão direta (**Figura 7.11**).

Às vezes, para evitar rasgar o balonete do TT com a pinça convencional, as pinças Magill são necessárias para guiar o tubo pelas cordas vocais. Se esse for o caso, um assistente avança o tubo (**Figura 7.12**).

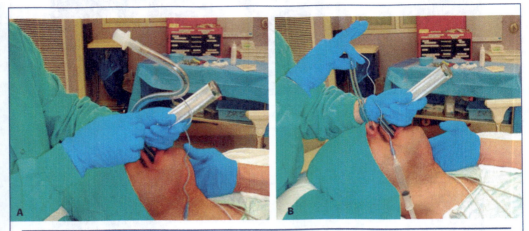

Figura 7.11. Introdução do tubo nasotraqueal. A: Introduzindo o tubo nasotraqueal perpendicularmente. B: Acompanhar o trajeto sob laringoscopia direta. Fonte: https://emedicine.medscape.com/article/1663655-technique.

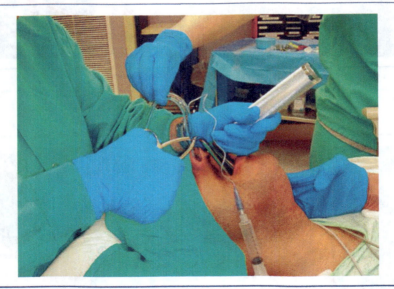

Figura 7.12. Uso da pinça Magill para introduzir o tubo nasotraqueal com o auxílio de um assistente. Fonte: www.emedicine.medscape.com.

Referências Bibliográficas

1. Fiadjoe JE, Nishisaki A, Jagannathan N, et al. Airway management complications in children with difficult tracheal intubation from the Pediatric Difficult Intubation (PeDI) registry: a prospective cohort analysis. Lancet Respir Med 2016;4(1):37-48.

2. Tarquinio KM, Howell JD, Montgomery V, et al. Current medication practice and tracheal intubation safety outcomes from a prospective multicenter observational cohort study. Pediatr Crit Care Med 2015;16(3):210-8.

3. Aouad MT, Yazbeck-Karam VG, Mallat CE, et al. The effect of adjuvant drugs on the quality of tracheal intubation without muscle relaxants in children: a systematic review of randomized trials. Paediatr Anaesth 2012;22(7):616-26.

4. Donoghue A, Ades A, Nishisaki A, et al. Assessment of technique during pediatric direct laryngoscopy and tracheal intubation: a simulation-based study. Pediatr Emerg Care 2013;29(4):440-6.

5. Shi F, Xiao Y, Xiong W, et al. Cuffed versus uncuffed endotracheal tubes in children: a meta-analysis. J Anesth 2016;30(1):3-11.

6. Ellis DY, Harris T, Zideman D. Cricoid pressure in emergency department rapid sequence tracheal intubations: a risk-benefit analysis. Ann Emerg Med 2007;50(6):653-65.

7. Chambers D, Paulden M, Paton F, et al. Sugammadex for reversal of neuromuscular block after rapid sequence intubation: a systematic review and economic assessment. Br J Anaesth 2010;105(5):568-75.

Sequência Rápida de Intubação

8

José Colleti Junior

Introdução

Stept e Safar introduziram o conceito de sequência rápida de intubação (SRI) em 1970, depois que Snow e Nunn descobriram que a causa mais comum de mortes relacionadas à anestesia em 1958 era devido a aspiração broncopulmonar. O benefício observado com a SRI na redução do risco de aspiração, em pacientes de alto risco, fez com que ela se tornasse o padrão na intubação traqueal.

Definição

A SRI é um processo sequencial de preparação, sedação e paralisia para facilitar a intubação traqueal segura na emergência, idealmente sem uso de pressão positiva, visto que o paciente está potencialmente com o estômago cheio, aumentando o risco de aspiração do conteúdo gástrico. A sedação e a paralisia farmacológicas são realizadas em rápida sucessão para efetivar a laringoscopia e intubação traqueal, minimizando os riscos de bradicardia, aumento de pressão intracraniana e abolindo os reflexos de tosse e vômito.

Fora do centro cirúrgico, a SRI é o método preferido para intubação de pacientes que têm diferentes níveis de consciência e presume-se que estão com o estômago cheio.

Indicações

A SRI fornece condições ideais para intubação na emergência. Recomendamos que os médicos treinados em intubação traqueal usem a SRI para a maioria das crianças que necessitam de intubação na emergência e que **não estejam em parada cardíaca ou profundamente comatosas**. A SRI é recomendado porque é mais efetiva e mais segura do que a intubação traqueal sem sedação e paralisia para pacientes com diferentes níveis de consciência, reflexos ativos de proteção respiratória e/ou estômago cheio. Além disso, reduz os efeitos adversos da laringoscopia e da passagem do tubo traqueal (**Tabela 8.1**).

É necessária uma abordagem simples e sistemática para a preparação e a execução do procedimento. Na maioria das situações a SRI, desde a tomada da decisão até a intubação bem-sucedida, é realizada em menos de 10 minutos.

Tabela 8.1. Efeitos adversos da laringoscopia e passagem do tubo traqueal

Respiratórias	Cardiovasculares	Outras
Apneia	Bradicardia	Náusea
Tosse	Taquicardia	Vômito
Laringoespasmo	↑ Pressão Arterial Sistêmica	
Broncoespasmo	↑ Pressão Intraocular	
	↑ Pressão Intracraniana	

Não há contraindicações absolutas para a realização da SRI. No entanto, como a sedação e a paralisia eliminam os reflexos protetores das vias aéreas e a respiração espontânea, a SRI deve ser modificada para o paciente cuja ventilação com bolsa-valva-máscara (BVM) e intubação traqueal possam ser mais difíceis. A SRI deve ser abordada com cautela em um paciente cuja via aérea suspeita-se ser difícil. Se houver essa suspeita, recomenda-se uma técnica de intubação traqueal com o paciente acordado ou o uso de dispositivos auxiliares para vias aéreas (por exemplo: intubação com fibra óptica). Deve haver um plano alternativo para esses pacientes, que pode envolver alternativas como dispositivos especiais para as vias aéreas, assistência de subespecialistas (anestesiologistas, otorrinolaringologistas ou intensivistas) e/ou intubação traqueal com sedação, mas sem paralisia.

As etapas da SRI pediátrica apresentam sete diferentes etapas, cada uma delas igualmente importantes ("7 **Ps**"):

- **P**reparação;
- **P**ré-oxigenação;
- **P**ré-tratamento;
- **P**aralisia com indução;
- **P**roteção;
- **P**osicionamento e verificação do tubo traqueal;
- **P**ós-intubação.

Preparação

Na fase de preparação da SRI, um plano para intubação traqueal com base na condição clínica do paciente deve ser rapidamente elaborado. As diferenças anatômicas em crianças, descritas em capítulo anterior, devem ser consideradas. Os centros mais bem organizados dispõem de um *checklist* personalizado com itens que incluem a avaliação do paciente, o equipamento necessário e os medicamentos, como modo de reduzir a ocorrência de erros durante a SRI. Uma revisão rápida de aspectos-chave da história da criança, bem como um exame físico direcionado, ajuda a identificar condições que afetam as escolhas dos medicamentos para o pré-tratamento, sedação, paralisia e gerenciamento na pós-intubação, bem como um plano de contingência em caso de falha na intubação traqueal. Além disso, os equipamentos para monitoramento e gerenciamento de vias aéreas devem estar disponíveis e sua função verificada.

Uma revisão rápida dos principais aspectos da história da criança, bem como um exame físico direcionado, deve identificar as seguintes condições:

- Condições favoráveis ou atuais que podem ser afetadas negativamente por medicamentos ou manipulação das vias aéreas (particularmente comprometimento cardiovascular, aumento da pressão intracraniana (ICP), broncoespasmo e, se o uso de succinilcolina estiver planejado, a presença de contraindicações conforme listado a seguir).
- Características clínicas que podem dificultar a ventilação por BMV, a laringoscopia e/ou a intubação traqueal.
- **História dirigida:** A seguinte informação histórica é útil para selecionar medicamentos para a SRI, bem como antecipar possíveis dificuldades com a via aérea ou a ventilação:
  a. História pregressa de intubação traqueal difícil;
  b. História pregressa de efeitos adversos com anestesia;
  c. Se for utilizar succinilcolina, as contraindicações absolutas são: miopatia crônica (distrofia muscular de Duchenne ou de Becher), doença neuromuscular desmielinizante; período até 48 horas após queimaduras, traumas múltiplos ou lesão aguda do sistema nervoso (acidente vascular cerebral, lesão da medula espinhal), acidente por esmagamento com rabdomiólise extensa, história prévia de hipertermia maligna no paciente ou familiar, hipercalemia relevante (com alterações eletrocardiográficas);
  d. Histórico de asma: a laringoscopia pode precipitar broncoespasmo em crianças asmáticas, que podem ser difíceis de ventilar;
  e. Respiração ruidosa, roncos durante o sono: história sugestiva de obstrução parcial de vias aéreas superiores (hipertrofia de adenoides, amigdalas, língua);
  f. Alergias a medicamentos.
- **Exame físico:** determinadas condições clínicas influenciarão a escolha dos medicamentos.
  - Instabilidade hemodinâmica sugerida por taquicardia, má perfusão periférica ou hipotensão;
  - Aumento da pressão intracraniana, incluindo estado mental alterado ou sinais neurológicos focais;
  - Broncoespasmo;
  - Epilepsia;
  - Qualquer condição que seja uma contraindicação ao uso de succinilcolina.
- **Antevendo uma via aérea difícil:** dificuldades para ventilar com BVM ou laringoscopia e

intubação difícil podem ocorrer em crianças com certas características físicas:

- Rouquidão, estridor, salivação ou uma posição vertical de conforto (posição "tripé" ou de "cheirar") indicam a presença de obstrução das vias aéreas superiores;
- Uma criança com um occipital proeminente ou uma cabeça deformada pode ser difícil de posicionar adequadamente para ventilar com BVM ou para se realizar laringoscopia;
- Anomalias faciais, queimaduras ou outros traumatismos podem dificultar a obtenção de uma interface adequada para ventilar com BVM;
- Boca pequena, palato anormal, língua grande ou mandíbula pequena sugerem que a laringoscopia será difícil devido à diminuição do espaço dentro da cavidade oral e da mandíbula;
- Pescoço curto ou baixa mobilidade do pescoço (anomalia congênita, imobilização da coluna cervical) podem interferir no posicionamento da cabeça e do pescoço.

  Plano de intubação:

- Os medicamentos para pré-tratamento, sedação, paralisia e administração na pós-intubação devem ter as doses baseadas em peso ou comprimento, as doses verificadas e as seringas cuidadosamente rotuladas;
- Um plano de contingência para a falha de intubação deve ser delineado quando uma via aérea difícil é antecipada. O equipamento especializado deve estar imediatamente disponível (ver capítulo específico de via aérea difícil);
- As funções devem ser claramente atribuídas a cada provedor de cuidados de saúde, incluindo um assistente e alguém para manter manipulação laríngea externa ou, em crianças pequenas, pressão cricoide.

  Equipamentos e monitoração:

- Nenhum medicamento deve ser administrado até que todo o pessoal e equipamento necessários estejam presentes e preparados. O equipamento e o monitoramento necessários na SRI são os mesmos que para qualquer paciente que exija o gerenciamento avançado das vias aéreas (vide capítulo específico):
- Monitor de saturação de oxigênio, frequência cardíaca, frequência respiratória, pressão arterial e detecção de dióxido de carbono expirado (EtCO);
- Pelo menos um, preferencialmente dois acessos intravenosos;
- Sucção testada e em funcionamento e equipamento de via aérea.

Pré-oxigenação

A pré-oxigenação com 100% de oxigênio inspirado deve começar o mais rapidamente possível, assim que a necessidade de intubação endotraqueal se torna evidente:

- Pacientes respirando espontaneamente – aplicar máscara não reinalante por, no mínimo, 3 minutos. Não aplicar pressão positiva com BVM para evitar distensão do estômago e possível regurgitação do conteúdo gástrico.
- Pacientes apneicos ou com respiração inadequada – realizar ventilação com BVM cuidadosamente com pequenos volumes correntes e 100% de oxigênio a uma taxa de fluxo > 7 L/min para atingir uma saturação de oxigênio de 100% ou o máximo possível e preencher a capacidade residual dos pulmões com oxigênio (tipicamente 1 a 2 minutos). Evidências sugerem que a pressão cricoide durante a ventilação com BVM pode prevenir a insuflação gástrica, o que reduz o risco de regurgitação e aspiração.

A pré-oxigenação estabelece um reservatório de oxigênio dentro dos pulmões, bem como um excedente de oxigênio em todo o corpo. O paciente pode então tolerar períodos mais longos de apneia sem dessaturação de oxigênio, permitindo a intubação sem utilizar BVM.

A pré-oxigenação é particularmente importante para lactentes e crianças. Em comparação com os adultos, os pacientes jovens têm uma maior taxa de consumo de oxigênio, com menor capacidade residual funcional e volume alveolar. Consequentemente, a dessaturação de oxigênio ocorre muito mais rapidamente. Como exemplo, a dessaturação arterial de oxigênio para 80% pode ocorrer em um lactente pré-oxigenado de 10 kg em apneia em menos de 4 minutos, em comparação com mais de 8 minutos em um adulto saudável de 70 kg.

Pré-tratamento

Envolve a administração de medicações que podem contornar as respostas fisiológicas negativas e os reflexos autonômicos que resultam de vários componentes da SRI e ações da intubação. A pré-medicação é particularmente importante em crianças, pois elas apresentam respostas vagais exageradas à hipóxia, à administração de succinilcolina, à introdução do laringoscópio e à passagem do tubo endotraqueal através das cordas vocais. O uso de anticolinérgicos, opioides, lidocaína e agentes bloqueadores neuromusculares não despolarizantes pode ajudar a reduzir essas respostas.

- Lactentes menores de 1 ano de idade: embora a atropina não seja rotineiramente recomendada para o pré-tratamento antes da intubação endotraqueal, frequentemente a utilizamos para o pré-tratamento durante a SRI para lactentes com menos de 1 ano de idade devido à predisposição à bradicardia induzida pelo reflexo vagal. Se usada, a dose de atropina para a SRI é de 0,02 mg/kg (máximo 1 mg).

Os lactentes e as crianças pequenas podem ter uma resposta vagal pronunciada à laringoscopia (por exemplo, bradicardia com fraca perfusão), que, em pacientes saudáveis, geralmente se resolve com oxigenação e interrupção da laringoscopia. No entanto, a bradicardia pode comprometer a duração da laringoscopia e evitar o pronto acesso das vias aéreas em uma criança criticamente enferma. Estudos observacionais em lactentes e crianças e pequenos ensaios em recém-nascidos críticos sugerem que o pré-tratamento com atropina limita ou previne a bradicardia, sem induzir arritmias ventriculares. No entanto, a atropina pode prejudicar a capacidade de avaliar a oxigenação, a frequência cardíaca e o estado neurológico do paciente:

- O efeito da atropina na frequência cardíaca pode persistir por várias horas. A atropina também pode prevenir a bradicardia em resposta à hipoxemia. Os pacientes devem ser monitorados quanto à hipoxemia com oximetria de pulso durante e após a intubação endotraqueal.
- A atropina dilata as pupilas, embora não elimine a constrição da pupila em resposta à luz. No entanto, ainda pode complicar a capacidade de avaliar uma alteração no estado neurológico, uma vez que o paciente está paralisado.

Em contraste, casos raros de taquicardia ventricular e fibrilação após pré-tratamento de atropina em crianças submetidas a anestesia de rotina foram relatados. Nessa situação, a atropina já não é rotineiramente utilizada.

- Lactentes e crianças com sinais de choque séptico ou choque hipovolêmico de estágio tardio: embora faltem evidências, a atropina pode ser benéfica em crianças com choque séptico ou hipovolemia grave porque pode prevenir bradicardia instável progressiva e prevenir a bradicardia reflexa.

- Pacientes que recebem succinilcolina para paralisia: a administração de succinilcolina está associada a bradicardia e assistolia em crianças. Embora alguns especialistas questionem a necessidade de atropina quando uma única dose de succinilcolina é usada em crianças, a atropina tem sido usada como um pré-tratamento para neutralizar esses efeitos, e diretrizes indicam que o pré-tratamento com atropina é apropriado para pacientes submetidos a paralisia muscular com succinilcolina como segue:
  - Crianças de 5 anos de idade ou menores que recebem succinilcolina;
  - Crianças com mais de 5 anos de idade que estão recebendo uma segunda dose de succinilcolina.
- Pacientes com suspeita de aumento da pressão intracraniana (PIC):
  - Não há evidências suficientes de que a lidocaína ou opioides de efeito ultracurto (por exemplo, fentanil) melhorem a neuroproteção promovida pelos agentes de indução comumente utilizados como o etomidato ou o tiopental em crianças submetidas à SRI: se houver tempo, a lidocaína ou, em pacientes hemodinamicamente estáveis, opioides de efeito ultracurto podem ser administrados, embora possivelmente sem nenhum benefício adicional durante a laringoscopia.
  - Opioides de efeito ultracurto: com base na experiência com pacientes adultos, os agentes opioides de efeito ultracurto (por exemplo, fentanil) podem atenuar a resposta do reflexo simpático que ocorre devido à laringoscopia e podem ser utilizados em pacientes normotensos ou hipertensos que possam ter a PIC aumentada (por exemplo, meningite, encefalite, traumatismo craniano grave, edema cerebral). A dose é de 1 a 3 mcg/kg, administrada aproximadamente 3 minutos antes da medicação de indução.
  - Lidocaína: no passado, o uso endovenoso de lidocaína para reduzir o aumento da PIC associada à laringoscopia e intubação traqueal foi sugerido na SRI. Entretanto, as evidências derivam de estudos em pacientes adultos e são inconsistentes. Atualmente, especialistas em via aérea não recomendam seu uso para essa finalidade, além de potencialmente postergar a SRI em um paciente descompensado. Um possível benefício do uso da lidocaína relaciona-se à supressão dos reflexos de tosse e vômito e na perfusão cerebral. Se administrada como medicação de pré-tratamento, a dose é de 1 a 2 mg/kg IV (máximo de 200 mg), cerca de 3 a 5 minutos antes da intubação traqueal.

Paralisia com Indução

Um sedativo para indução e um agente paralisante são as duas medicações essenciais da SRI. O sedativo deve ser administrado primeiro, seguido rapidamente do agente paralisante. O agente sedativo deve induzir rapidamente a sedação e ter uma duração curta, com o mínimo de efeitos colaterais. Para crianças hemodinamicamente estáveis sem outras complicações clínicas, sugere-se o etomidato na SRI. Se disponível, o tiopental também é uma escolha aceitável.

Para crianças com condições clínicas específicas, sugere-se:

- Hipotensão sem choque séptico: etomidato. O fentanil é sugerido para crianças com choque cardiogênico;
- Choque séptico: cetamina (quando não há contraindicações como: lesão ocular aberta ou falência adrenal – hipotensiva, apesar de agentes vasopressores).

O etomidato não deve ser utilizado rotineiramente em crianças com choque séptico, mas pode ser apropriado se a cetamina for contraindicada ou indisponível. Se o etomidato for utilizado, há um risco potencial de supressão adrenal. Devem ser evitadas doses repetidas ou a manutenção da sedação com o mesmo após a intubação traqueal.

Embora sem evidências suficientes, o fentanil é preferido por alguns especialistas na sedação em crianças com choque séptico com suspeita de falência adrenal (Tabela 8.2).

- Aumento da PIC: etomidato ou, em pacientes hemodinamicamente estáveis, propofol ou, na falta dele, tiopental.

- Trauma encefálico com hipotensão: etomidato.
- Mal asmático: cetamina ou etomidato.
- Mal convulsivo: a escolha depende do estado hemodinâmico.
  - a. hemodinamicamente estável: midazolam, propofol ou, se disponível, tiopental;
  - b. Hipotenso: etomidato.

Agente Paralisante

Os agentes paralisantes promovem o relaxamento muscular, que facilita a SRI. Eles não apresentam efeito sedativo, de analgesia ou amnesia . Portanto, um medicação sedativa deve ser administrada ANTES do bloqueador neuromuscular e mantido após a intubação traqueal.

Para a paralisia em crianças na SRI, sugere-se o uso da succinilcolina, se não estiver contraindicada pela condição clínica da criança (veja contraindicações a seguir), ou rocurônio, que tem um antídoto, o sugammadex, que deve estar disponível para reversão da paralisia, caso necessário. A dose do sugammadex é de 2 mg/kg.

Quando a succinilcolina não pode ser utilizada devido às contraindicações, recomenda-se o uso do rocurônio (no lugar do vecurônio ou do pancurônio), independentemente da disponibilidade do sugammadex, devido ao seu curto período de ação.

O uso da succinilcolina é absolutamente contraindicado nas seguintes condições:

- Miopatia crônica ou doença neuromuscular;
- 48 a 72 horas após queimaduras extensas, politraumatismos ou evento agudo desmielinizante;

Tabela 8.2. Medicamentos usados na indução durante a SRI

Medicação	Dose IV	Início (min)	Duração (min)	Indicações	Contraindicações
Tiopental	2-5 mg/kg	2-5 seg	10-30	Aumento da PIC; mal convulsivo	Hipotensão; porfiria; broncoespasmo
Cetamina	0,5-2 mg/kg	1-2	10-30	Hipotensão; via aérea reativa	Aumento da PIC; glaucoma
Midazolam	0,1-0,4 mg/kg	1-2	30-60	Mal convulsivo	Hipotensão
Fentanil	2-10 mcg/kg	1	30-60	Obstrução das vias aéreas; trauma craniano	Depressão respiratória; risco de rigidez torácica
Etomidato	0,2-0,4 mg/kg	1	5-14	Hipotensão; trauma	Insuficiência adrenal; convulsões
Propofol	1-2 mg/kg	0,05-1	10-15	Sedação prolongada; vômitos	Hipotensão; alergia à lecitina

- Extensa lesão muscular por esmagamento;
- História de hipertermia maligna;
- Hipercalemia.

As contraindicações relativas ao uso da succinilcolina são:

- Aumento da pressão intracraniana: embora as evidências sugiram que ocorra o aumento da PIC com o uso de succinilcolina em pacientes com tumores cerebrais, os protocolos não contraindicam o uso da succinilcolina no traumatismo craniano;
- Aumento da pressão intraocular;
- Deficiência de pseudocolinesterase (por exemplo, envenenamento por organofosforados), o que aumenta o risco de paralisia prolongada (**Tabela 8.3**).

Proteção

A proteção durante a SRI refere-se à proteção da via aérea (manobra de Sellik) (**Figura 8.1**), prevenindo regurgitação do conteúdo gástrico e sua aspiração e imobilização da coluna cervical quando se suspeita de trauma de pescoço.

Todos os esforços devem ser feitos para evitar ventilação por BVM durante a SRI devido ao risco de vômito e aspiração do conteúdo gástrico, que pode ocorrer pela distensão gasosa gástrica devido à BVM. Entretanto, nos pacientes que não podem ser adequadamente pré-oxigenados, a BVM com 100% de oxigênio com pequenos volumes correntes e pressão cricoide é preferível a uma intubação em paciente hipoxêmico.

Posicionamento do Tubo Traqueal

O posicionamento correto alinha o eixo da faringe, traqueia e boca. Para crianças com suspeita de lesão da coluna cervical, o posicionamento deve ser realizado sem a movimentação do pescoço.

A paralisia inicia-se cerca de 30 a 60 segundos após a administração do bloqueador neuromuscular. Com a criança em apneia, o relaxamento muscular pode ser confirmado testando-se o tônus mandibular. O relaxamento é adequado quando a mandíbula pode ser facilmente aberta.

Ao realizar a laringoscopia, deve-se evitar pressionar a lâmina contra os dentes ou os lábios para evitar o trauma da intubação. Em uma via aérea não complicada, deve ser fácil visualizar as cordas vocais e o TT ao passar por elas. Após a inserção do tubo traqueal, o posicionamento deve ser verificado.

Verificação do correto posicionamento do TT:

- Deve-se observar a expansão torácica simétrica e ausculta em ambos os lados, ouvindo sons de respiração iguais. A ausculta do epigástrio avalia os sons respiratórios sobre o estômago, um achado que sugere intubação esofágica;

Tabela 8.3. Medicamentos usados na paralisia durante a SRI

Medicação	Dose IV (mg/kg)	Início	Duração (min)	Vantagens	Desvantagens
Succinilcolina	1–1,5 (> 10 kg) 1–2 (< 10 kg)	15-30 seg	3-12	Início rápido, curta duração, pode-se fazer IM	Bradicardia, hipotensão, arritmia, parada cardíaca, edema pulmonar, aumento da pressão intraocular e intragástrica, hipercalemia, mioglobinúria, hipertermia maligna, espasmo do masseter
Vecurônio	0,15–0,2	30-90 seg	90-120	Poucos efeitos cardiovasculares	Início mais lento que o rocurônio, maior duração que a succinilcolina
Rocurônio	0,6–1,0	30-60 seg	25-60	Início rápido	Aumento da frequência cardíaca
Pancurônio	0,1	2-5 min	45-90	Poucos efeitos cardiovasculares ou histaminérgicos	Longa duração, liberação de histamina

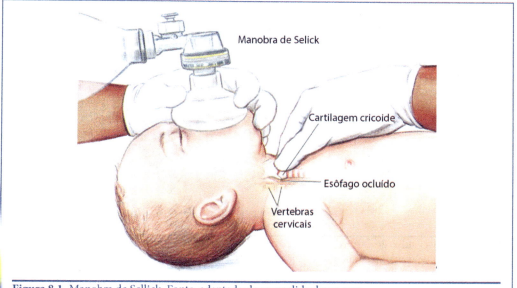

Figura 8.1. Manobra de Sellick. Fonte: adaptado de www.slideplayer.com.

- A condensação no TT sugere intubação traqueal adequada; no entanto, a condensação por si só não é suficiente para determinar a posição do tubo. Os sons da respiração diminuídos no tórax esquerdo podem sugerir que o TT está introduzido no brônquio fonte direito, um erro que pode ser corrigido retirando o TT 1 centímetro ou 2 enquanto se ausculta o tórax;
- Os dispositivos de detecção de CO_2 expirado descartáveis e colorimétricos são conectados diretamente ao TT e funcionam mudando a cor do roxo para o amarelo na detecção de dióxido de carbono durante a ventilação. É importante aguardar pelo menos seis ciclos respiratórios para avaliar a cor (**Figura 8.2**);
- O detector esofágico de intubação traqueal é uma seringa de bulbo que é usada para aspirar ar da traqueia. Uma vez que o esôfago é uma estrutura muscular que colapsa sobre si mesmo, nenhum ar deve ser livremente aspirado. Portanto, o ar pode ser facilmente aspirado a partir de um tubo que foi colocado corretamente na traqueia. Esse dispositivo mostrou-se preciso em crianças de diferentes idades, mas as secreções traqueais podem obstruir a seringa, resultando em não aspiração de ar, sugerindo intubação esofágica (**Figura 8.3**).
- Se um membro da equipe estiver habilitado para realizar ultrassonografia *point-of-care*, ela tem se mostrado valiosa na confirmação do correto posicionamento do TT.

Pós-intubação

Após o correto posicionamento do TT, devemos fixá-lo adequadamente para evitar deslocamento e realizar um raio-X de tórax para documentar seu correto posicionamento em relação à carina (para evitar intubação seletiva ou posição muito alta do TT que possa facilitar extubação acidental) e avaliar os campos pulmonares e complicações como pneumotórax.

O raio-X de tórax não tem a função de mostrar se o TT está na traqueia!

Uma sonda gástrica deve ser inserida para esvaziar o conteúdo gástrico e descomprimir o estômago (**Figura 8.4**).

A sedação e paralisia devem ser mantidas no período pós-intubação. A condição hemodinâmica do paciente deve conduzir à decisão dos agentes farmacológicos a serem utilizados. Um benzodiazepínico é frequentemente utilizado em associação com outros agentes. Para crianças que estejam hemodinamicamente estáveis, opioides (por exemplo, fentanil) devem ser associados.

Os parâmetros do ventilador mecânico devem ser ajustados em conformidade com o caso clínico (vide capítulo específico) e uma gasometria arterial deve ser solicitada assim que houver estabilização inicial do paciente para dirigir as decisões clínicas.

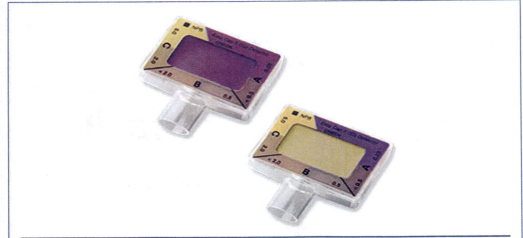

Figura 8.2. Dispositivo descartável de detecção de CO_2 expirado. O roxo é a cor padrão; quando muda para amarelo, após pelo menos seis ciclos respiratórios, é sinal de expiração de CO_2 e correto posicionamento do TT. Fonte: www.medtronic.com.

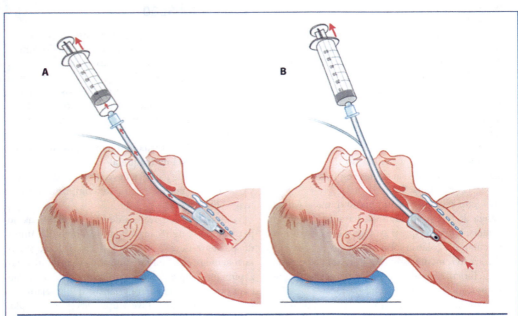

Figura 8.3. Detector esofágico de intubação traqueal. A: O êmbolo da seringa é facilmente descolado pela aspiração do ar. B: O esôfago colaba e há dificuldade em aspirar o êmbolo da seringa. Fonte: www.accessemergencymedicine.com.

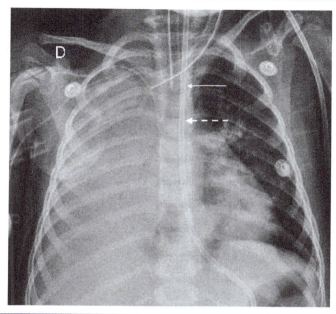

Figura 8.4. Raio-X de tórax pós-intubação. A seta branca contínua mostra a ponta do tubo traqueal. A seta tracejada mostra a carina. Fonte: acervo do autor.

Referências Bibliográficas

1. Abdallah C, Hannallah R. Use of modified rapid sequence tracheal intubation in pediatric patients. Saudi J Anaesth 2014;8(2):249-55.
2. Sukys GA, Schvartsman C, Reis AG. Evaluation of rapid sequence intubation in the pediatric emergency department. J Pediatr 2011;87(4):343-9.
3. Singh A, Frenkel O. Evidence-based emergency management of the pediatric airway. Pediatr Emerg Med Pract 2013;10(1):1-25.
4. Pallin DJ, Dwyer RC, Walls RM, Brown CA 3rd; NEAR III Investigators. Techniques and trends, success rates, and adverse events in emergency department pediatric intubations: a report from the National Emergency Airway Registry. Ann Emerg Med 2016 May;67(5):610-615.e1.
5. Schmidt AR, Weiss M, Engelhardt T. The paediatric airway: basic principles and current developments. Eur J Anaesthesiol 2014;31(6):293-9.
6. Stollings JL, Diedrich DA, Oyen LJ, Brown DR. Rapid-sequence intubation: a review of the process and considerations when choosing medications. Ann Pharmacother 2014;48(1):62-76.
7. Tran DT, Newton EK, Mount VA, Lee JS, Wells GA, Perry JJ. Rocuronium versus succinylcholine for rapid sequence induction intubation. Cochrane Database Syst Rev 2015(10):CD002788.
8. Stewart JC, Bhananker S, Ramaiah R. Rapid-sequence intubation and cricoid pressure. Int J Crit Illn Inj Sci 2014;4(1):42-9.

Via Aérea Difícil

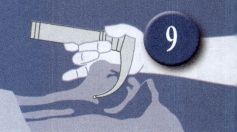

Toshio Matsumoto

Introdução

A medicina de emergência começa com as vias aéreas. Na maioria das vezes em que é necessário manter uma via aérea patente e segura, a intubação traqueal tem sido indicada e bem-sucedida. O procedimento pode ter caráter eletivo ou de emergência. A indicação de modo eletivo é principalmente para pacientes submetidos a cirurgia, ficando reservado aos anestesistas e endoscopistas. Para o pediatra, as principais indicações estão nas situações de emergência tais como parada cardiorrespiratória, insuficiência respiratória, hipoventilação, choque, coma, pós--operatório e politraumatismo. A intubação traqueal é um procedimento comum nas unidades de emergência, em cuidados intensivos e nos centros cirúrgicos. Mas, por ser invasiva, não está isenta de riscos e complicações.

Uma das situações mais temidas pelo médico é estar diante de uma criança que necessita de assistência ventilatória vital e não obter êxito na intubação traqueal após pelo menos duas tentativas, caracterizando uma via aérea difícil. As primeiras tentativas geralmente são realizadas pela laringoscopia direta utilizando um laringoscópio. No insucesso desse procedimento, atualmente dispomos de dispositivos, sejam supra ou infraglóticos, videoscopia ou broncoscopia, para viabilizar a obtenção de uma via aérea segura. Felizmente, apenas em poucos casos temos que recorrer a procedimentos cirúrgicos como a traqueostomia de urgência.

Epidemiologia

Os dados de dificuldade de intubação em crianças são mais relatados em anestesiologia, mas podem ser aplicados no cenário pediátrico. A incidência de dificuldade de intubação é mais baixa do que no paciente adulto. Um estudo multicêntrico (EUA) envolvendo 1.018 crianças com dificuldade de intubação no cenário anestésico sugere que 0,2 a 0,5% dos pacientes pediátricos apresentam dificuldade à intubação traqueal. Cerca de 80% desses casos foram previstos. E 20% (204/1.018) dos casos apresentaram pelo menos uma complicação. Duas ou mais tentativas de intubação foram relacionadas a maior chance de insucesso, como também a maior taxa de complicações graves.

A base de dados de casos encerrados da *American Society of Anesthesiologists* (ASA) relata que as intercorrências respiratórias foram mais comuns nas crianças do que nos adultos (respectivamente, 43% × 30%). E os pacientes pediátricos também apresentaram maior taxa de mortalidade (50% × 35%).

Reconhecimento da Via Aérea Difícil

A via aérea difícil não tem uma definição padrão. Segundo a *American Society of*

Anesthesiologists (ASA), via aérea difícil é uma situação clínica em que um anestesista convencionalmente treinado apresenta dificuldades em aplicar a ventilação com máscara facial, dificuldade para intubação traqueal ou ambas.

Os dados de anamnese (**Tabela 9.1**) e alguns escores (Mallampati e Cormack-Lehane) podem antecipar a presença de via aérea difícil. Existem condições particulares que estão associadas à presença de via aérea difícil (**Tabela 9.2**). Os valores de

Tabela 9.1. Dados de anamnese e exame físico que podem auxiliar a prever uma via aérea difícil

Dados de anamnese e exame físico	
Anamnese	Problemas respiratórios (cornagem, tiragem, rouquidão, apneia do sono, laringite recorrente) Dificuldades de ventilação ocorridas em anestesia anterior Problemas de deglutição Cirurgia anterior na região do pescoço ou na face
Exame Físico	Gravidade do desconforto respiratório Estridor inspiratório Cianose ou hipoxemia Anomalia facial Cicatrizes cirúrgicas no pescoço ou na face

Tabela 9.2. Condições associadas à presença de via aérea difícil

Condições associadas à via aérea difícil	
Congênitas	• Mandíbula hipoplásica Sequência de Pierre Robin Treacher Collins Síndrome de Goldenhar • Anomalia craniofacial Síndrome de Apert Síndrome de Crouzon Síndrome de Pfeiffer • Macroglossia Mucopolissacaridoses (síndromes de Hurler e de Hunter) Síndrome de Beckwith-Wiedemann Síndrome de Down • Artrogripose • Fenda palatal • Prematuridade extrema (abertura oral diminuta) • Membrana laríngea
Adquiridas	• Obstrução crônica de vias aéreas Hipertrofia tonsilar Hemangioma Estenose subglótica Angioedema • Obstrução aguda de vias aéreas Infecção (epiglotite, tonsilite, abscesso retrofaríngeo, angina de Ludwig) Aspiração de corpo estranho Trauma facial, trauma cervical Anafilaxia • Restrição de abertura oral ou de mobilidade de mandíbula ou pescoço Doença temporomandibular Contratura cicatricial Fusão espinhal • Obesidade • Pós-cirúrgico (craniofacial, fixação cervical)
Tumores	• Cavidade oral (higroma cístico, hemangioma, cisto dermoide) • Hipofaringe (tumores supraglóticos) • Pescoço (higroma cístico, hemangiomas, cistos) • Laringe (hemangioma subglótico) • Papiloma

distância tireomentoniana e mandibular horizontal não são padronizados para a criança.

Algumas condições para predizer a dificuldade da intubação traqueal são óbvias, particularmente malformações, tumores e traumas faciais. Na tentativa de predizer a dificuldade de realizar a intubação, foram criados alguns escores em adultos. Mallampati (1985) descreve um sistema de graduação baseado na observação pré-operatória da orofaringe do paciente sentado. O paciente expõe a língua ao máximo para fora e então são observadas as estruturas da faringe (pilares tonsilares, palato mole e base da úvula). De acordo com o que pode ser visto nesse teste é realizada uma classificação. Na **Figura 9.1** temos essa classificação, modificada por Samsoon e Young.

A aplicação desse escore em pediatria só é possível em crianças que apresentam compreensão suficiente (acima de 4 anos) e estejam colaborativas. E, ainda, como a anatomia da criança se altera com a idade, o escore pode não predizer a dificuldade de visualização da glote durante a laringoscopia direta.

O escore de Cormack-Lehane (1984) foi descrito em pacientes obstétricos, e é baseado na visualização da região glótica por meio da laringoscopia direta de acordo com as estruturas visíveis (glote, aritenoides e epiglote).
I. visão total da glote;
II. visão parcial da glote e aritenoides;
III. somente a epiglote é visível;

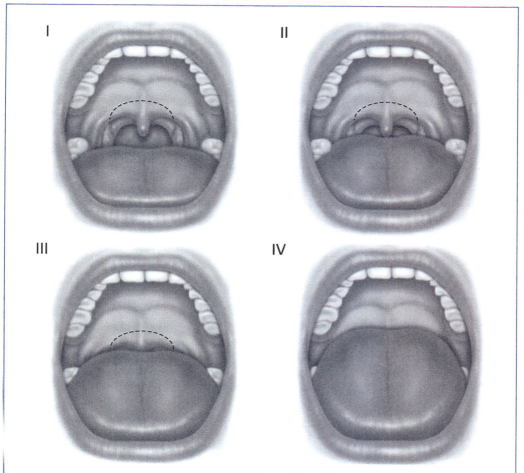

Figura 9.1. Classificação de Mallampati, modificada por Samsoon e Young. Visão da faringe durante o teste: I. Visão do palato mole, pilares tonsilares e úvula; II. Visão do palato mole e úvula; III. Visão do palato mole e base da úvula; IV. O palato mole não é visualizado. Pacientes com graus III e IV apresentam maiores riscos de apresentar dificuldades na intubação traqueal. Fonte: Samsoon GL, Young JR.[6]

IV. nem a glote nem a epiglote são visíveis. Pacientes com graus III e IV apresentam maiores riscos de intubação difícil.

A necessidade de laringoscopia direta limita a previsão de via aérea antes do procedimento da intubação. A **Figura 9.2** mostra a descrição das estruturas visíveis da região glótica e a visão obtida durante uma laringoscopia direta de uma via aérea sem dificuldades. A **Figura 9.3** mostra as estruturas visíveis da região glótica segundo o escore de Cormack-Lehane.

A via aérea difícil representa uma interação complexa entre fatores do paciente, cenário clínico e habilidade de quem realiza o procedimento. O conhecimento da anatomia peculiar das vias aéreas da criança é primordial para o sucesso da intubação.

A via aérea difícil continua sendo um grande desafio. Obter uma via aérea segura e sem complicações deve nortear toda a equipe que atende o paciente crítico.

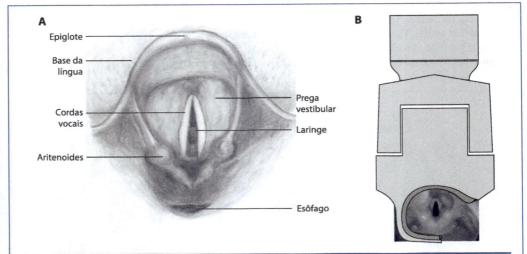

Figura 9.2. A) Estruturas da região glótica. B) Visualização da região glótica por meio da laringoscopia direta. Fonte: Arquivo do autor.

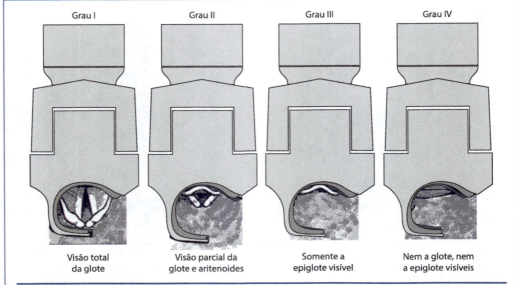

Figura 9.3. Os graus III e IV estão associados a dificuldade de intubação. Fonte: Cormack RS, Lehane J.[7]

Referências Bibliográficas

1. Graham CA. Advanced airway management in the emergency department: what are the training and skills maintenance needs for UK emergency physicians? Emerg Med 2004; 21:14-9.
2. Mallampati SR, Gatt SP, Gugino LD, Desai SP, Waraksa B, Freiberger D, et al. A clinical sign to predict difficult tracheal intubation: a prospective study. Can Anaesth Soc J 1985; 32:429-34.
3. Shelly MP, Nigthingale P. ABC of intensive care: Respiratory care. BMJ 1999; 318:1674-7.
4. Reid C, Chan L, Tweeddale M. The who, where, and what of rapid sequence intubation: prospective observational study of emergency RSI outside the operating theatre. Emerg Med J 2004; 21:296-301.
5. American Society of Anesthesiologists Task Force on Difficult Airway Management. Anesthesiology 2003; 98:1269-77.
6. Samsoon GL, Young JR. Difficult tracheal intubation: a retrospective study. Anaesthesia 1987; 42(5):487-90.
7. Cormack RS, Lehane J. Difficult intubation in obstetrics. Anaesthesia 1984; 39:1105-11.
8. Jagannathan N, Sohn L, Fiadjoe D. Paediatric difficult airway management: What every anaesthetist should know! Brit J Anaesth 2016; 117 (S1):i3-i5.
9. Fiadjoe JE, Nishisaki A, Jagannathan N, et al. Airway management complications in children with difficult tracheal intubation from the Pediatric Difficult Intubation (PeDI) registry: a prospective cohort analysis. Lancet Respir Med 2016; 4(1): 37-48.
10. Karsli C. Managing the challenging pediatric airway: Continuing professional development. Can J Anaesth 2015; 62(9):1000-16.
11. Matsumoto T, Carvalho WB. Intubação traqueal. J Pediatr 2007; 83(supl2): 83-90.
12. Walker RWN. Management of the difficult airway in children. J R Soc Med 2001; 94:341-4.
13. Infosino A. Pediatric upper airway and congenital anomalies. Anesthesiol Clin North Am 2002; 20 (4): 747-66.
14. Adewale L. Anatomy and assessment of the pediatric airway. Pediatr Anesth 2009; 19(suppl 1): 1-8.

Dispositivos Supraglóticos

10

Luiz Antônio Belli
Juliana de Freitas Valeiro Garcia
Cintia Johnston

Comprometimento Clínico da Via Aérea

A obstrução das vias aéreas superiores é uma emergência comum, com necessidade de manipulação sem intubação ou com a utilização de algum outro dispositivo para o controle da via aérea.

O Reconhecimento da Obstrução das Vias Aéreas

As causas de obstrução das vias aéreas superiores, ao nível da faringe, incluem a perda do tônus da musculatura da faringe, decorrente de alteração de origem central (sedação, coma, acidente vascular cerebral, lesões expansivas (tumores, abcessos, hematoma) e corpos estranhos (dentes, vômito). A obstrução laríngea está mais frequentemente relacionada a reação a substâncias estranhas (secreções, corpos estranhos) ou tumores. A obstrução das vias aéreas pode ser parcial ou completa. A parcial é reconhecida por sons inspiratórios ruidosos e, dependendo da localização e do grau da obstrução, as características do som podem variar. O ronco é o som típico da obstrução parcial, tanto da nasofaringe quanto da orofaringe e geralmente é mais audível durante a expiração. O estridor sugere obstrução glótica (laríngea) ou laringoespasmo e é mais audível na inspiração. Podem ainda estar presentes sinais e sintomas de hipoxemia ou hipercarbia, ou ambos, podendo evoluir para arritmias e parada cardiorrespiratória.

A obstrução completa das vias aéreas é uma emergência. Seus sinais clínicos observados durante a ventilação espontânea são: ausência de sons ventilatórios; uso da musculatura acessória do pescoço; retração esternal, intercostal e epigástrica, com esforço inspiratório sem expansão e agitação.

Via Aérea Difícil sem Necessidade de Intubação

Uma vez certificado de que a intubação não é absolutamente necessária, deve-se avaliar a possibilidade de que a máscara laríngea seja suficiente para ventilar e oxigenar o paciente com via aérea potencialmente difícil. Esse é um momento em que o conhecimento e a experiência com esses dispositivos são fundamentais na tomada de decisão.

Via Aérea Difícil com Necessidade de Intubação

Se a avaliação da via aérea mostra que a intubação traqueal por laringoscopia direta é potencialmente difícil, o dispositivo supraglótico pode ser indicado para inserção do tubo traqueal ou como ponte entre a ventilação sob máscara e a intubação.

Uma vez definida a necessidade de intubação traqueal, a pergunta a ser feita é: o risco para broncoaspiração é alto ou baixo?

Em um paciente com via aérea potencialmente difícil e com alto risco para broncoaspiração, a melhor conduta é a intubação traqueal com o paciente acordado.

Se houver risco significativo para broncoaspiração, a pergunta é: o dispositivo supraglótico pode promover uma boa ventilação? Se a resposta for sim, pode-se dar continuidade ao procedimento tendo-se o cuidado de não provocar trauma (repetidas tentativas de intubação) e inviabilizar a ventilação com o dispositivo supraglótico. Havendo impossibilidade de intubação através da máscara laríngea, o paciente deverá ser desperto para que a intubação seja realizada com ele acordado.

Ventilação sem
Intubação Traqueal

Técnicas de ventilação sem intubação traqueal podem ser realizadas na face (com máscara facial) ou na hipofaringe (máscara laríngea ou outro dispositivo supraglótico, por meio de adaptação parcial com o uso de uma cânula nasofaríngea binasal. É importante ressaltar que a intubação traqueal permite fornecer ventilação com pressão positiva e com pressões mais elevadas do que qualquer outra técnica.

Dispositivos Artificiais de
Via Aérea

Os dispositivos supraglóticos consistem num grupo de dispositivos médicos com o intuito de manter a patência da via aérea em situações de falência respiratória ou para a realização de um procedimento anestésico-cirúrgico. Constituem alternativa à máscara facial e ao tubo intratraqueal.

Também são chamados de dispositivos extraglóticos, periglóticos ou supraglóticos por diferentes autores.

Os dispositivos supraglóticos permitem ventilar um paciente sem a necessidade de laringoscopia para inserção. Anatomicamente, são menos invasivos que o tubo orotraqueal, pois não atravessam as cordas vocais, porém são mais eficazes que a ventilação por máscara facial.

Atualmente, os dispositivos supraglóticos são utilizados em casos de situações críticas em pacientes de vias aéreas difíceis, principalmente em emergências em que não se consegue ventilar adequadamente ou intubar o doente.

Dispositivos Supraglóticos de Primeira Geração

A máscara laríngea é um dispositivo supraglótico idealizado pelo anestesiologista britânico Archie Brain. Foi desenvolvida a partir de 1983, ficou disponível comercialmente no Reino Unido em 1988 e foi aprovada pela Food and Drug Administration em 1991. A partir de 1995, foi incluída no algoritmo de via aérea difícil pela Sociedade Americana de Anestesiologia (ASA). Atualmente, a máscara laríngea pode substituir o tubo traqueal, atuando como via aérea definitiva ou temporária nas situações urgentes ou emergenciais.

Esse dispositivo consiste em um tubo curvo, acoplado em um coxim pneumático elíptico em forma de máscara na extremidade distal e foi projetado para sobrepor as estruturas supraglóticas e se alojar na hipofaringe, fazendo uma ponte entre a extremidade para a ventilação da máscara laríngea e a abertura glótica.

A Importância dos Dispositivos Extraglóticos

A principal questão no manejo da via aérea difícil não ocorre necessariamente na intubação traqueal, mas na garantia de ventilação e oxigenação ininterruptas.

A máscara laríngea pode ser aplicada com ventilação espontânea ou controlada em várias situações de emergência e no resgate extra-hospitalar.

Se comparada ao sistema máscara-válvula-bolsa, a máscara laríngea mostra vantagens: redução da distensão gástrica e menor possibilidade de aspiração pulmonar do conteúdo gástrico, embora não elimine esse risco.

Máscara Laríngea com Selo não Direcionável (Primeira Geração de Máscaras Laríngeas)

- Reutilizável (primeiro modelo idealizado): LMA Classic®;
- Descartável: LMA Unique® e Aura 40®, da AMBU;

Máscara Laríngea com Canal de Aspiração Gástrica e Bloqueador de Mordida (Segunda Geração de Máscaras Laríngeas)

- Novos modelos de máscara laríngea que apresentam um canal de aspiração gástrica que diminuem a possibilidade de regurgitação de líquidos e broncoaspiração. A presença desse canal caracteriza as máscaras laríngeas de segunda geração. Há vários tamanhos que possibilitam a sua utilização em todas as faixas etárias, tanto em neonatos como em adultos;
- Proseal® e Supreme® da LMA e I-gel® da Intersurgical.

Máscara Laríngea para Intubação Traqueal

Pode-se conseguir uma intubação traqueal com o uso de uma máscara laríngea convencional como guia. Como a máscara laríngea se encontra sobreposta à laringe, é possível a passagem de um tubo traqueal, fibroscópio ou guia através de sua luz, transpondo as estruturas glóticas até atingir a traqueia.
- Fastrach®, da LMA, Aura i®, da AMBU e Air-Q®, da Cookgas.

Indicação da Máscara Laríngea

- **Ventilação eletiva:** Procedimentos ortopédicos, vasculares periféricos, de parede abdominal, otorrinolaringológicos, oftálmicos, urológicos, ginecológicos, ambulatoriais, cirurgia plástica e pediátrica etc.
- **Broncoscopia (Fibroscopia):** A máscara laríngea tem mostrado ser uma boa opção para esses procedimentos, facilitando a técnica ao permitir o acesso do fibroscópio às vias aéreas, ao mesmo tempo que a ventilação é mantida.

Narcoanalgesia

Durante o procedimento com vias aéreas livres em pacientes excessivamente sedados. Um grande número de anestesias atualmente realizadas sob anestesia regional, com narcose necessariamente mantida sob máscara ou tubo traqueal pode ser conduzido sob máscara laríngea. Por ser menos invasiva que a intubação traqueal e de mais fácil controle que uma máscara facial, a máscara laríngea é também útil na complementação com anestesia geral de falhas em bloqueios regionais.

Reanimação Cardiorrespiratória

A máscara laríngea não foi desenvolvida para substituir o tubo traqueal em emergências, mas em algumas circunstâncias, por suas características de rapidez no acesso e facilidade de inserção, permite um controle imediato das vias aéreas até que outras medidas possam ser tomadas.

Novas Diretrizes da American Heart Association (AHA)

No **Suporte Básico de Vida (BLS)** em adultos, a máscara laríngea é recomendada como uma alternativa ao sistema bolsa-válvula-máscara facial e é considerada a primeira escolha para assegurar via aérea para reanimadores que não estão treinados para a intubação traqueal.

No **Suporte Avançado da Vida em Adultos (ACLS)**, a máscara laríngea é recomendada como dispositivo Classe IIb, definida como intervenção aceitável e possivelmente útil, sendo uma indicação nos casos de intubação traqueal difícil.

No **Suporte Avançado da Vida em Pediatria (PALS)**, a máscara laríngea é classificada como um dispositivo de classe indeterminada, definido como "intervenção pode ser recomendada, mas trabalhos precisam ser feitos para ter uma classe definitiva". Portanto, na parada cardiorrespiratória e na reanimação neonatal, a máscara laríngea é uma alternativa importante na situação "**não intubo, não ventilo**".

Via Aérea Difícil

A máscara laríngea pode ser considerada um recurso a mais no manuseio das vias aéreas desses pacientes, servindo inclusive para intubar a traqueia por seu intermédio. A utilização da fibroscopia óptica em casos de urgência nem sempre é possível ou viável, mesmo em grandes centros. Portanto, apesar de a máscara laríngea ter sido desenvolvida para uso em anestesia geral de rotina, tem seu lugar em situações críticas em que a via aérea é difícil de ser rapidamente isolada.

Contraindicações

Absolutas:
- Abertura reduzida da boca (< 3 cm);
- Obstrução completa da via aérea (VA).

Relativas:

- Aumento do risco de aspiração do conteúdo gástrico;
- Jejum inadequado, obstrução do trato gastrointestinal, refluxo gastroesofágico frequente, retardo do esvaziamento gástrico (opioides, neuropatia autonômica, trauma);
- Necessidade de ventilação sob alta pressão da VA, patologia pulmonar restritiva grave, rigidez da parede torácica;
- Dificuldade de inserção, mau posicionamento ou deslocamento, que levam a vazamento, obstrução da via aérea e hipoventilação;
- Regurgitação/vômito e risco de aspiração de conteúdo gástrico;
- Insuflação gástrica (ventilação com pressão positiva > 20 mmHg);
- Trauma de via aérea superior: epiglote e úvula;
- Laringoespasmo e tosse;
- Broncoespasmo;
- Dor orofaríngea.

Outra complicação grave é a compressão de estruturas perilaríngeas, principalmente a compressão do nervo hipoglosso e do nervo laríngeo recorrente bilateral, devida a excessiva pressão no balonete (> 60 cmH$_2$O).

Dispositivos Supraglóticos de Segunda Geração

Os dispositivos supraglóticos têm um grau de invasividade menor que os tubos traqueais uma vez que não atravessam as cordas vocais, porém, ficam localizados em posição mais profunda do que a máscara facial.

Devido às suas características, esses dispositivos supraglóticos passaram por vários estudos e desenvolvimento. O Dr. Archie Brain trabalhou em mais de 60 protótipos que experimentou em 7.500 pacientes, e, ao final de 1987, foi lançada a primeira máscara laríngea, denominada LMA Classic (cLMA-Intravent Diret, Maidenhead, RU). Esse modelo é o representante típico das máscaras laríngeas de primeira geração.

Atualmente existem mais de 30 marcas de dispositivos supraglóticos disponíveis e denominadas genericamente de máscara laríngea para diferenciar do fabricante original – LMA Co. Por volta do ano 2000, surgiram novos dispositivos supraglóticos de segunda geração com novas funções, tomando como base a cLMA, tal como a máscara LMA ProSeal (PLMA, Intravent Diret).

Outros fabricantes desenharam dispositivos com características similares à PLMA, como Air-Q Laryngeal Airway Device, (Mercury Medical, Clearwater, FL, EUA), i-GEL (Intersurgical, Wokingham, RU) e LMA Supreme (SLMA, LMA Co.).

Indicações

Os dispositivos supraglóticos de segunda geração podem ser utilizados tanto em via aérea de rotina quanto na via aérea difícil.

Em relação ao uso de dispositivos supraglóticos de segunda geração para o acesso à via aérea difícil, eles são utilizados em situações de "**não poder ventilar, não poder intubar**", em situações de resgate da via aérea difícil e para o controle da via aérea em emergências, em que não há pessoal treinado em laringoscopia direta. Os dispositivos são uteis em resgate da ventilação como condutores para intubação traqueal (função de máscara laríngea invasiva), seja por técnicas cegas ou com a utilização de fibra óptica ou estiletes adequados para cada caso em particular.

Advertências e Contraindicações

- Pacientes que não permaneceram em jejum antes da cirurgia;
- Dificuldade para abrir a boca (trismo) ou uma abertura bucal menor que 2 cm;
- Abscessos, traumatismos ou tumores acima das cordas vocais;
- Conhecimento prévio de patologia da faringe, laringe ou esôfago;
- Pacientes com radioterapia prévia de cabeça e pescoço;
- Cirurgia ou desordens prévias do trato gastrointestinal superior;
- Quando se esperam picos de pressão proximal da via aérea que superam a pressão de fuga do DSG;
- Complacência toracopulmonar reduzida;
- Trauma toracoabdominal;
- Patologia sistêmica que esteja associada a alteração ou retardo de esvaziamento gástrico;
- Septicemia;
- Intoxicações exógenas.

Podem ser considerados DSG de segunda geração (DSG2G) alguns modelos de tubos laríngeos, por exemplo: LTS II e LTS-D (VBM, Sulz, Alemanha). Dispositivos denominados bloqueadores esofágicos, o Combitube (Tyco Healthcare-Kendall, Pleasanton, Califórnia) e o Easytube (Rusch, Kernen, Alemanha).

Diferenças entre Primeira e Segunda Gerações

Os dispositivos supraglóticos (DSGs) de primeira geração são dispositivos mais simples, caracterizados por uma moderada capacidade de selo da via aérea (por volta de 17 a 20 cmH_2O e raramente superior a 30 cmH_2O), enquanto os de segunda geração são construídos com um modelo planejado para aumentar o rendimento ventilatório e o nível de proteção contra a broncoaspiração. A comparação entre as duas gerações de DSG é mostrada na **Tabela 10.1**.

Diferenças que caracterizam um dispositivo de segunda geração em relação a um de primeira:
- Presença de canal de drenagem gástrica;
- Balonete com novo desenho e formato elíptico (mais anatômico em relação à laringe e às estruturas supraglóticas);
- Bloqueador de mordida incorporado na extremidade proximal do tubo da via aérea;
- Características próprias do tubo de via aérea (variam de acordo com os fabricantes);
- Possibilidade de outras técnicas de introdução (variam com os modelos).

As características do DSG ideal são mostradas na **Tabela 10.2** e sua classificação na **Tabela 10.3**.

Tabela 10.1. Comparação das características dos dispositivos de primeira geração (DSG1G) e de segunda geração (DSG2G)

Dispositivo (local)	DSG1G	DSG2G
Acesso gástrico	Não	Sim
Desenho do balonete	Pressão de selo moderada	Pressão de selo elevada
Bloqueador de mordedura	Não	Sim
Tubo de via aérea	Cilíndrico	Plano, achatado ou elíptico
Opções de inserção	Menor	Maior

Tabela 10.2. Características do dispositivo supraglótico ideal

- Constituir um *bypass* eficiente das vias aéreas superiores
- Possuir espaço morto mínimo
- Impor baixa resistência ao fluxo de gases
- Apresentar rápida curva de aprendizado
- Ser estável após sua inserção
- Oferecer risco mínimo ou ausente de broncoaspiração
- Apresentar canal de drenagem gástrica
- Possibilitar selo adequado de vias aéreas superiores durante ventilação com pressão positiva intermitente
- Possuir balonete de alta complacência e baixa pressão
- Ter baixa morbidade, ser descartável e isento de látex

Tabela 10.3. Classificação dos dispositivos supraglóticos

Dispositivos extraglóticos com 1 balonete insuflável periglótico • Família Aura (AMBU) • Air-Q (Cookgas) • Vital Seal (GE Healthcare) • Dispositivo da família da LMA (LMA Company) • Máscara laríngea da Soft Seal (Portex) • Máscara laríngea Sheridan (Teleflex)
Dispositivos extraglóticos com balonete não insuflável, pré-moldado • I-Gel (inter-surgical) • Slipa (Slipa Medical) • Sem obturador esofagiano • Com obturador esofagiano
Dispositivos extraglóticos com 2 balonetes infláveis • Família do tubo laríngeo (King Systems) • Combitube (Nellcor) • Rusch Easy Tube (Teleflex)
Dispositivo extraglótico com 1 balonete faríngeo insuflável • Família da Cobra PLA (Pulmodyne)

Adaptado de Hernandez MR et al. Anest Analg 2012; 114:349.

Contexto Histórico

Em 1937, Leeh apresentou um novo dispositivo que, ao invés de penetrar dentro da traqueia, ficava fixado na orofaringe por meio de um *cuff* de borracha oco, permitindo a passagem de ar até à glote, tornando-se assim no primeiro dispositivo supraglótico (**Figura 10.1**).

Sua principal função era a de permitir o uso de um agente anestésico durante as cirurgias da face, cabeça e pescoço (Leech, 1937). Nesses casos, o uso da máscara facial não era opção devido à obstrução ao campo cirúrgico e por causa do vazamento dos gases anestésicos para o ar.

O tubo intratraqueal era extremamente invasivo para procedimentos tão simples e de curta duração. Assim, a via aérea de Leech mostrava-se uma alternativa viável, ainda com as vantagens de permitir um melhor controle anestésico do paciente ao efetuar um circuito fechado de circulação de gases e ao evitar a aspiração de corpos estranhos e sangue, resultantes da atividade cirúrgica (Leech, 1937).

Apesar de todos os argumentos a favor desse novo dispositivo, a verdade é que ele nunca ganhou a popularidade que os dispositivos supraglóticos viriam a ter quase cem anos após (Haridas, 2011).

Archie Brain, anestesiologista britânico, considerava que a conexão entre a via aérea anatômica e o tubo intratraqueal não era a ideal, devido ao posicionamento de um tubo na traqueia e à obstrução da orofaringe com um balão insuflado, delimitando assim a passagem de ar ao lúmen do tubo. Idealizou um dispositivo que formasse uma junção ponta a ponta (*end-to-end*), ao criar uma interface selada em volta de toda a laringe.

Em 1993, pela primeira vez, Archie Brain usou a sua "máscara laríngea". O desenvolvimento da máscara laríngea foi bastante semelhante ao da via aérea de Leech, apesar de estarem separados por quase 50 anos (Leech, 1937; Brain, 1993).

Porém, há uma diferença fundamental, que é importante salientar: a primeira ocluía a passagem de ar ao nível da orofaringe, enquanto a máscara laríngea forma uma selagem mesmo em volta da abertura laríngea. Assim, o dispositivo de Leech poderia facilmente resultar em insuflação gástrica se fosse usado com pressão positiva e nunca poderia evitar a aspiração pulmonar causada por regurgitação gástrica. Para além disso, o *cuff* faríngeo apenas ficava "preso" na orofaringe devido à pressão negativa gerada com a ventilação espontânea, dificultando seu uso em ventilação mecânica (Haridas, 2011). Deste modo, a máscara laríngea tornou-se uma alternativa muito mais adequada, providenciando mais versatilidade.

Assim surgiram os dispositivos supraglóticos da via aérea, a designação genérica mais utilizada na literatura para englobar todas as vias aéreas

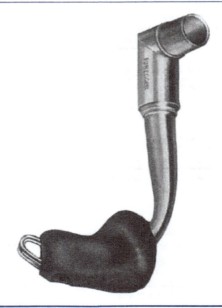

Figura 10.1. Via aérea de Leech. Fonte: Haridas, 2011.

artificiais para controle da ventilação, excluindo a máscara facial, o tubo intratraqueal e os tubos utilizados em traqueostomia.

Classificações dos Tipos de Dispositivos Supraglóticos

O primeiro autor a propor uma classificação foi Joseph Brimacombe, em 2004, após constatar que no século XXI tinham sido inventados em média dois novos DSG por ano. Esta classificação de Brimacombe é baseada em três critérios:
- Se o dispositivo tem ou não um *cuff* para selar a passagem de ar;
- Se deve ser inserido pelo nariz ou pela boca;
- A localização anatômica da porção mais distal do dispositivo, quando corretamente inserido, identifica três posições possíveis, tendo em conta os dispositivos disponíveis: laringofaringe, hipofaringe ou esôfago.

A maioria dos DSG utilizados na prática clínica encontra-se numa só categoria da classificação de Brimacombe, o que a torna inútil. Ironicamente, o autor rejeitou um dos critérios (localização do *cuff* após inserção) que poderia ter ajudado a que essa classificação tivesse mais utilidade na prática clínica.

Donald Miller propôs uma outra classificação, baseada no mecanismo de selagem, que é explicada pelo seguinte esquema (**Figura 10.2**).

Identificou assim três grandes grupos de dispositivos:
- Dispositivos com selagem perilaríngea com *cuff*;
- Dispositivos com selagem faríngea com *cuff*;
- Dispositivos anatomicamente pré-formados sem *cuff*.

Dentro de cada um destes grupos, descreveu ainda subclassificações numa tentativa de organizar o grande número de dispositivos em cada grupo, que se mostravas demasiados heterogêneos.

No grupo dos dispositivos com selagem perilaríngea, diferenciou os que apresentam "selagem direcional", tendo definido este termo como a apresentação de características de *design* ou de um *cuff* secundário que favorece num determinado sentido – exercer maior pressão na parede faríngea posterior, no caso da PLMA, por exemplo.

No grupo dos dispositivos de selagem faríngea, distinguiu os que têm um *cuff* secundário ao nível do esôfago, para melhor evitar a regurgitação, dos que o não têm. A maioria destes também apresenta um canal para o esôfago por onde é possível passar uma sonda de forma a drenar o conteúdo e minimizar o risco de aspiração pulmonar.

O grupo dos dispositivos anatomicamente pré-formados sem *cuff* não sofreu nenhuma subdivisão, possivelmente porque na altura da publicação havia apenas um dispositivo que se encaixava nele: o SLIPA.

Miller dividiu ainda cada um dos subgrupos em dispositivos reutilizáveis ou de uso único.

A classificação de Miller mostrou-se assim demasiado complexa, apesar de exaustiva. Seu uso na literatura é mínimo devido às suas múltiplas divisões e subdivisões.

Em 2011, TIM Cook apresentou uma nova classificação, mais simples, dividindo os DSG em apenas primeira ou segunda geração. A primeira geração engloba todos os dispositivos que têm por definição "tubo simples de passagem de ar" (*simple airway tube*). Podem proteger melhor ou pior do risco de aspiração pulmonar, mas não foram desenvolvidos com esse propósito e não apresentam características específicas para isso.

Os DSG de segunda geração são definidos como todos aqueles que foram desenvolvidos para ser seguros e principalmente minimizar o risco de aspiração. Os dispositivos que o autor identifica como sendo de segunda geração são: PLMA, i-Gel,

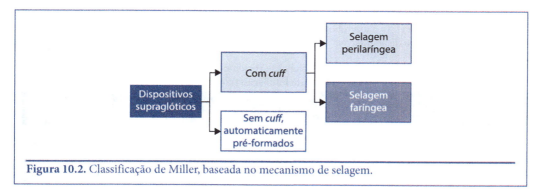

Figura 10.2. Classificação de Miller, baseada no mecanismo de selagem.

SLMA, LTS-II e SLIPA. Entretanto, foram desenvolvidos outros que também se encaixam na mesma definição, como o Baska e o 3gLM.

A classificação de Cook foi amplamente adotada na literatura.

Em 2014, Miller e Michálek fizeram uma revisão da sua classificação, tornando-a mais simples, mas não menos completa, salientando suas vantagens funcionais para a prática clínica. A principal vantagem é a de permitir, em caso de insucesso na inserção de um determinado DSG, selecionar outro de uma categoria diferente daquela a que pertence o primeiro, obtendo assim maior probabilidade de sucesso.

Na base da nova classificação de Miller, os dispositivos são divididos em três gerações e, de acordo com o mecanismo de selagem, em:
- Por insuflação, através de um *cuff*;
- Por bloqueio, através de uma forma anatômica que se acomoda aos tecidos (cunha);
- Por bloqueio por pressão, dependente da pressão do canal aéreo, que é transmitida ao elemento de selagem do dispositivo de modo que a medida que a pressão na via aérea aumenta e a pressão de selagem é também maior, proporcionando maior eficácia e segurança.

Quanto à localização de selagem, assume duas possibilidades:
- Perilaríngea, em volta das estruturas da laringe, sem as penetrar;
- Faríngea, mais concretamente ao nível da base da língua.

A **Tabela 10.4** sumariza a nova classificação de Miller e Michálek, com um exemplo em cada um dos grupos.
- **Laryngeal Mask Airway classic (cLMA):** apesar de não ter sido o primeiro dispositivo supraglótico, foi definitivamente o que causou mais impacto na prática clínica (**Figura 10.3**). É composto por uma máscara de formato oval, rodeada por um *cuff* insuflável, projetado para selar em volta da abertura laríngea. Duas bordas elásticas evitam que a epiglote obstrua a abertura para passagem de ar. Essa abertura leva a um tubo que pode ser ligado a um circuito de ventilação.

- **LMA Unique (uLMA):** É essencialmente a versão descartável da cLMA (**Figura 10.4**). Foi desenvolvida após estudos que demonstraram a existência de depósitos de proteínas em cLMAs após autoclavagem, pelo possível risco de transmissão de agentes infecciosos, nomeadamente príons.
- **LMA Flexible:** Este dispositivo supraglótico combina a máscara e *cuff* da cLMA com um tubo flexível, mais estreito e mais longo, reforçado com arame (**Figura 10.5**). Isso permite que o tubo seja afastado do campo cirúrgico sem remover a abertura de ar e o *cuff* da localização ideal. É particularmente útil para cirurgias maxilofaciais, de oftalmologia ou otorrinolaringologia (Webster et al., 1999; Choo et al., 2012). Está disponível em versões reutilizáveis e descartáveis.
- **LMA Fastrach:** Apesar de poder ser utilizada como um método para ventilação, sua principal finalidade é como instrumento para auxiliar a intubação em casos de difícil laringoscopia direta (**Figura 10.6**). Sua inserção é mais fácil do que a colocação de um tubo intratraqueal e permite a intubação às cegas, até com um tubo intratraqueal de tamanho 8 (Gerstein et al., 2010).
- **LMA ProSeal (PLMA):** Este dispositivo supraglótico é um desenvolvimento da cLMA, tem melhor selagem da via aérea através de um segundo *cuff* na região posterior; e foi o primeiro a oferecer trajeto separado ao trato gastrointestinal por meio de um orifício na extremidade distal da máscara e tubo de drenagem separado (**Figura 10.7**). O tubo da via aérea e o de drenagem gástrica estão unidos numa estrutura rígida à altura dos dentes para evitar obstrução se o paciente ocluir a boca. Essas características pretendem aumentar a eficácia e segurança da ventilação, oferecem uma forma de drenar o conteúdo gástrico, reduzem o risco de regurgitação e aspiração pulmonar e ajudam o seu posicionamento – ao passar uma sonda gástrica pela PLMA descobre-se facilmente o posicionamento incorreto se a sonda não avançar (Brain et al., 2000).
- **LMA Supreme (SLMA):** Semelhante à PLMA, tem um *cuff* modificado para obter melhor

Tabela 10.4. Nova classificação de Miller e Michálek, baseada no mecanismo e na localização de selagem. (+) inclui canal de drenagem gástrica; (I) permite intubação traqueal

Localização Mecanismo	Perilaríngea	Base da língua
1ª geração – insuflação	cLMA, PLMA (+)	Combitube (+)
2ª geração – pré-formados	i-Gel (+,I)	SLIPA (+)
3ª geração – pressão	Baska (+,I)	-

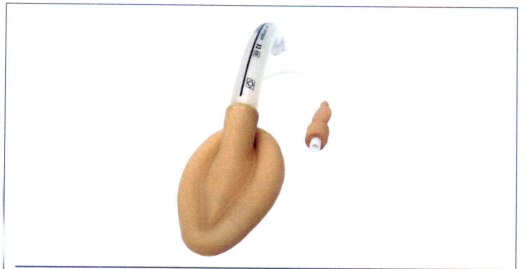

Figura 10.3. Máscara laríngea clássica. Fonte: Arquivo do autor.

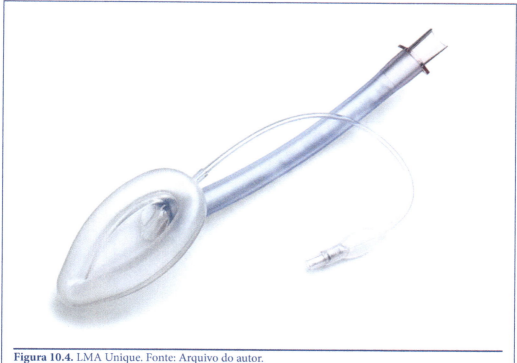

Figura 10.4. LMA Unique. Fonte: Arquivo do autor.

selagem da via aérea, um orifício para drenagem gástrica e bloqueio de dentada (**Figura 10.8**). Sua extremidade distal é reforçada para evitar que a ponta dobre, a curva acentuada e reforçada permite inserção mais fácil e mais estável, e é um dispositivo de uso único. Estudos demonstraram que a SLMA é idêntica à PLMA quanto ao sucesso de inserção, tempo de inserção e incidência de complicações.

Observaram-se também melhores resultados do que a cLMA em todos esses indicadores (Wong et al., 2012; Maitra et al., 2014b).

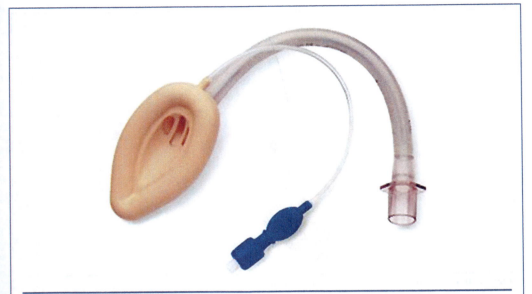

Figura 10.5. LMA Flexible. Fonte: Arquivo do autor.

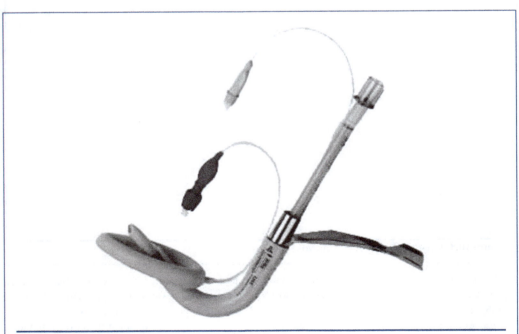

Figura 10.6. LMA Fastrach. Fonte: Arquivo do autor.

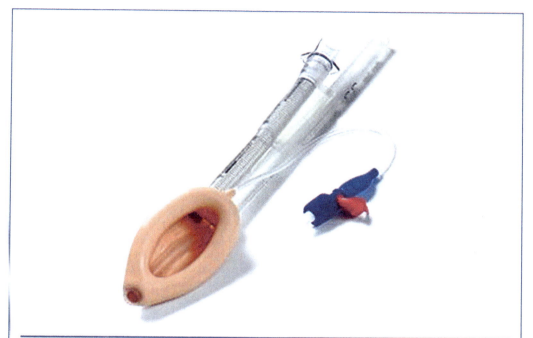

Figura 10.7. LMA ProSeal. Fonte: Arquivo do autor.

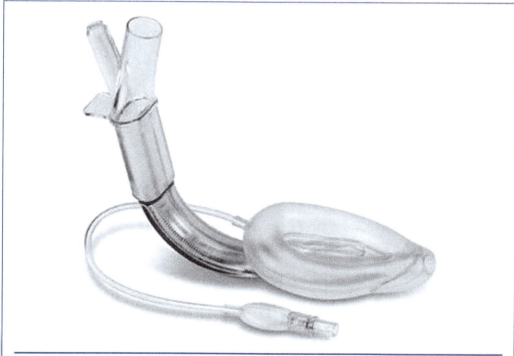

Figura 10.8. LMA Supreme. Fonte: Arquivo do autor.

- **Combitube:** consiste num tubo descartável, com duplo lúmen, que combina as características de um tubo intratraqueal e de uma sonda de drenagem gástrica. Possui dois *cuffs*: um proximal, maior, que deve ficar posicionado ao nível da base da língua; e outro distal, menor que pode ficar no esôfago ou na traqueia (**Figura 10.9**). Foi concebido para ser introduzido "às cegas", podendo a extremidade distal ser introduzida no esôfago (muito comum) ou na traqueia (mais raro). A ventilação é realizada bastando identificar a situação e conectar o lúmen correspondente à via aérea ao circuito de ventilação. Seu uso é limitado a situações de emergência, especialmente em contexto pré-hospitalar (Saeedi et al., 2014), mas também a casos em que as manobras de intubação não têm sucesso após tentativas e a ventilação com máscara facial é insuficiente (situações "não intubo, não ventilo") no hospital. Sua utilização por rotina durante anestesia geral não é recomendada, devido ao risco de lesões para inserção potencialmente traumática e pelas elevadas pressões dos *cuffs* (Agro et al., 2002).
- **King Laryngeal Tube (LT) e King Laryngeal Tube Suction II (LTS-II):** o LT consiste num tubo simples com um *cuff* orofaríngeo e em outro, menor, concebido para se posicionar ao nível do esfíncter esofágico superior (**Figura 10.10**). A diferença para o LTS-II é que este último possui um segundo lúmen que se abre no esôfago após o *cuff* distal. Embora seu uso seja recomendado para situações de emergência (Neumar et al., 2015), o mesmo não se aplica a cirurgias eletivas com anestesia geral, pois apresenta pior pressão de escape da via aérea e maior taxa de falência ventilatória que a PLMA (Kikuchi et al., 2008).
- **Cobra Perilaryngeal Airway (Cobra PLA):** a extremidade ventilatória distal tem uma forma afunilada e abre uma fenda para a passagem de ar (**Figura 10.11**). Possui também um grande *cuff* faríngeo e um tubo para ligação ao circuito de ventilação. É equiparável à cLMA em termos de facilidade e rapidez de inserção e pode ser usado em contexto de emergência (Hooshangi & Wong, 2008).
- **Streamlined Liner of the Pharynx Airway (SLIPA):** este é um DSG sem *cuff*, moldado para a forma da faringe, com diversos desníveis para o ancorar na posição ideal: uma saliência que se encaixa na base da língua e outra que se encaixa

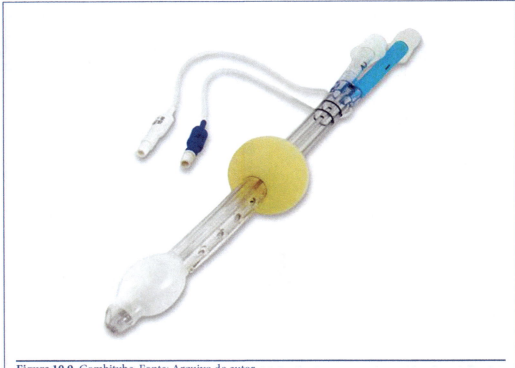

Figura 10.9. Combitube. Fonte: Arquivo do autor.

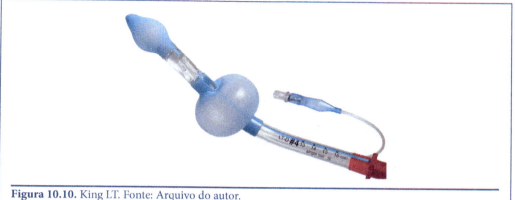

Figura 10.10. King LT. Fonte: Arquivo do autor.

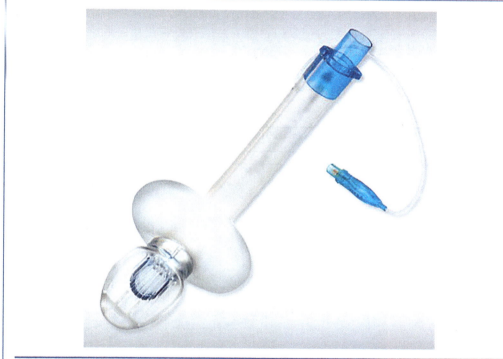

Figura 10.11. Cobra PLA. Fonte: www.pulmodyne.com.

na nasofaringe acima do palato mole (**Figura 10.12**). Possui ainda uma câmara oca para coleção de resíduo gástrico com capacidade para 50 mL. Este DSG foi desenvolvido para ser usado em procedimentos de anestesia geral de curta duração. Uma revisão sistemática recente concluiu que ele não é inferior à cLMA em diversos indicadores (facilidade de inserção, pressão de escape da via aérea, taxa de complicações) (Choi et al., 2015).

- **iGel:** à semelhança do SLIPA, o iGel não tem *cuff* e é fabricado a partir de um material flexível que se molda às estruturas anatômicas com o calor após inserção. Tem também um segundo lúmen para passagem de uma sonda gástrica (**Figura 10.13**). Vários estudos demonstraram não inferioridade em comparação com a cLMA e superioridade quanto ao tempo de inserção e à incidência de complicações (Polat et al., 2014; Park et al., 2015; Pournajafian et al., 2015).

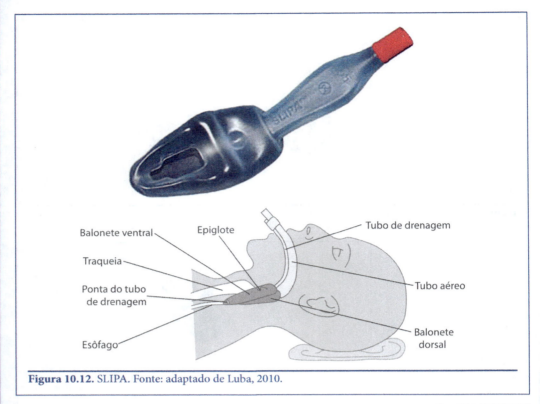

Figura 10.12. SLIPA. Fonte: adaptado de Luba, 2010.

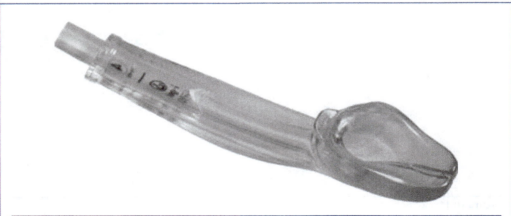

Figura 10.13. i-Gel. Fonte: Tratado de Anestesiologia SAESP. 7ª ed, São Paulo: Atheneu, 2011. pp.1301-22.

Dispositivos Supraglóticos mais Recentes

- **Baska Mask:** este é um dispositivo muito recente, que possui muitas das características dos DSG mais avançados e ainda outras inovações.

O pessoal é o fato de possuir um "*cuff* não insuflável", cujo interior é contínuo com o lúmen da via aérea. Em ventilação com pressão positiva, esse *cuff* dilata um pouco, o que pode melhorar a selagem, diminuindo o potencial para escape de ar e de gases anestésicos e tornando a ventilação mais eficaz. Isso também elimina os problemas relacionados a sobreinsuflação de um *cuff*.

Possui ainda um canal para drenagem de conteúdo gástrico e uma prega que permite curvar a ponta do dispositivo para facilitar a inserção (**Figura 10.14**).

- **3gLM:** os DSG 3gLM têm um "*cuff* não inflável", que se adapta aos acidentes anatômicos do paciente, mas também à pressão ventilatória (**Figura 10.15**). Possui dois canais de drenagem gástrica, para o caso de um ficar entupido (Michálek et al., 2015b).

A **Tabela 10.5** resume algumas características dos DSG descritos anteriormente.

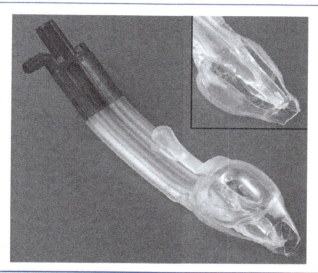

Figura 10.14. Baska Mask. Fonte: Alexiev, 2012.

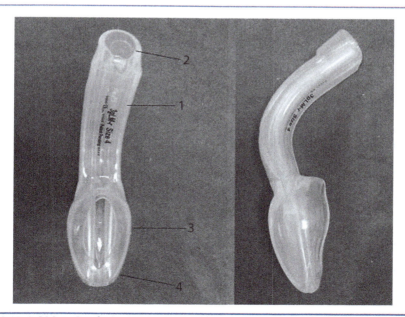

Figura 10.15. 3gLM. 1: Canal aéreo; 2: conector padrão, compatível com sistemas de ventilação; 3: *cuff* não inflável; 4: ponta reforçada. Fonte: Michálek, 2015b.

Tabela 10.5. Resumo de algumas características dos principais DSG

Dispositivo	Localização de selagem	Mecanismo de selagem	Proteção de aspiração	Versão descartável	Via para intubação
cLMA	Perilaríngea	Insuflável	Não tem	Não	Não
LMA Unique	Perilaríngea	Insuflável	Não tem	Sim	Não
LMA Flexible	Perilaríngea	Insuflável	Não tem	Sim	Não
LMA Fastrach	Perilaríngea	Insuflável	Não tem	Sim	Sim
LMA ProSeal	Perilaríngea	Insuflável	Canal de drenagem	Não	Não
LMA Supreme	Perilaríngea	Insuflável	Canal de drenagem	Sim	Não
Combitube	Base da língua	Insuflável	*Cuff* esofágico + canal de drenagem	Sim	Não
King LT	Base da língua	Insuflável	*Cuff* esofágico	Sim	Não
King LTS-II	Base da língua	Insuflável	*Cuff* esofágico + canal de drenagem	Sim	Não
CobraPLA	Perilaríngea	Insuflável	Não tem	Sim	Não
SLIPA	Base da língua	Cunha	Câmara de armazenamento	Sim	Não
i-Gel	Perilaríngea	Cunha	Canal de drenagem	Sim	Sim
Baska	Perilaríngea	Pressão	Canal de drenagem	Sim	Não
3g-LM	Perilaríngea	Pressão	Canal de drenagem	Sim	Não

Técnicas de Inserção da Máscara Laríngea

A realização da inserção da máscara laríngea se divide em quatro etapas: escolha adequada do material, posicionamento do paciente, preparação e inserção. Primeiramente, deve-se realizar a checagem do funcionamento do material escolhido: seringa adequada para insuflação do manguito, lubrificante, funcionamento do sistema bolsa-válvula-máscara, fonte de oxigênio e capnografia. Após adequados e checados os materiais, deve-se posicionar o paciente para inserção de máscara laríngea, lembrando sempre da retificação de vias aéreas nas faixas etárias pediátricas.

Posteriormente, inicia-se a fase de preparação para inserção, levando em conta a pré-oxigenação com oxigênio a 100% por máscara facial, o tamanho adequado da máscara laríngea, o funcionamento da mesma, a aplicação de lubrificante na superfície posterior do dispositivo e, se necessário, a aplicação de sedação para melhor procedimento.

A inserção da máscara laríngea pode ser comparada ao mecanismo de deglutição fisiológico, em que a língua arrasta o bolo alimentar seguindo a curva do palato e da parede posterior da laringe.

A inserção da máscara laríngea é de baixo grau de dificuldade, devendo ser sempre realizada por profissionais mais experientes com o uso do dispositivo.

Material Adequado

- Seringa de tamanho adequado para insuflação do manguito;
- Lubrificante hidrossolúvel;
- Máscara laríngea adequada;
- Sistema bolsa-válvula-máscara;
- Fonte de oxigênio;
- Detector de CO_2: capnografia;
- Material para intubação traqueal e *kit* de cricotireoidostomia.

Preparação

- Posicionar o paciente;
- Pré-oxigenação com O_2 a 100% com máscara facial;
- Escolher o tamanho apropriado da máscara laríngea;
- Testar vazamento do manguito da máscara laríngea;

- Desinsuflar completamente a máscara laríngea numa superfície plana;
- Aplicar lubrificante na superfície superior da máscara laríngea;
- Administrar droga sedativa ou hipnótica, se necessário.

Posicionamento

- Consiste numa ligeira flexão da cabeça, com extrema extensão desta em relação ao pescoço;
- Essa posição é alcançada por meio de um coxim de 8 a 10 centímetros colocado na região occipital, que permite o alinhamento do meado auditivo externo com manúbrio esternal. Essa posição foi descrita como HELP (*head elevated laryngeal position*).
- **Indução anestésica:** o propofol, nas doses de 2,0 a 3,0 mg/kg, atualmente é o agente indutor endovenoso de preferência para a inserção da máscara laríngea, já que, sozinho, é capaz de produzir rapidamente hipnose, atenuar os reflexos laríngeos e levar a um relaxamento mandibular adequado à passagem da máscara laríngea. Em crianças, essa dose é mais elevada, de 4 a 5 mg/kg. Pré-medicação adequada com opioides e uso endovenoso de lidocaína 1,0 a 1,5 mg/kg, 2 minutos antes da indução em casos em que ela não esteja contraindicada, pode reduzir significativamente a dor à injeção do propofol, além de minimizar reações reflexas indesejáveis à passagem e ao posicionamento da máscara laríngea.

Outros agentes indutores, como tionembutal, etomidato e benzodiazepínicos, podem ser utilizados, desde que sempre associados a pequenas doses de relaxantes musculares, visando melhor mobilidade mandibular, necessária às manobras de inserção da máscara laríngea. Estudos indicam que a succinilcolina, na dose de 0,5 mg/kg, até um total de 30 mg, tem se mostrado suficiente para um adequado relaxamento mandibular. Ao contrário do propofol, esses agentes hipnóticos isolados sem o uso de relaxantes ou complementação inalatória não oferecem bons resultados, podendo muitas vezes levar a espasmo ou tosse durante as tentativas de passagem da máscara laríngea. Em crianças, uma boa alternativa aos agentes endovenosos é a indução inalatória clássica, sob máscara facial com halogenados, de maneira análoga a uma intubação traqueal.

O tamanho correto da máscara laríngea para o paciente deve ser escolhido de acordo com a seguinte tabela:

Nº 1: RN a lactentes até 5 kg;
Nº 1,5: Lactentes de 5 a 10 kg;
Nº 2: Lactentes de 10 kg até pré-escolares de 20 kg;
Nº 2,5: Crianças de 20 a 30 kg;
Nº 3: Crianças/Adolescentes de 30 a 50 kg;
Nº 4: Adultos de 50 a 70 kg (geralmente mulheres/homem menor parte);
Nº 5: Adultos de 70 a 100 kg (geralmente homens/idosos – ausência de dentes).

Imediatamente antes da inserção, desinfle totalmente o manguito da máscara laríngea com o desinsuflador próprio ou contra uma superfície plana, procurando sempre manter suas bordas lisas e com formato uniforme (cuidado para não formar dobras). Caso a máscara laríngea apresente vazamento e não se mantenha desinsuflada, não a utilize, descartando-a prontamente. Verifique a transparência do tubo, a integridade do manguito pneumático e teste a válvula de retenção (**Figura 10.16**).

Da mesma maneira, lubrifique ambas as faces da máscara laríngea preferencialmente com geleia neutra hidrossolúvel (K-Y^mr) ou anestésica (lidocaína), com maior ênfase na face posterior (a fim de facilitar seu deslizar contra o palato e a curvatura posterior da faringe). Evite excesso de lubrificante na face anterior, o que poderia obstruir a abertura distal da máscara laríngea ou escorrer para a laringe desencadeando um laringoespasmo. Alguns autores desaconselham o uso de geleia contendo lidocaína, pois esta pode levar a um retardo no retorno dos reflexos protetores, importantes durante a remoção da máscara laríngea (**Figuras 10.17** e **10.18**).

Inserção da Máscara Laríngea

Sequência de inserção da máscara laríngea, até sua posição final, insuflada sobre as estruturas laríngeas (**Figura 10.19**).

Segure a máscara laríngea como se fosse uma caneta, mantendo o dedo indicador na junção do manguito e do tubo (**Figura 10.20**).

Estando a máscara laríngea corretamente alinhada, observa-se uma linha preta ao longo do tubo, indicando o lado posterior (convexo) da máscara laríngea, sempre em direção ao nariz do paciente. Essa linha serve como referência, apontando sempre em direção ao nariz do paciente (**Figura 10.21**).

Posicione a cabeça e o pescoço como que para uma intubação traqueal.

Mantenha o pescoço fletido e a cabeça estendida com uma mão, enquanto com a outra inicie a passagem da máscara laríngea, com sua abertura

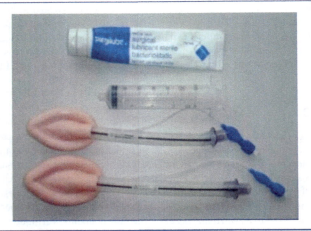

Figura 10.16. Máscaras laríngeas, seringa e lubrificante neutro hidrossolúvel.
Fonte: www.viaereadificil.com.br/mascara_laringea/ML-p/mascara_laringea.htm.

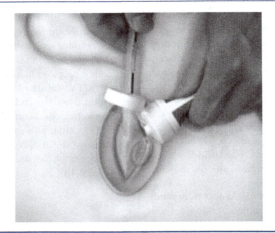

Figura 10.17. Lubrificação das faces da máscara laríngea com geleia neutra hidrossolúvel
Fonte: www.viaereadificil.com.br/mascara_laringea/ML-p/mascara_laringea.htm.

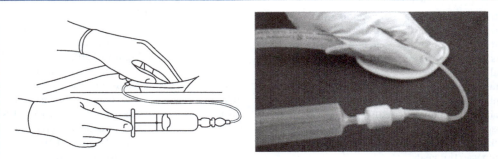

Figura 10.18. Desinflar totalmente o manguito da máscara laríngea com o desinsuflador próprio ou contra uma superfície plana. Fonte: www.viaereadificil.com.br/mascara_laringea/ML-p/mascara_laringea.htm.

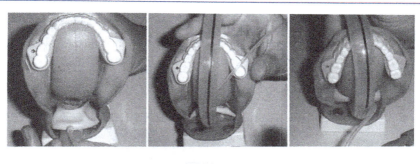
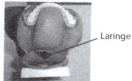

Figura 10.19. Sequência de inserção da máscara laríngea. Fonte: www.viaereadificil.com.br/mascara_laringea/ML-p/mascara_laringea.htm.

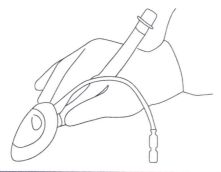

Figura 10.20. Posição para segurar a máscara laríngea. Fonte: www.viaereadificil.com.br/mascara_laringea/ML-p/mascara_laringea.htm.

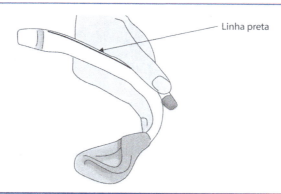

Figura 10.21. A linha preta é a referência para a posição da máscara laríngea.
Fonte: www.viaereadificil.com.br/mascara_laringea/ML-p/mascara_laringea.htm.

dirigida para a frente e o dorso aplanado contra os dentes incisivos do paciente. Em alguns casos, elevar a cabeça com um coxim facilita essas manobras (**Figura 10.22**).

A máscara laríngea deve ser introduzida com a ponta de seu manguito, pressionando o palato duro, de forma que, sua progressão para a hipofaringe se faça com o coxim da máscara laríngea deslizando contra o palato. Antes de prosseguir ainda mais com a inserção, deve-se verificar se a ponta da máscara não está dobrada, a fim de se minimizar eventuais traumas às estruturas da hipofaringe durante sua passagem.

Nesta fase, a máscara laríngea deverá estar quase paralela em relação ao paciente (**Figura 10.23**).

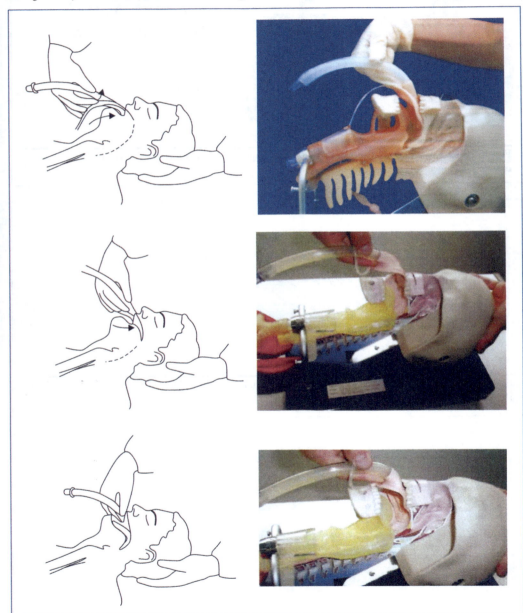

Figura 10.22. Posicionamentos de pescoço e cabeça para a passagem da máscara laríngea.
Fonte: www.viaereadificil.com.br/mascara_laringea/ML-p/mascara_laringea.htm.

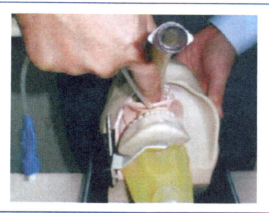

Figura 10.23. Máscara laríngea paralela em relação ao paciente.
Fonte: www.viaereadificil.com.br/mascara_laringea/ML-p/mascara_laringea.htm.

Normalmente, a mandíbula se desloca anteriormente apenas com o movimento da báscula da cabeça, expondo a cavidade oral. Se necessário, uma tração anterior complementar da mandíbula pelo próprio anestesista ou assistente pode facilitar ainda mais a passagem da máscara laríngea (**Figura 10.24**).

Com o dedo indicador ainda mantendo pressão contra o palato, empurre a máscara laríngea para baixo, de preferência em um único movimento rápido e confiante.

Durante esse avanço, a pressão da máscara laríngea tangenciando o palato e a parede faríngea deve ser conservada, evitando assim o contato da ponta da máscara laríngea com a epiglote, o que poderia traumatizá-la.

Deve-se buscar com essa manobra, inserir a máscara laríngea o mais profundamente possível na hipofaringe (**Figura 10.25**).

Em seguida, com a máscara em posição (use a mão livre para segurar o tubo), retire o dedo indicador de dentro da cavidade oral do paciente e, ao mesmo tempo, introduza ainda mais a máscara laríngea, preferencialmente com um movimento único, até sentir uma resistência elástica. Nesse ponto, a máscara laríngea deverá estar corretamente posicionada, com seu extremo posicionado no esfíncter esofágico superior (**Figuras 10.26, 10.27 e 10.28**).

Em seguida, insufle o manguito da máscara. Normalmente, é utilizada a metade do volume preconizado pelo fabricante. Certifique-se se o posicionamento da linha central do tubo, entre os incisivos centrais, está correto e se não há vazamento. Fixe o tubo da máscara laríngea de maneira adequada. Existe recomendação do fabricante de limitar a insuflação do balonete com uma pressão < 60 cmH$_2$O

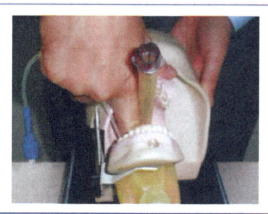

Figura 10.24. Tração anterior complementar da mandíbula pode facilitar a passagem da máscara laríngea. Fonte: www.viaereadificil.com.br/mascara_laringea/ML-p/mascara_laringea.htm.

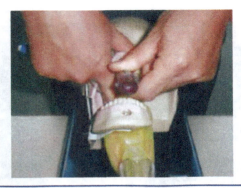

Figura 10.25. Inserção da máscara laríngea o mais profundamente possível na hipofaringe
Fonte: www.viaereadificil.com.br/mascara_laringea/ML-p/mascara_laringea.htm.

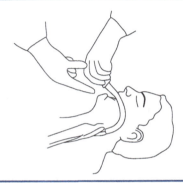

Figura 10.26. Retirada do dedo indicador de dentro da cavidade oral do paciente para melhor introdução da máscara laríngea. Fonte: Miller, 2014.

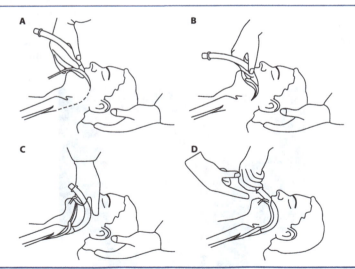

Figura 10.27. Técnica convencional de inserção da máscara laríngea. A: ponta do *cuff* é pressionada contra o palato duro; B e C: o dispositivo é avançado até se sentir resistência definitiva; D: a mão não dominante pressiona para o correto posicionamento. Fonte: Miller, 2014.

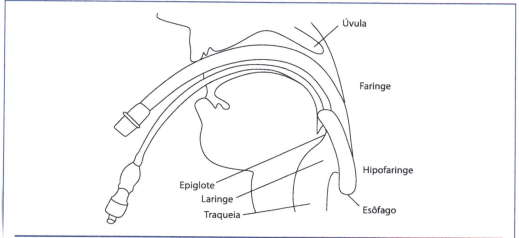

Figura 10.28. Posicionamento correto da máscara laríngea. Fonte: www.viaereadificil.com.br/mascara_laringea/ML-p/mascara_laringea.htm.

ou 44 mmHg. Essa pressão deve ser monitorada periodicamente, principalmente se o anestesiologista for utilizar óxido nitroso (N_2O) durante a anestesia, por causa do risco de expansão do balonete pela difusão do N_2O (**Figura 10.29**).

Durante esse enchimento, é normal se observar um retrocesso de 1 a 1,5 cm do tubo de silicone, devido ao acomodamento do coxim da máscara laríngea sobre as estruturas supraglóticas. Esse é um dos sinais de que a máscara laríngea está posicionada adequadamente.

Conecte o circuito ventilatório à máscara laríngea e assista gentilmente a ventilação com pressão traqueal menor que 20 cmH_2O, observando a expansão torácica e a ausculta pulmonar, para ter certeza do correto posicionamento da máscara laríngea.

É importante a ausculta da região cervical anterolateral para verificar a presença de ruídos anormais que podem indicar espasmo laríngeo ou anestesia em plano superficial (**Figura 10.30**).

A fixação da máscara laríngea é semelhante à de um tubo traqueal.

Um protetor antimordedura feito com um pequeno rolo de gaze deve ser colocado entre os dentes e lateralmente à máscara laríngea, de modo a evitar que o paciente morda o tubo da máscara laríngea, o que poderia causar obstrução respiratória e dano ao produto. O conjunto máscara laríngea e mordedor é envolto e fixo, por meio de um laço de esparadrapo. Essa fixação simples permite uma boa estabilidade da máscara laríngea, evitando que ela gire e saia de posição, além de impedir que o paciente a morda durante seu despertar.

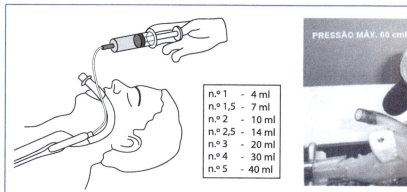
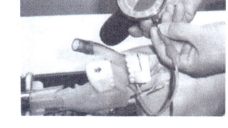

Figura 10.29. Monitoramento da insuflação do balonete, conforme recomendação do fabricante. Fonte: www.viaereadificil.com.br/mascara_laringea/ML-p/mascara_laringea.htm.

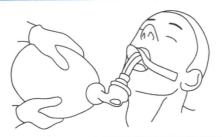

Figura 10.30. Atenção a ruídos anormais, que podem indicar espasmos laríngeos ou anestesia em plano superficial. Fonte: www.viaereadificil.com.br/mascara_laringea/ML-p/mascara_laringea.htm.

Atenção para o correto posicionamento da linha preta, que deverá estar e permanecer sempre alinhada com o nariz do paciente (**Figura 10.31**).

As máscaras laríngeas de primeira geração não dispõem de protetor antimordedura. Gazes enroladas com esparadrapo servem para essa finalidade, devendo ter diâmetro semelhante ao do tubo de ventilação da máscara laríngea empregada. Na fixação da máscara laríngea, a linha preta deve ficar entre os incisivos superiores (**Figura 10.32**).

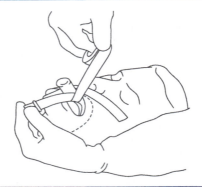

Figura 10.31. Manter posicionamento da linha preta, alinhada ao nariz do paciente. Fonte: www.viaereadificil.com.br/mascara_laringea/ML-p/mascara_laringea.htm.

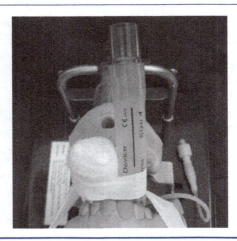

Figura 10.32. Gazes enroladas com esparadrapo servem como protetor antimordedura. Fonte: www.viaereadificil.com.br/mascara_laringea/ML-p/mascara_laringea.htm.

Teste de Medição de Fuga Aérea

Ausculta-se o paciente; a entrada de ar juntamente com a elevação inspiratória do tórax à inspeção são dados favoráveis. Verificam-se os traços capnográficos normais e consecutivos e fecha-se a válvula de pressão do circuito, fornecendo O_2 entre 3 a 5 L.min^{-1}. Deve-se observar a pressão da via aérea em que ocorre fuga de gás. Essa fuga é determinada escutando o escape de ar na boca do paciente ou utilizando um estetoscópio no pescoço ou um detector de CO_2 expirado colocado dentro da boca. A leitura da pressão de via aérea em relação à pressão de fuga nos informa qual é a margem remanescente que garante ausência de fuga nesse paciente. Alguns aspectos importantes devem ser observados: plano anestésico adequado, os fluxos administrados devem ser lineares, sem turbulência e o volume corrente (VC) calculado não deve exceder 8 mL/kg.

Teste das Bolhas

Esse teste é utilizado para determinar a separação do trato digestivo do respiratório. É uma prova simples, que consiste em colocar uma pequena gota do gel neutro sobre o extremo proximal do tubo de drenagem gástrica; o gel deve permanecer estável durante os ciclos respiratórios. Caso o ar expulse a gota de gel, é um sinal de que parte do VC administrado está escapando, demonstrando que a ponta do dispositivo não está corretamente posicionada no esôfago (segundo selo anormal) e a fuga aérea está retornando pelo tubo de drenagem, empurrando a bolha ao final do ciclo inspiratório (**Figura 10.33**). A separação dos tratos se define quando o gel não é expulso durante o ciclo respiratório.

Teste de Depressão Supraesternal

Também chamado de teste de localização da ponta do dispositivo, consiste em fazer uma leve pressão na altura do espaço supraesternal do paciente ao mesmo tempo que se observa o movimento concordante de uma gota de gel neutro colocada sobre o extremo proximal do tubo de drenagem. Indica a posição correta da ponta do dispositivo, atrás da cartilagem cricoide, que em um adulto deve estar na altura do esfíncter esofágico superior, que é coincidente com o espaço supraesternal (**Figura 10.34**).

Passagem de Sonda Gástrica através do Tubo de Drenagem

Habitualmente, é conseguido com muita facilidade, permitindo deste modo confirmar também a posição correta do dispositivo (**Figura 10.35**). É importante que a ponta da sonda gástrica não se enrole e habilite uma drenagem passiva ou ativa de ar e secreções digestivas residuais.

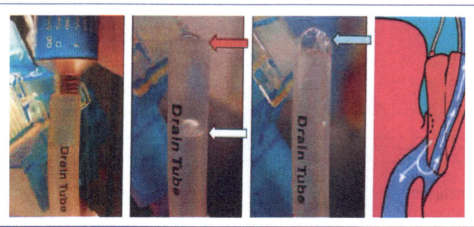

Figura 10.33. Teste de fuga aérea. Após colocar uma gota de gel, uma pequena variação na bolha pode ser observada, porém, com a máscara laríngea incorretamente posicionada, o escape aéreo causa a saída completa do gel do canal de drenagem gástrica. Fonte: arquivo pessoal do autor.

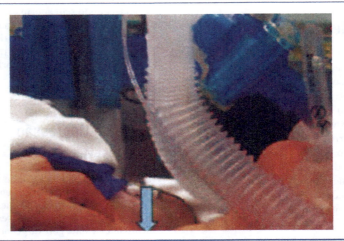

Figura 10.34. Teste da pressão supraesternal. A pressão realizada na fúrcula esternal causa pequeno movimento de vai-e-vem no gel. Fonte: arquivo pessoal do autor.

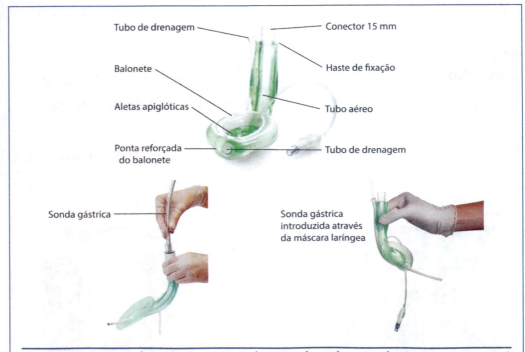

Figura 10.35. Passagem de sonda gástrica. Fonte: http://quadromed.com/product/airway-management/

Conclusão

Os dispositivos supraglóticos da via aérea tornaram-se nos últimos anos uma ferramenta indispensável nos cuidados anestésicos e no controle de vias aéreas difíceis ou associadas a emergências respiratórias.

Constituem uma opção importante para a ventilação difícil em situações pré e pós-hospitalar e podem ser utilizados como via para intubação traqueal ou em alternativa à máscara facial devido ao melhor desempenho ventilatório.

Ao contrário do tubo intratraqueal, que mantém suas características inalteradas há décadas, os dispositivos supraglóticos ainda se encontram em desenvolvimento, com o surgimento de novos modelos todos os anos.

Apesar das dificuldades em encontrar um DSG perfeitamente adaptado a todas as situações, o conhecimento sobre os diversos modelos disponíveis e as suas características individuais é essencial para servir de base ao seu uso adequado e para maximizar a eficácia e segurança das intervenções.

Dentre todos os dispositivos supraglóticos de segunda geração, a PLMA permanece a melhor opção em relação à sua característica de eficiência e segurança, em usos clássicos e avançados para controle da via aérea de rotina ou na via aérea difícil.

Referências Bibliográficas

1. Miller DM, Camporota L. Advantages of ProSeal and SLIPA airways over tracheal tubes for gynecological laparoscopies. Can J Anaesth 2006;53(2):188-93.
2. Ramachandran SK, Kumar AM. Supraglottic airway devices. Respir Care 2014;59(6):920-31.
3. Miller DM. A proposed classification and scoring system for supraglottic sealing airways: a brief review. Anesth Analg 2004;99(5):1553-9.
4. Cook T, Ben Howes B. Supraglottic airway devices: recent advances Continuing Education in Anaesthesia. Crit Care Pain 2011;11(2):56–61.
5. Brimacombe J. A proposed classification system for extraglottic airway devices. Anesthesiology 2004;101(2):559.
6. Cook T, Woodall N, Frerk C. 4th National Audit Project of the Royal College of Anaesthesists and the Difficult Airway Society: Major complications of airway management in the United Kingdom, 2011.
7. Miller RD, Cohen NH, Eriksson LI, Fleisher LA, Wiener-Kronish JP, Young WL. Miller's Anesthesia – Eight Edition. Elsevier Saunders, 2014.
8. Miller DM, Youkhana I, Karunaratne WU, Pearce A. Presence of protein deposits on 'cleaned' re-usable anaesthetic equipment. Anaesthesia 2001;56(11):1069-72.
9. Cook TM, Lee G, Nolan JP. The ProSeal laryngeal mask airway: a review of the literature. Can J Anaesth 2005;52(7):739-60.
10. Alexiev V, Ochana A, Abdelrahman D, Coyne J, McDonnell JG, O'Toole DP, Neligan P, Laffey JG. Comparison of the Baska(*) mask with the single-use laryngeal mask airway in low-risk female patients undergoing ambulatory surgery. Anaesthesia 2013;68(10):1026-32.

Bibliografia Recomendada

1. Almeida GJS. Utilização e tipos de dispositivos supraglóticos da via aérea: estado da arte (Dissertação de Mestrado), Porto, maio de 2016.
2. Asai T, Murao K, Shingu K. Efficacy of the laryngeal tube during intermittent positive-pressure ventilation. Anaesthesia 2000;55(11):1099-102.
3. Brain AI. The development of the Laryngeal Mask - a brief history of the invention, early clinical studies and experimental work from which the Laryngeal Mask evolved. Eur J Anaesthesiol Suppl 1991;4:5-17.
4. Brimacombe J, Berry A. Insertion of the laryngeal mask airway -- a prospective study of four techniques. Anaesth Intensive Care 1993;21(1):89-92.
5. Brimacombe J. The advantages of the LMA over the tracheal tube or facemask: a meta-analysis. Can J Anaesth 1995;42(11):1017-23.
6. Brimacombe J, Holyoake L, Keller C, Brimacombe N, Scully M, Barry J, Talbutt P, Sartain J, McMahon P. Pharyngolaryngeal, neck, and jaw discomfort after anesthesia with the face mask and laryngeal mask airway at high and low cuff volumes in males and females. Anesthesiology 2000;93(1):26-31.
7. Brimacombe J, Clarke G, Keller C. Lingual nerve injury associated with the ProSeal laryngeal mask airway: a case report and review of the literature. Br J Anaesth 2005;95(3):420-3.
8. Brimacombe JR. Laryngeal mask anesthesia: principles and practices. 2nd ed. Philadelphia: Saunders, 2005.
9. Cantinho FAF. Tubo esofágico auxiliando intubação traqueal: uma avaliação preliminar. Rev Bras Anestesiol 1998;48(5):382-9.
10. Cook TM. Novel airway devices: spoilt for choice? Anaesthesia 2003;58(2):107-10.
11. Cook TM, Macdougall-Davis SR. complications and failure of airway management. Br J Anaesth 2012;109:68-85.
12. Cook TM. Third generation supraglottic airway devices: an undefined concept and misused term. Time for an updated classification of supraglottic airway devices. Br J Anaesth 2015;115(4):633-4.

13. Cook TM, Kelly FE. Time to abandon the 'vintage' laryngeal mask airway and adopt second-generation supraglottic airway devices as first choice. Br J Anaesth 2015;115(4):497-9.

14. Drolet P. Management of the anticipated difficult airway -- a systematic approach: continuing professional development. Can J Anaesth 2009;56(9):683-701.

15. ECC Committee, Subcommittees and Task Forces of the American Heart Association, "2005 American Heart Association Guidelines for Cardiopulmonary Resuscitation and Emergency Cardiovascular Care." Circulation 2005;112(24):27.

16. Ferez D, Lutke C, Ortenzi AV et al. Intubação traqueal difícil. Sociedade Brasileira de Anestesiologia, 2003.

17. Hadberg CA. Benumof's Airway Management: Principles and Practice. 2nd ed. St. Louis: Mosby, 2007.

18. Moraes JMS, Pires OC. Dispositivos supra-glóticos de segunda geração; Guilhermo Navarro. Controle da via aérea. Sociedade Brasileira de Anestesiologia (SBA), Rio de Janeiro, 2012.

19. Keller C, Brimacombe J, Kleinsasser A, et al. Does the ProSeal laryngeal mask airway prevent aspiration of regurgitated fluid? Anesth Analg 2000;91(4):1017-20.

20. King C, Street MK. Twelfth cranial nerve paralysis following use of a laryngeal mask airway. Anaesthesia 1994;49(9):786-7.

21. LMA ProSeal Instruction Manual. Disponível em http://www.imana.com/pwpcontrol.phd?pwpID=4494.

22. Lopez-Gil M, Brimacombe J, Alvarez M. Safety and efficacy of the laryngeal mask airway. A prospective survey of 1400 children. Anaesthesia 1996;51(10):969-72.

23. Mallampati SR, Gatt SP, Gugino LD, et al. A clinical sign to predict difficult tracheal intubation: a prospective study. Can Anaesth Soc J 1985;32(4):429-34.

24. Marjot R. Pressure exerted by the laryngeal mask airway cuff upon the pharyngeal mucosa. Br J Anaesth 1993;70(1):25-9.

25. Miller DM. Third generation supraglottic airways: is a new classification needed? Br J Anaesth 2015;115(4):634-5.

26. Ortenzi AV. Avaliação pré-anestésica. In: Cangiani LM, Slullitel A, Potério GMB, et al. Tratado de Anestesiologia SAESP. 7ª ed, São Paulo: Atheneu, 2011. pp. 1301-22.

27. Practice guidelines for management of the difficult airway. A report by the American Society of Anesthesiologists Task Force on Management of the Difficult Airway. Anesthesiology 1993;78(3):597-602.

28. Reier CE. Bleeding, dysphagia, dysphonia, dysarthria, severe sore throat, and possible recurrent laryngeal, hypoglossal, and lingual nerve injury associated with routine laryngeal mask airway management: where is the vigilance? Anesthesiology 2004;101(5):1241-2.

29. Santos AP, Mathias LA, Gozzani JL, et al. Difficult intubation in children: applicability of the Mallampati index. Rev Bras Anestesiol 2011;61(2):156-8.

30. Smith I, Joshi G. The laryngeal mask airway for outpatient anesthesia. J Clin Anesth 1993;5(6 Suppl 1):22S-28S.

31. Stone BJ, Chantler PJ, Baskett PJ. The incidence of regurgitation during cardiopulmonary resuscitation: a comparison between the bag valve mask and laryngeal mask airway. Resuscitation 1998;38(1):3-6.

32. van Zundert A, Brimacombe J. The LMA Supreme -- a pilot study. Anaesthesia 2008; 63(2):209-10.

33. Walls RM, Murphy MF. Manual of Emergency Airway Management. Philadelphia: Lippincott Williams and Wilkins, 2004.

34. Wilkes A, Crawford D. Buyers guide. Laringeal mask. CEP08010. Disponível em: http://nhscep.useconnect.co.uk/CEPProducts/Catalogue.aspx?ReportType=Buyers'+guide. Acesso em 27.07.10. www.viaereadificil.com.br/mascara_laringea/ML-p/mascara_laringea.htm.

Dispositivos Infraglóticos

11

Janete Honda Imamura

Definição

Dispositivos infraglóticos são equipamentos utilizados com técnicas invasivas para manter as vias aéreas pérvias abaixo da região glótica após falhas de outras estratégias.

O acesso ao lúmen traqueal transcutâneo através da membrana cricotiroidea ou entre os anéis traqueais é a técnica de ventilação de resgate escolhida para pacientes em risco de hipóxia, em que não é viável estabelecer uma via aérea usando meios menos invasivos, como ventilação por bolsa-valva-máscara, laringoscopia direta ou indireta ou dispositivos supra e extraglóticos. Também é comum o manejo de via aérea difícil por meio de um dispositivo infraglótico associado a um supraglótico ou a manobras habituais de retificação de vias aéreas, tração mandibular, elevação do queixo e hiperextensão do pescoço, se possível.

Observações Anatômicas

A identificação dos pontos anatômicos principais para o sucesso do procedimento compreende, em sentido craniocaudal, a mandíbula, o assoalho da boca, o osso hioide, a membrana tiroidea, a cartilagem tireoide, a membrana cricotiroidea, a cartilagem cricoide e os anéis traqueais. Portanto, a membrana cricotiroidea está localizada na linha média anterior entre a borda inferior da cartilagem tireoide e a borda superior da cartilagem cricoide.

As pregas ou cordas vocais estão aderidas à superfície interna e anterior da cartilagem tireoide. O nervo laríngeo recorrente localiza-se entre a traqueia e o esôfago na altura da cartilagem cricoide e penetra na laringe posteriormente, sendo essencial a sua preservação para evitar a paralisia das cordas vocais.

A membrana é a porção mais superficial da via aérea subglótica na região anteromediana do pescoço e, às vezes, o espaço pode ser facilmente identificado na inspeção visual como uma depressão entre as cartilagens tireoide e cricoide, onde há somente uma fina camada de gordura subcutânea. Não existem artérias, veias ou nervos importantes na área da membrana cricotiroidea. Os vasos sanguíneos que se podem encontrar são as artérias cricotiroideias que correm na porção superior da membrana cricotireoidea e as veias jugulares (lateralmente à linha média).

Na criança, as estruturas mais proeminentes são o osso hioide e a cartilagem cricoide, em vez da proeminência laríngea. A cartilagem cricoide é situada mais cefalicamente do que em adultos, e a altura da membrana cricotiroidea é significativamente menor comparada à observada em adultos. O panículo adiposo no tecido subcutâneo é mais proeminente, as cartilagens tireoide e cricoide são muito próximas e somente entre 10 e 12 anos de idade serão semelhantes aos dos adultos. Além disso, a mucosa é mais frágil e mais solta, fazendo com que o edema e a laceração sejam mais prováveis e, portanto, com maior risco de estenose subglótica em crianças e adolescentes.

O espaço subglótico inicia-se abaixo das cordas vocais e se estende até a margem inferior da cartilagem cricoide. É o local de menor diâmetro interno, diferentemente dos adultos, onde o segmento mais estreito da via aérea é a abertura glótica. As cartilagens laríngea e cricoide formam uma circunferência completa, servindo como escudo às estruturas que lhes são posteriores. A cartilagem traqueal não é um anel completo e a parede posterior da traqueia e a parede esofágica ficam desprotegidas e suscetíveis a lesão durante a traqueostomia.

Indicações Gerais de Uso dos Dispositivos Infraglóticos

- Insuficiência respiratória por anormalidades ou dificuldades anatômicas com obstrução das vias aéreas acima da região infraglótica;
- Edema de estruturas de vias aéreas por infecção, reação alérgica ou imunológica, queimadura térmica ou química, pós-cirúrgico e edema glótico pós-extubação;
- Corpo estranho em laringe que não pode ser removido rapidamente;
- Obstrução da via aérea por hemorragia maciça incontrolável nasal ou da cavidade bucal;
- Trauma maxilofacial ou queimadura facial grave.

Há alguns preditores de dificuldades que também podem aumentar o risco de complicações, que são: dificuldade na identificação da membrana cricotiroidea ou traqueia, pescoço curto ou grosso, via aérea deslocada ou de difícil posicionamento, patologia local associada como inflamação, escaras, induração, pós-radiação, cicatrizes pós-trauma ou pós-cirúrgicas, enfisema subcutâneo, tumorações no local como hematomas, abscessos ou tumores.

O ultrassom "point of care" também tem sido utilizado para orientar o acesso seguro à traqueia, evitar grandes vasos sanguíneos, avaliar a mobilidade da corda vocal, identificar sinais indiretos de ventilação e ajudar a determinar a presença, a natureza e o nível anatômico do comprometimento das vias aéreas. A ausência de radiação e a necessidade de sedação, geralmente necessária durante outros procedimentos de imagem, além do fato de ele ser mais acessível e econômico, favorecem a sua utilização. No entanto, a imagem ultrassonográfica das estruturas das vias aéreas, como a laringe e a traqueia, é limitada pela presença de uma interface ar-tecido que permite pouca ou nenhuma transmissão do sinal do ultrassom.

Cricotireotomia

A cricotireotomia, também conhecida como cricotireoidotomia ou cricotirotomia, é o estabelecimento de uma comunicação temporária entre a via aérea e a pele por meio da membrana cricotiroidea. Pode ser feita por punção (com uma agulha/cateter), por dilatação percutânea (por meio de um fio-guia por técnica de Seldinger) ou por dissecção aberta (incisão com colocação de um tubo).

Em geral, é um procedimento infrequente e de emergência, realizado em pacientes com insuficiência ventilatória grave, com saturação de oxigênio decrescente, no cenário de "não consigo intubar, não consigo ventilar", que não podem ser ventilados por bolsa-valva-máscara ou dispositivo supraglótico, nem intubados ou que representam um risco inaceitável e quando uma traqueostomia seria demorada ou difícil de ser realizada. **Saber quando proceder à cricotireotomia após falha na tentativa de obter uma via aérea representa o princípio fundamental no manejo emergente das vias aéreas**, pois as tentativas repetidas de laringoscopia e intubação estão associadas a aumento das complicações.

As vantagens da cricotireotomia consistem na sua simplicidade técnica e na necessidade de equipamento mínimo, além de apresentar menor risco de hemorragia, envolvendo menos estruturas nobres do pescoço e com menor exigência de hiperextensão do pescoço, fato relevante em pacientes com possível lesão vertebral cervical.

A desvantagem da cricotireotomia, por punção em especial, é que o sistema de ventilação geralmente é menos eficiente, havendo risco de hipercarbia e barotrauma. Outra desvantagem é que após a realização dessa técnica, considerada uma via aérea transitória e de resgate, é importante iniciar o estabelecimento de uma via aérea mais definitiva, por meio da intubação ou de uma traqueostomia formal.

Tipos

Cricotireotomia com agulha/cateter (Figuras 11.1 e 11.2)

A técnica por punção é a de escolha no paciente pediátrico, sendo aconselhável evitá-la em menores de 5 anos. Como a anatomia da laringe neonatal difere marcadamente da de crianças mais velhas, a punção da traqueia na linha média, mais abaixo do nível da cartilagem tireoidea (não através da membrana cricotiroidea) pode ser mais segura. A ventilação transcricoide a jato é a única técnica emergencial de resgate subglótico que é recomendada nessa faixa etária. A idade limite a partir da qual é seguro realizar a cricotireotomia não é controversa. A cricotireotomia por agulha pode ser realizada em pacientes de qualquer idade, mas é considerada preferível em lactentes e crianças até 10 a 12 anos. Quando a punção cricotiroidea é contraindicada ou impossível, pode-se realizar a ventilação a jato transtraqueal entre os anéis traqueais, embora isso possa resultar em maior risco de complicações.

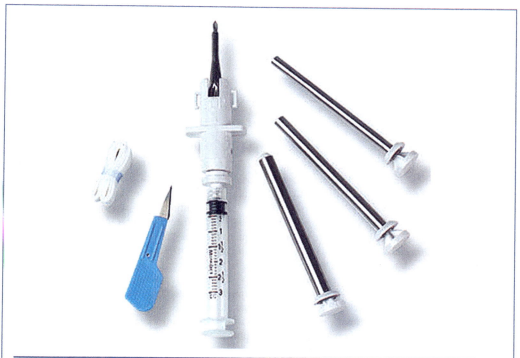

Figura 11.1. Dispositivo de cricotireotomia Nu-Trake (Smiths Medical International, Hythe, Kent, Reino Unido). Fonte: https://maharashtra.all.biz.

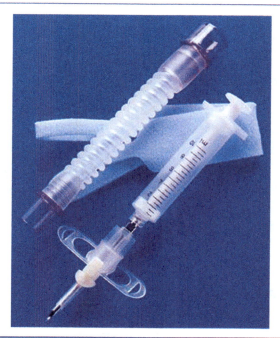

Figura 11.2. Dispositivo de cricotireotomia Rusch QuickTrach (Teleflex Medical, Durham, NC). Fonte: https://www.lifemedicalsupplier.com.

Os cateteres que podem ser utilizados incluem cateteres venosos centrais de calibre 5 a 7 French para crianças ou cateteres periféricos de calibres 12 a 18G ou cateteres de cricotireotomia disponíveis comercialmente.

Para a punção, a técnica geral é semelhante à canulação venosa periférica. O cateter é inserido através da membrana cricotiroidea para fornecer uma via que permita a administração de oxigênio para melhorar a hipóxia.

Embora a colocação de um cateter transcricoide seja mais simples e mais rápida do que o método da cricotireotomia cirúrgica, a ventilação transtraqueal requer uma técnica de ventilação não padronizada usando instrumentos adaptados, geralmente devido à falta dos equipamentos especializados e com maior risco de barotrauma e hipoventilação. Por causa do receio da retenção de dióxido de carbono, a ventilação transtraqueal percutânea tem sido utilizada por curto prazo (em geral, menos de 45 minutos), como medida provisória de obtenção de via aérea. No entanto, quando a oxigenação é obtida adequadamente, mesmo níveis relativamente altos de hipercarbia podem ser bem tolerados, até por algumas horas, enquanto se providencia um acesso mais seguro das vias aéreas.

Cricotireotomia percutânea dilatacional (Figura 11.3)

A cricotireotomia de cânula percutânea é tida como técnica de primeira linha para acesso de emergência nas vias aéreas na faixa etária de 1 a 8 anos que utiliza a técnica de Seldinger. Em caso de falha no local de uma cricotireotomia de cânula percutânea, ou falha de oxigenação através dele, deve-se realizar uma cricotireotomia cirúrgica ou uma traqueostomia com a colocação de um tubo endotraqueal de tamanho adequado para permitir ventilação.

Há dispositivos disponíveis comercialmente para passagem de cateteres transcutâneos específicos por meio de fio-guia e dilatador.

Cricotireotomia cirúrgica

A cricotireotomia abrange o corte cirúrgico até a membrana cricotiroidea e a inserção de um tubo traqueal de tamanho apropriado.

A cricotireotomia cirúrgica geralmente é contraindicada em crianças menores devido às pequenas dimensões da membrana cricotiroidea e à dificuldade encontrada na identificação de pontos cirúrgicos.

A cricotireotomia cirúrgica é considerada o método de intervenção preferencial em via aérea nas situações de emergência, na qual se faz uma incisão na membrana cricotiroidea e é passada uma cânula, sendo geralmente de escolha em adultos e em crianças maiores de 10 a 12 anos.

A técnica de ventilação na cricotireotomia por agulha/cateter através de punção pode utilizar a ventilação de baixa pressão ou de alta pressão (também denominada à jato transtraqueal).

Fatores como a resistência das vias aéreas, a complacência torácica e o tamanho do paciente influenciam a pressão que será necessária. Por esse

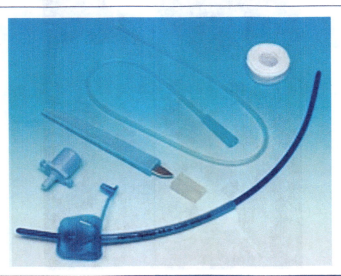

Figura 11.3. Dispositivo para cricotireotomia percutânea dilatacional Mini-Trach II (Smiths Medical Ltd, Hythe, Reino Unido). Fonte: http://shop.helbig.de.

motivo, recomenda-se começar com baixa pressão e aumentar de acordo com a resposta clínica, a fim de reduzir o risco de barotrauma. Deve-se observar de perto o grau e a simetria da expansão e retração torácica, bem como ouvir a saída de gás pela boca, ou usar um estetoscópio na região da laringe.

Embora existam equipamentos especializados para esse tipo de oxigenação, incluindo *kits* de ventilação à jato transtraqueal pré-montados, estes geralmente não estão disponíveis nos serviços de emergência, razão pela qual são utilizados os métodos de oxigenação com sistemas de baixa e alta pressão, pois empregam acessórios de fácil obtenção no serviço de emergência, com adaptadores improvisados para conexão ao cateter.

A oxigenação com sistema de baixa pressão pode ser o único sistema disponível e inclui:
1. Ventilação espontânea: Aconselha-se também a administração de oxigênio com um sistema de bolsa de ressuscitação-máscara facial, uma vez que pode ocorrer alguma troca de gás através da via aérea superior.
2. Oxigenação apneica: Mesmo que o paciente esteja apneico, o oxigênio pode ser administrado por meio de um cateter traqueal com fluxos relativamente baixos (5-10 L/min) e baixas pressões.
3. Circuito da máquina de anestesia.
4. Uso de dispositivo de ressuscitação tipo bolsa-valva-máscara de ventilação (ressuscitador manual): preferível em crianças menores de 5 anos, permitindo uma certa oxigenação, embora a ventilação seja deficiente (as crianças toleram hipercarbias severas).

Três interfaces podem ser estabelecidas entre a bolsa de ressuscitação e o cateter:
- Conectar a seringa de 3 mL ao cateter de punção traqueal. Inserir o adaptador de 15 mm do tubo endotraqueal de 7,5 mm de diâmetro interno na extremidade aberta da seringa, sem o êmbolo, mantendo o adaptador de 15 mm conectado ao tubo endotraqueal que será acoplado à bolsa.
- Inserir o adaptador de um tubo endotraqueal de 3,0 ou 3,5 mm de diâmetro interno diretamente no cateter de punção traqueal, mantendo o adaptador conectado ao tubo endotraqueal que será acoplado à bolsa.
- Conectar uma seringa de 10 ou 20 mL ao cateter de punção traqueal. Inserir um tubo endotraqueal de 6,5, 7,0 ou 7,5 mm de diâmetro interno com balonete pneumático (*cuff*) na extremidade aberta da seringa, sem o êmbolo e insuflar o *cuff* até criar uma vedação adequada, evitando vazamentos, mantendo o adaptador de 15 mm conectado ao tubo endotraqueal que será acoplado à bolsa (**Figura 11.4**).

Depois de estabelecer a interface do adaptador conectado à bolsa de ressuscitação, a bolsa deve ser comprimida vigorosamente e o fluxo de oxigênio na bolsa deve ser alto. A pressão na bolsa será alta devido à resistência.

Para crianças com menos de 2 anos de idade, uma bolsa manual deve ser utilizada. A ventilação a jato é desencorajada devido ao grande risco de barotrauma e de efeitos vagais. É aconselhável que um segundo auxiliar promova tentativas como a tração da mandíbula, a colocação de dispositivo orofaríngeo ou supraglótico em via aérea, para permear a

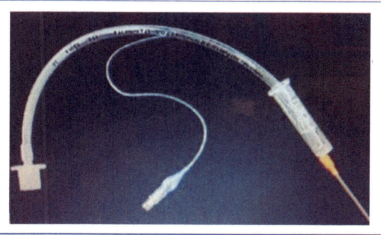

Figura 11.4. Adaptação de tubo com *cuff* insuflado inserido em seringa conectada a cateter. Fonte: https://www.misodor.com.

via aérea antes que o gás seja insuflado, para minimizar o risco de barotrauma (**Figura 11.5**).

Infelizmente, essa configuração pode ser facilmente desconectada devido às adaptações e a ventilação com bolsa manual é insuficiente porque não consegue gerir fluxo de oxigênio suficiente e não ventila o paciente. É uma opção em situações extremas e é aconselhável converter em um sistema de alta pressão ou uma via aérea mais formal o mais rápido possível.

A oxigenação com sistema de alta pressão ou ventilação à jato utiliza uma fonte de alta pressão para fornecer oxigênio no lúmen traqueal.

As possíveis fontes de oxigênio de alta pressão podem ser:
- Qualquer saída de oxigênio por manômetro de parede que é fornecido às várias unidades hospitalares e é entregue ao leito por meio de tubos que são alimentados por uma fonte centralizada de oxigênio. O oxigênio é obtido por conexões específicas e um redutor de calibre é necessário para diminuir a pressão até o nível de desejado e um fluxômetro regula o fluxo de oxigênio. Para adolescentes é aconselhável um fluxo máximo de 15 L/min (50-58 psi) e para crianças menores, um máximo de 10 a 12 L/min (25-35 psi).
- Tanques ("torpedos") portáteis de oxigênio, em que o oxigênio é fornecido a partir de cilindros de oxigênio medicinal, utilizando medidores de vazão de fluxo.
- Equipamento de anestesia.

Existem duas maneiras pelas quais a ventilação à jato pode ser administrada: por um ventilador de jato controlado elétrico ou por um dispositivo injetor de jato ativado por gatilho manual, acionado manualmente, que é o mais utilizado.

A ventilação à jato de alta pressão por meio de um equipamento elétrico inclui métodos que usam uma pistola especializada de injeção a jato transtraqueal que utiliza ventilação a volume regulada por pressão, através de uma fonte de oxigênio de alta pressão (por exemplo, Manujet® IIITM VBM Medical, Sulz, Alemanha e o Sanders), de uso menos frequente.

Um sistema manual adaptado pode ser fornecido por meio de um manômetro com fluxômetro de oxigênio montado na parede combinado com um sistema temporário utilizando um conector em Y ou de 3 vias ("torneirinha"), conectando o cateter diretamente ao tubo de oxigênio, em que se poderá regular a oferta de oxigênio pela extremidade aberta (**Figura 11.6**).

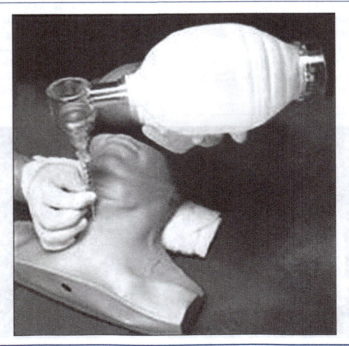

Figura 11.5. Ventilação de baixa pressão adaptada com bolsa de ressuscitação. Fonte: http://www.viaaereadificil.com.br.

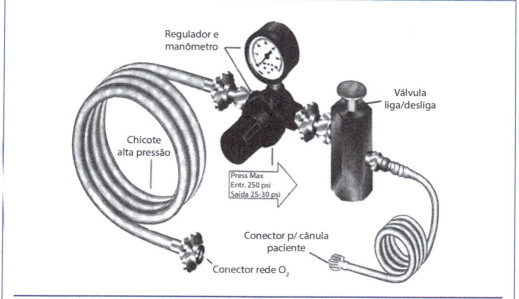

Figura 11.6. Sistema para ventilação a jato transtraqueal. Fonte: http://www.viaaereadificil.com.br.

É possível elaborar um sistema de alta pressão para ventilação percutânea conectando a seringa de 3 mL, sem o respectivo êmbolo, a um adaptador de 15 mm retirado de um tubo orotraqueal de 7,5 mm de diâmetro interno. Esse adaptador é conectado ao um cotovelo conector de plástico de 90 graus com a outra via conectada na mangueira de oxigênio, que pode ser acoplada à fonte de oxigênio. Esse sistema deve ter um orifício para se poder liberar manualmente a pressão durante e após a inspiração. O fluxômetro de oxigênio também pode ser conectado ao sistema da cânula na membrana cricotiroidea por meio de um tubo de oxigênio que é também unidirecional, mas a incorporação de um conector em Y ou de 3 vias permite o fluxo bidirecional e a liberação de pressão durante a expiração passiva do paciente.

É essencial que o cotovelo do conector de plástico tenha um orifício de saída ou que o tubo de oxigênio tenha um conector em Y ou de 3 vias para controle do oxigênio, que possa ser ocluído manualmente. Assim, quando o orifício não estiver ocluído, após conectar todo o sistema com o fornecimento de oxigênio à cânula, o oxigênio não fluirá para a via aérea e, em vez disso, escapará por esse orifício, oferecendo menos resistência. Somente quando o operador ocluir o orifício da porta o oxigênio fluirá com alta pressão na cânula e, portanto, na via aérea. Assim, a ventilação é controlada por meio de controle manual da ventilação. Esse sistema suporta os 50 psi de pressão de saída de oxigênio da rede de parede, tanque ou do equipamento de anestesia, e fornece o fluxo de oxigênio necessário para manter um volume corrente satisfatório (**Figura 11.7**).

Ventilação

Todos esses suprimentos fornecem oxigênio a altas pressões, de modo que o risco de barotrauma é grande, devendo-se ficar atento para administrar o fluxo intermitente. Se não houver saída do ar insuflado, o aumento progressivo da pressão intratorácica pode gerar uma alteração hemodinâmica grave. A situação pode ser ainda mais crítica se houver uma oclusão supraglótica completa com alto risco de barotrauma.

A ventilação à jato de baixa frequência (ventilação com frequências inferiores a 40 respirações/min) é a técnica mais comumente empregada. Iniciar com uma ventilação regular com relação inspiração/expiração (I:E) de 1:4 a 1:5 e, em geral, é aconselhável utilizar frequências respiratórias baixas (6-14 respirações/min) em pacientes sem obstrução completa da via aérea superior, realizando oclusão intermitente na via, no conector em Y. Qualquer hipercapnia que se desenvolver pode ser tolerada durante 10-14 minutos, sem efeitos adversos significativos. Nos pacientes com obstrução completa ou parcial da via aérea superior, deve-se deixar um tempo expiratório maior, utilizar fluxos e pressões de oxigênio menores, bem como

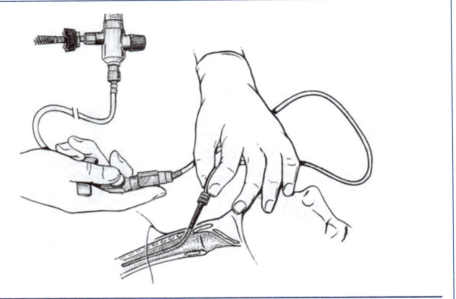

Figura 11.7. Ventilação a jato transtraqueal controlada manualmente. Fonte: http://www.advances-in-medicine.net.

tentar utilizar cateteres de diâmetro interno maiores. Assim, deve-se ajustar a relação I:E para 1:8 a 1:10 com a frequência respiratória em 5 a 6 respirações por minuto para reduzir o risco de barotrauma pulmonar, permitindo um tempo expiratório maior, pois quando existe um grau de obstrução das vias aéreas superiores a expiração passiva completa pode ser prolongada por até mais de 4 segundos, possivelmente o suficiente para evitar o fenômeno de auto-PEEP e hiperinflação dinâmica. No entanto, essa ventilação por meio de cateter apenas será eficaz por até cerca de 45 minutos, devido ao acumulo de CO_2 e sua retenção significativa limita sua eficácia, especialmente nos casos suspeitos de hipertensão intracraniana.

Contraindicações à Cricotireotomia

Absolutas

- Manutenção de via aérea por meio de medidas menos invasivas, como intubação orotraqueal ou nasotraqueal;
- Obstrução das vias aéreas abaixo da altura das cordas vocais (infraglótico) com impedimento da oxigenação e da ventilação.

Relativas

- Infecção local, infiltração local com tumor, incapacidade completa de identificação dos pontos anatômicos do pescoço anterior e distorções da laringe e traqueia;
- Indisponibilidade do equipamento necessário;
- Doença laringotraqueal pré-existente;
- Distúrbios de coagulação e plaquetopenia;
- Obstrução expiratória completa pela via aérea superior quando realizada por punção (risco de barotrauma por aprisionamento de ar);
- Crianças menores de 8 anos (menores de 8 anos apenas com agulha).

Complicações

- Complicações técnicas: torção/dobra, deslocamento ou ruptura da agulha/cateter, dificuldade expiratória, posicionamento incorreto com injeção de ar extraluminal, trauma direto pela ponta da agulha ou do cateter, erro técnico ou mau funcionamento do equipamento durante a ventilação e ventilação/oxigenação insuficiente com um cateter colocado corretamente;
- Barotrauma: enfisema subcutâneo, pneumotórax, pneumomediastino, pneumopericárdio;
- Periestoma: infecção, abscesso, formação de tecido de granulação, fibrose e estenose local;
- Hipercarbia e acidose respiratória por hipoventilação;
- Estenose subglótica (especialmente com infecções subjacentes, inflamação da laringe, cricotireotomia de longo prazo ou após intubação prolongada): como o diâmetro da via aérea da

criança é menor, mesmo estenoses pequenas podem causar importante impacto no fluxo de ar;
- Hemorragia no local de inserção ou na traqueia;
- Perfuração traqueal, esofágica ou de outras estruturas no pescoço ou tórax por trauma direto no procedimento;
- Fratura da cartilagem da tireoide;
- Disfunções temporárias e crônicas das cordas vocais;
- Rouquidão relacionada a tecido de granulação abaixo das pregas vocais;
- Disfagia;
- Odinofagia.

Traqueostomia

A traqueostomia refere-se à criação de uma comunicação entre a traqueia e a pele subjacente, realizada por técnica aberta ou percutânea, tradicionalmente reconhecida como padrão para a obtenção de uma via respiratória cirúrgica eletiva. Pode ser realizada em qualquer faixa etária, inclusive em crianças abaixo de 1 ano, sendo aconselhável realizá-la no centro cirúrgico, se possível com uma avaliação endoscópica das vias aéreas pré-cirurgica.

As artérias carótidas e as veias jugulares situam-se de cada lado da via aérea, assim o dispositivo deve se manter-se próximo à linha média. A traqueia membranosa, que não é protegida por anéis cartilaginosos, está localizada posteriormente. Atrás da traqueia membranosa está o esôfago, assim o dispositivo deve ser apontado tentando proteger a região posterior e em direção caudal durante a inserção.

A traqueotomia cirúrgica aberta clássica envolve acesso cirúrgico à via aérea através da parte inferior do pescoço anterior com dissecção aberta sob visão direta, mas recentemente está sendo substituída por técnicas de traqueostomia dilatacional percutânea. A utilização da broncoscopia com fibra óptica é sugerida para minimizar as complicações associadas à inserção dessa técnica.

A correta posição da cânula de traqueostomia é essencial, assim como a escolha do tipo de dispositivo (**Figura 11.8**).

Há vários tipos e marcas de cânulas utilizadas nas traqueostomias, com ou sem balonete (**Figura 11.9**). O tubo traqueal, que apresenta balonete, dispõe de um pequeno balão na via que possibilita monitorar o enchimento do balonete.

As cânulas metálicas geralmente não são utilizadas na faixa etária pediátrica, não dispõe de

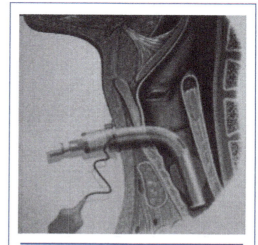

Figura 11.8. Posição correta da cânula de traqueostomia. Fonte: http://www.stfisioterapiadomiciliar.com.br.

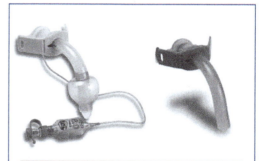

Figura 11.9. Cânula de traqueostomia com e sem balonete. Fonte: http://catalogohospitalar.com.br.

balonete e não se adaptam a conexão com o sistema de ventilação mecânica (**Figura 11.10**).

Nos casos em que o paciente apresenta muita secreção, há cânulas com uma via de aspiração de secreção subglótica. Estas cânulas apresentam uma via para insuflação do balonete e outra com lumen, para aspiração de muco e secreções que se acumulam entre o balonete do tubo de traqueostomia e a glote, que pode ser conectada a algum sistema de aspiração. A luz da via para aspiração de secreções e muco localiza-se acima do balonete. Caso a aspiração não seja realizada, há um dispositivo que veda o lumen, evitando contaminação (**Figuras 11.11**, **11.12** e **11.13**).

A traqueostomia percutânea utiliza uma cânula que é inserida percutaneamente com uma agulha fina através da qual um fio-guia é avançado para

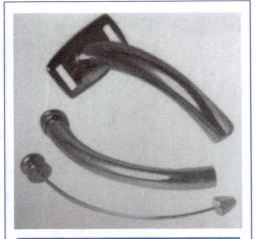

Figura 11.10. Kit de cânula de traqueostomia metálica composta de tubo externo, interno (que pode ser retirado para limpeza) e mandril (que facilita a introdução da cânula). Fonte: http://www.fradel-med.com.br.

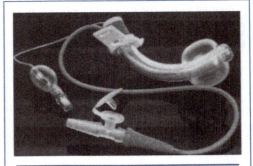

Figura 11.12. Cânula de traqueostomia com dispositivo de aspiração subglótica. Fonte: http://www.badeia.com.br.

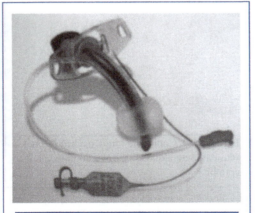

Figura 11.11. Cânula de traqueostomia com dispositivo de aspiração subglótica. Fonte: http://www.catalogohospitalar.com.br.

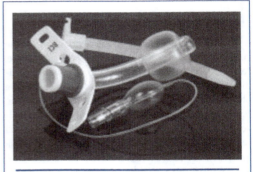

Figura 11.13. Cânula de traqueostomia com dispositivo de aspiração subglótica. Fonte: http://medica4.com.

a traqueia (técnica de Seldinger). Um dilatador é passado sobre o fio-guia, e a via entre a pele e a traqueia é dilatada até que um tubo de traqueostomia possa avançar para a traqueia. Ao contrário do tratamento cirúrgico convencional, a traqueia, a glândula tireoide e as estruturas vasculares não podem ser visualizadas durante a colocação da cânula ou para se obter a hemostasia, se houver hemorragia.

A traqueotomia dilatacional percutânea apresenta vantagens por ser um método prático, rápido, executável à beira do leito e um procedimento relativamente simples, resultando em redução de custos e de tempo, mas deve ser usado por médicos experientes. Exige uma incisão e/ou dissecção cirúrgica mínima e atualmente é recomendada apenas para uso eletivo (**Figura 11.14**).

As vantagens da traqueostomia consistem em manter uma via aérea segura a longo prazo, melhorar o conforto do paciente, facilitar a aspiração de secreções pulmonares, permitir que o paciente fale, permitir a ingestão de dieta por via oral, estabelecer uma via aérea para procedimentos cirúrgicos na cabeça e no pescoço e diminuir a probabilidade de lesão laríngea e de disfunção da deglutição a longo prazo.

A desvantagem da traqueostomia é o comprometimento do mecanismo de tosse (redução da pressão subglótica) e da pressão expiratória final positiva. A perda do aquecimento, filtragem e umidificação do ar inspirado piora a eliminação de secreções. A traqueostomia imobiliza indiretamente a via aérea, impedindo a elevação da laringe durante a deglutição e predispondo à aspiração de saliva e de alimentos.

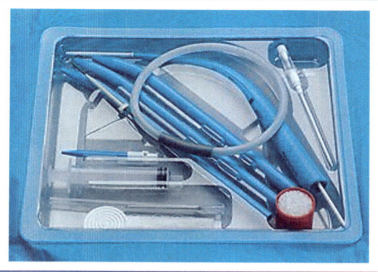

Figura 11.14. Dispositivo para traqueotomia dilatacional percutânea Ciaglia Blue Rhino. Fonte: https://www.google.com.br/search?q=Ciaglia+Blue+Rhino.

- **Técnica:** a traqueostomia deve ser realizada na traqueia entre o 1º e 3º anéis traqueais e deve evitar as cartilagens cricoide e tireoidea. É importante não realizar a traqueotomia acima do 2º anel traqueal, pois a inflamação pode causar edema subglótico, condrite da cartilagem cricoide e estenose subglótica. Também não deve ser realizada abaixo do 4º anel traqueal, pois a distância entre a pele e a traqueia aumenta na região inferior. Uma traqueostomia baixa pode comprimir e promover erosão da artéria inominada, causando hemorragia fatal.

As complicações são geralmente mais frequentes quando a traqueostomia é realizada de emergência.

Complicações Imediatas e Precoces

- Colapso do trato da traqueostomia e laceração da parede traqueal posterior (principalmente da traqueostomia percutânea);
- Lesão na cúpula pleural;
- Embolia do ar durante o procedimento, hipotensão e parada cardiorrespiratória;
- Dano ao nervo laríngeo;
- Hemorragia/hematoma no pescoço e hemorragia intratraqueal pós-operatória;
- Infecção como pneumonia, celulite, traqueíte, mediastinite no caso de traqueostomia esternal e sepse;
- Falso trajeto extratraqueal;
- Incoordenação laríngea;
- Aumento e espessamento da secreção e aspiração;
- Pneumotórax, enfisema subcutâneo, pneumomediastino;
- Hipercapnia e atelectasia;
- Parada respiratória: Pode ocorrer imediatamente após a introdução do tubo de traquestomia pela rápida redução na pCO_2 arterial decorrente da restauração da ventilação normal com perda do esforço respiratório;
- Edema pulmonar: Pode ocorrer após o alívio súbito da obstrução da via aérea e redução abrupta das elevadas pressões intraluminais;
- Edema subglótico.

Complicações Tardias

- Estenose glótica e subglótica;
- Disfunções temporárias ou crônicas das cordas vocais por lesão da cartilagem tireoide ou do nervo laríngeo recorrente;
- Disfagia;
- Fístula traqueoesofágica;
- Feridas persistentes e fístula traqueocutânea após a decanulação com persistência do estoma traqueal;
- Traqueomalacia;
- Lesão na artéria braquiocefálica;
- Fístula da traqueia com a veia inominada (traqueotomia inferior ao 3º anel traqueal, pacientes sépticos, em uso de esteroides, desnutridos e,

possivelmente, aqueles com insuflação excessiva do *cuff*);
- Granulomas, queloides e cicatrizes disformes.

Contraindicações à Traqueostomia Percutânea

- Via aérea muito pequena;
- Anatomia anormal cervical ou pré-traqueal e dificuldade de identificar pontos de reparo;
- Situações de natureza urgente ou emergente;
- Pacientes não intubados;
- Infecção ou queimadura no local de traqueostomia proposto;
- Instabilidade da coluna cervical;
- Qualquer massa entre a pele e a traqueia;
- Laringoptose;
- Distúrbios da coagulação;
- Desaconselhável em menores de 15 anos.

Contraindicações à Traqueostomia Clássica

- Distúrbios da coagulação;
- Alteração da anatomia do pescoço, infecção de partes moles do pescoço, dificuldade na identificação dos reparos anatômicos e incapacidade para estender o pescoço.

Cuidados Pós-operatórios

- Umidificação: É aconselhável que os pacientes submetidos a traqueostomia respirem ar aquecido e umidificado através de um filtro umidificador acoplado à cânula de traqueostomia, para evitar obstrução por tampões mucosos, desidratação, lesão da mucosa traqueal e comprometimento funcional dos cílios respiratórios;
- Higiene pulmonar e sonda de aspiração: Há um grande aumento da quantidade de secreção/muco produzida na traqueia após o procedimento. Assim, há necessidade de aspiração regular da cânula de traqueostomia de maneira asséptica e atraumática, pois a resistência da via aérea em fluxo laminar está inversamente relacionada com a quarta potência do raio e a quinta potência do raio em fluxo turbulento. Assim, mesmo uma pequena redução do diâmetro da via aérea e/ou a transformação em fluxo turbulento, pelo acúmulo de secreções no tubo, pode afetar de modo significativo a resistência da via aérea. Deve ser dada atenção ao tamanho do cateter, não superior

a dois terços do tamanho da cânula, na profundidade de aspiração, para prevenir a lesão direta da traqueia distal pela sonda de aspiração e ao tempo de aspiração, para prevenir hipóxia, pneumotórax e reflexos vagais;
- Fixação da cânula de traqueostomia: Essa situação é especialmente problemática durante as primeiras 48 horas, quando o orifício traqueocutâneo criado ainda não está estabelecido. Assim, o ajuste do cadarço fixador da cânula de traqueostomia deve ser conferido regularmente. As suturas de tração na incisão peritraqueal facilitam a reinserção do tubo de traqueotomia. Quanto ao tipo de fixação da cânula, não há evidências para recomendar qualquer preferência entre cordão e velcro.
- Pressão do balonete pneumático da cânula de traqueostomia (*cuff*): A traqueia apresenta, de modo característico, uma rede vascular anastomótica predominante na submucosa, o que explica a predisposição a lesão dos anéis traqueais por isquemia, por compressão do *cuff*. Quando a pressão exercida pelo *cuff* na mucosa da parede traqueal excede os 30 cm H_2O, a perfusão dos capilares da mucosa é interrompida, podendo resultar na sua lesão isquêmica e em possível estenose traqueal. Assim, devem-se evitar pressões de insuflação do *cuff* > 25 cm H_2O (melhor até 20 cm H_2O ou 15 mm Hg). A palpação manual do balão pneumático é um meio ineficaz para aferir a pressão do *cuff*, por isso aconselha-se a monitorização regular da pressão do *cuff*.

Fatores que Contraindicam a Decanulação

- Ausência de avaliação pré-operatória das vias aéreas endoscópicas;
- Dependência da ventilação mecânica nos últimos 3 meses;
- Dependência da traqueostomia para higiene pulmonar.

O tubo de traqueostomia pode ser removido tão logo a causa da indicação tenha sido resolvida. Se houver alguma dúvida sobre a adequação da via aérea, o tubo de traqueostomia é primeiro reduzido e ocluído, de modo que o paciente possa respirar livremente pelo tubo. O paciente deve estar sob observação estrita durante esse tempo e monitorado com oximetria de pulso. Após a retirada do tubo de traqueostomia, o orifício é coberto com um curativo oclusivo e geralmente oclui em questão de 1 semana.

Protocolo de Decanulação para Crianças

- Menores de 2 anos:
  - O período de oclusão da cânula antes da decanulação não é necessário;
  - Observação durante as primeiras 24h após a decanulação na UTI, independentemente de comorbidades;
  - Observação em ambiente hospitalar durante pelo menos 72h após a decanulação.
- Com mais de 2 anos:
  - Redução progressiva no tamanho da cânula;
  - Oclusão da cânula durante o dia em casa;
  - Aconselha-se que a oclusão noturna da cânula seja realizada somente em um ambiente hospitalar;
  - A decanulação de pacientes com comorbidades deve ser realizada na unidade de terapia intensiva nas primeiras 24h;
  - Observação em ambiente hospitalar durante pelo menos 48h após a decanulação.

Considerações

É fundamental entender os fundamentos da técnica, a anatomia local e conhecer os equipamentos que terá à disposição são itens fundamentais, bem como a prática dos procedimentos em circunstâncias eletivas ou em cenários de prática apropriados antes de usá-los em uma emergência e rotineiramente tentar identificar as estruturas anatômicas do pescoço anterior.

Há muito poucos dados publicados sobre a facilidade, a dificuldade e a experiência em inserção de qualquer um dos dispositivos infraglóticos em crianças.

Aconselha-se uma maleta separada e lacrada com todos os materiais para via aérea difícil, organizados para maior agilidade de atendimento.

Complicações e sucesso dependem da familiaridade e experiência do usuário e da correspondência do tamanho do dispositivo com o tamanho da via aérea da criança.

Referências Bilbiográficas

1. Grundfast KM, Insalaco LF, Levi J. The 10 commandments of management for acute upper airway obstruction in infants and children. JAMA Otolaryngol Head Neck Surg 2017; 143(6): 539-40.

2. Avelino MAG, Maunsell R, Valera FCP, et al. First Clinical Consensus and National Recommendations on Tracheostomized Children of the Brazilian Academy of Pediatric Otorhinolaryngology (ABOPe) and Brazilian Society of Pediatrics (SBP). Braz J Otorhinolaryngol 2017; 83(5): 498-506.

3. Macêdo MB, Guimarães RB, Ribeiro SM, Sousa KM. Emergency cricothyrotomy: temporary measure or definitive airway? A systematic review. Rev Col Bras Cir 2016; 43(6): 493-9.

4. Melchiors J, Todsen T, Konge L, Charabi B, von Buchwald C. Cricothyroidotomy - the emergency surgical airway. Head Neck 2016; 38(7):1129-31.

5. Marshall SD. Evidence is important: safety considerations for emergency catheter cricothyroidotomy. Acad Emerg Med 2016; 23(9):1074-6.

6. Prunty SL, Aranda-Palacios A, Heard AM, et al. The 'Can't intubate can't oxygenate' scenario in pediatric anesthesia: a comparison of the Melkercricothyroidotomy kit with a scalpel bougie technique. Paediatr Anaesth 2015; 25(4): 400-4.

7. Black AE, Flynn PE, Smith HL, et al. Development of a guideline for the management of the unanticipated difficult airway in pediatric practice. Paediatr Anaesth 2015; 25(4): 346-62.

8. Leyva M, F. Cricotiroidotomía de emergencia y ventilación transtraqueal percutánea. Universitas Médica, 2015; 56(1): 91-103. Disponível em: http://www.redalyc.org/articulo.oa?id=231040431008. (acesso em 06/11/2017).

9. Rose E, Claudius I. Pediatric critical care. Emerg Med Clin North Am 2014; 32(4): 939-54.

10. Niven AS, Doerschug KC.Techniques for the difficult airway. Curr Opin Crit Care 2013; 19(1): 9-15.

11. Cricothyrotomy. In: Finucane BT, Tsui BCH, Santora AH, eds. Principles of Airway Management. New York: Springer, 2011. pp. 286-8.

12. Ultrasound Imaging of the Airway. In: Finucane BT, Tsui BCH, Santora AH, eds. Principles of Airway Management. New York: Springer, 2011. pp. 289-90.

13. Tracheostomy in the Child. In: Finucane BT, Tsui BCH, Santora AH, eds. Principles of Airway Management. New York: Springer, 2011. pp. 474-6.

14. Surgical Options in Airway Management:Techniques. In: Finucane BT, Tsui BCH, Santora AH, eds. Principles of Airway Management. New York: Springer, 2011. pp. 572-632.

15. Cortiñas-Díaz J, Manoach S. The Role of Transtracheal Jet Ventilation. In: Glick DB, Cooper RM, Ovassapian A, eds. The Difficult Airway. New York: Springer, 2011. pp. 212-37.

16. Stenson KM. The Role of Surgical Airway Access. In: Glick DB, Cooper RM, Ovassapian A, eds. The Difficult Airway. New York: Springer, 2011. pp. 241-51.

17. Andreu, E. Schmucker, R. Drudis, et al. Algoritmo de la vía aérea difícil en pediatria. Rev Esp Anestesiol Reanim 2011; 58: 304-11.

18. Tedde ML, Togoro SY, Higa RM. Traqueostomia percutânea. Pulmão RJ 2011; 20(2): 59-63.

19. Sant'Anna F, Rossi MA, Cerqueira A, et al. Crycothyroidotomy in the treatment of acute airway obstruction. Rev Cir Traumatol Buco-Maxilo-fac, Camaragibe, 2010; 10(2): 35 - 41.

20. Rocco MC, Guzmán OJ. Manejo de la vía aérea por acceso infraglótico: Ventilación jet y cricotirotomía. Rev Chil Anest 2010; 39: 158-66.

21. Elliott DS, Baker PA, Scott MR, et al. Accuracy of surface landmark identification for cannula cricothyroidotomy. Anaesthesia 2010; 65(9): 889-94.

22. Coté CJ, Hartnick CJ. Pediatric transtracheal and cricothyrotomy airway devices for emergency use: which are appropriate for infants and children? Paediatr Anaesth 2009; 19 Suppl 1:66-76.

23. Adam H, Hemprich A, Koch C, et al. Safety and practicability of percutaneous translaryngeal tracheotomy (Fantoni technique) in surgery of maxillofacial and oropharyngeal tumours -- own results and review of the literature. J Craniomaxillofac Surg 2008; 36(1): 38-46.

24. Patel KG, Zdanski CJ. Cricothyroidotomy vs. sternal tracheotomy for challenging airway anatomy. Laryngoscope 2008; 118(10): 1827-9.

25. Boon JM, Abrahams PH, Meiring JH, et al. Cricothyroidotomy: a clinical anatomy review. Clin Anat 2004; 17(6): 478-86.

Técnicas com Dispositivos Videoguiados

Flávio Braguim

A intubação endotraqueal é comumente realizada sob visualização direta utilizando-se um laringoscópio convencional do tipo Macintosh. A maioria dos pacientes é intubada com sucesso usando essa técnica.

A dificuldade de visão direta da laringe é o principal fator para a falha da intubação. Algumas situações e doenças associadas alertarão para possíveis problemas no manuseio das vias aéreas, tais como as síndromes de Pierre Robin, Treacher Collins, Hallermann-Streiff, Marfan, entre outras. Traumas maxilofaciais, fratura ou instabilidade de coluna cervical, lesão de laringe, queimaduras, afecções endócrinas tais como: obesidade, diabetes mellitus, acromegalia e síndrome de Cushing e processos inflamatórios como espondilite anquilosante e artrite reumatoide são patologias que limitam a mobilidade da coluna e da mandíbula, dificultando a intubação. Os tumores de pescoço e das vias aéreas distorcem a anatomia, diminuindo o espaço para a instrumentação e limitando a mobilidade. Epiglotite, abscessos, difteria, bronquite, pneumonia, granulomas (**Figura 12.1**), papilomas (**Figura 12.2**), estenoses subglóticas (**Figura 12.3**) são condições adversas à intubação. Os dentes incisivos superiores longos podem dificultar a laringoscopia, pois a lâmina do laringoscópio é desviada para posição cefálica. As alterações anatômicas da mandíbula, tais como micrognatia e macrognatia, também podem oferecer dificuldade à intubação (**Figura 12.4**). As manobras instrumentais para a retirada de corpo estranho determinando obstrução das

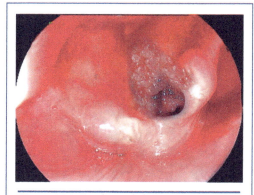

Figura 12.2. Papiloma de laringe.

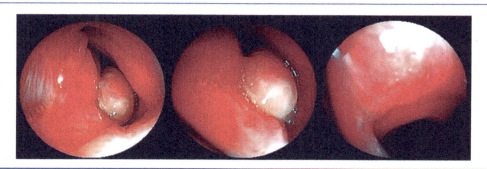

Figura 12.1. Granuloma de laringe.

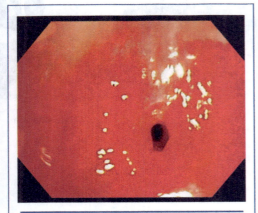

Figura 12.3. Estenose subglótica.

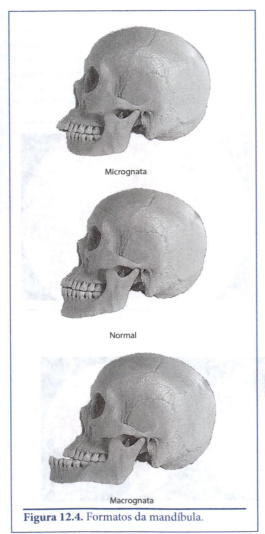

Figura 12.4. Formatos da mandíbula.

vias aéreas podem posicioná-lo ainda mais profundamente na árvore brônquica.

Em 1985, Mallampati et al. demonstraram que, quando pessoas em posição sentada eram examinadas e apenas o palato mole era visível em abertura bucal máxima e protrusão total da língua (sem fonação), a intubação traqueal provavelmente será difícil; no entanto, naqueles em que sob as mesmas condições for possível observar a úvula e os pilares amigdalianos a intubação geralmente não oferecerá dificuldade. Mallampati propôs então três classes de exposição, que foram posteriormente modificadas por Sansoon e Young para quatro classes (**Figura 12.5**).

Cormack e Lehane propuseram uma classificação baseada na laringoscopia que é dividida em quatro graus de acordo com as estruturas visualizadas (**Figura 12.6**):

- Grau I: glote bem visível (**Figura 12.7**).
- Grau II: somente a parte posterior da glote é visualizada (**Figura 12.8**).
- Grau III: somente a epiglote é visualizada (**Figura 12.9**).
- Grau IV: visão somente da base da língua (**Figura 12.10**).

Acima do grau II provavelmente haverá dificuldade na intubação.

Em pacientes com história prévia de dificuldade ou falha de intubação e classificados em Mallampati III e IV e/ou Cormak/Lehane III e IV, deve-se pensar na utilização de técnicas com dispositivos videoguiados, que promoverão melhor visualização da laringe e maior sucesso na intubação.

Para auxiliar na manipulação da via aérea difícil e para facilitar a intubação endotraqueal, foram desenvolvidos vários dispositivos, com tecnologia avançada de fibra óptica, vídeo e mecânica. A escolha do dispositivo depende dos obstáculos específicos para intubação endotraqueal convencional, que são encontrados ou antecipados durante a laringoscopia e também é influenciada pela experiência clinica e treinamento do profissional. Em alguns casos, é utilizada uma combinação de dispositivos para garantir a intubação da via aérea.

Movimento limitado da abertura da boca ou do pescoço, o uso de estilete com fibra óptica, broncoscópio de fibra óptica, videobroncoscópios ou videolaringoscópios oferecerão maior chance de intubação. Dispositivos que exigem treinamento e prática extensivos não devem ser usados sem prática prévia (por exemplo, o estilete de Bonfil ou os broncofibroscópios e videobroncoscópios normalmente devem ser limitados aos profissionais com experiência regular em vias aéreas pediátrica difíceis).

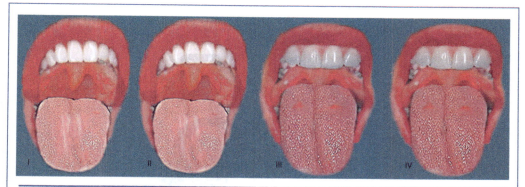

Figura 12.5. Classificação de Mallampatti.

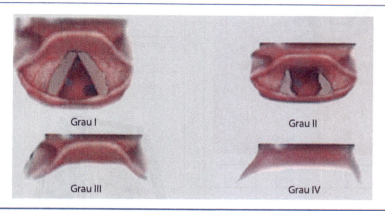

Figura 12.6. Classificação de Cormack e Lehane.

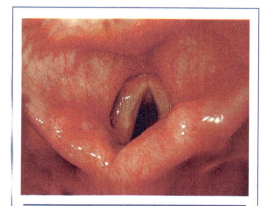

Figura 12.7. Grau I.

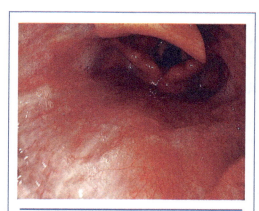

Figura 12.8. Grau II.

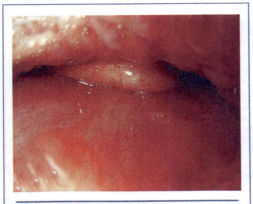

Figura 12.9. Grau III.

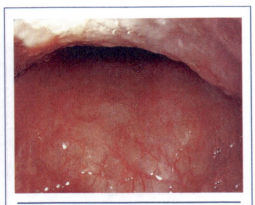

Figura 12.10. Grau IV.

Os profissionais que são expostos ocasionalmente a vias aéreas pediátricas difíceis devem se ater a um número limitado de dispositivos relativamente fáceis de usar (por exemplo, intubação com laringoscópio de vídeo).

Laringoscópio de Vídeo – Airtraq®

É um laringoscópio óptico descartável (**Figuras 12.11** e **12.12**) que permite a visualização das pregas vocais, sem a necessidade de alinhamento dos eixos oral, faríngeo e laríngeo, não necessitando de hiperextensão do pescoço. A lâmina Airtraq® é composta por dois canais lado a lado, um canal de guia para inserção do tubo endotraqueal e o outro óptico, com uma luz com bateria localizada na ponta da lâmina. A imagem é transmitida

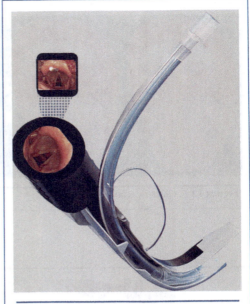

Figura 12.11. Airtrack.

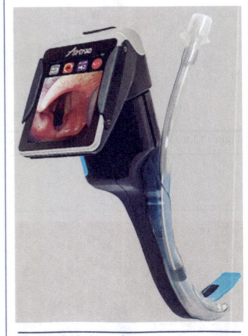

Figura 12.12. Airtrack.

para um visor proximal, por meio de uma combinação de lentes com sistema antiembaçamento. Esse visor permite a visualização da glote e das estruturas adjacentes, bem como a extremidade do tubo endotraqueal. O Airtraq® tem uma forma anatômica e permite a colocação de tubos endotraqueais de vários calibres. Ele fornece condições de intubação comparáveis com o laringoscópio tipo Macintosh, quando é uma via aérea normal, porém melhores condições em vias aéreas difíceis, pois oferece visibilidade de alta qualidade da glote. O Airtraq® é inserido na linha média da boca do paciente, deslizando-o sobre a parte posterior da língua até a epiglote, levantando-a até total visualização das pregas vocais. Avança-se então lentamente o tubo traqueal, até que ele ultrapasse as pregas vocais.

Pentax-AWS®

O laringoscópio de vídeo Pentax-AWS (**Figura 12.13**) permite que profissionais de emergência médica realizem intubação traqueal sem ter que estender o pescoço do paciente. Esse laringoscópio possui um monitor que oferece um amplo ângulo de visão (**Figura 12.14**) para o usuário e para que outros possam observar a intubação. Além disso, inclui uma saída (**Figura 12.15**) capaz de transmitir as imagens para um monitor auxiliar. Sua técnica de utilização é semelhante à do Airtraq®.

King Vision

O videolaringoscópio King Vision (**Figura 12.16**) é utilizado para intubações difíceis e de rotina; é leve, possui lâminas descartáveis e reutilizáveis e as imagens são exibidas em um monitor de OLED incorporado ao seu corpo, que permite visualização de alto desempenho, tanto para intubações de rotina como para as de vias aéreas difíceis. É projetado ergonomicamente para o máximo controle e menor impacto sobre os dentes. O videolaringoscópio King Vision oferece uma imagem de alta qualidade das pregas vocais, minimizando a manipulação dos tecidos moles.

GlideScope

O laringoscópio GlideScope AVL Preterm/Small Child (**Figura 12.17**) é projetado para intubações pediátricas, proporcionando uma visão

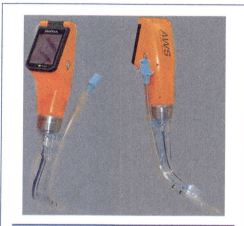

Figura 12.13. Pentax-AWS.

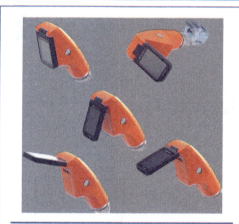

Figura 12.14. Pentax-AWS.

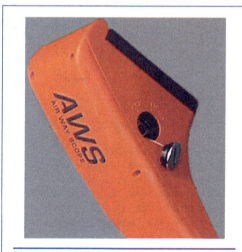

Figura 12.15. Pentax-AWS.

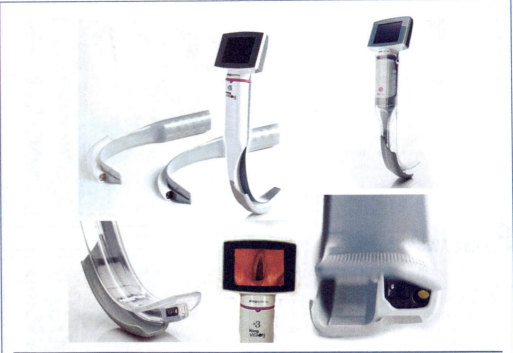

Figura 12.16. King Vision.

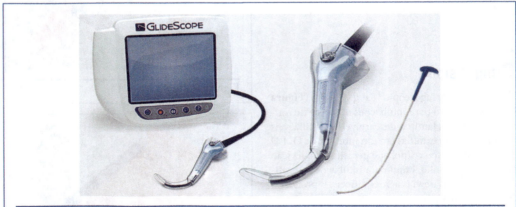

Figura 12.17. GlideScope.

consistente e clara em tempo real da via aérea e da cânula, permitindo intubações rápidas. O sistema permite intubação mais fácil em vias aéreas normais, anteriorizadas, em neonatais, pacientes obesos e pacientes com extensão do pescoço limitada. O sistema AVL combina uma câmera digital colorida de alta resolução, uma fonte de luz de LED e recurso antiembaçante integrado. O sistema de uso único AVL pode ser usado com uma opção de dois bastões de vídeo e vários plásticos de proteção GVL® descartáveis, em uma variedade de tamanhos. O sistema pode incluir os seguintes componentes: monitor de vídeo GlideScope, bastão de vídeo AVL 1-2 (para pacientes neonatais e crianças pequenas), plástico de proteção GVL 0, para pacientes com menos de 1,5 kg, GVL 1 para pacientes entre 1,5 e 3,8 kg, GVL 2 para pacientes entre 1,8 e 10 kg, GVL 2,5 para pacientes entre

10 e 28 kg, bastão de vídeo AVL 3-4 (para uso em crianças e adultos), plástico de proteção GVL 3, para pacientes entre 10 kg e peso de adulto, GVL 4 para pacientes entre 40 kg e obesidade mórbida e estilete rígido GlideRite® (recomendado para uso com o bastão de vídeo AVL 3-4).

C-Mac

O sistema de videolaringoscópio C MAC® da Karl Storz é muito ergonômico, versátil e apresenta vários modelos (**Figura 12.18**) para as diferentes situações, tanto para o dia a dia como para vias aéreas difíceis em adultos e crianças. É composto de uma tela LCD de 7 polegadas que fornece uma resolução de 1280 × 800 pixels. Entre seus controles, possui regulação da intensidade da luz, contraste, saturação, cor e balanço de branco manual. Esse monitor permite a conexão de outros dispositivos da marca Karl Storz, como um videoendoscópio, videorrinolaringoscópio com tecnologia CMOS, bem como uma câmera C-CAM adaptável a um broncoscópio de fibra óptica tradicional. Existe uma versão C-MAC PM (Pocket Monitor) projetada para torná-lo extremamente portátil (**Figura 12.19**), incorporando uma tela em cores de 3,5 polegadas, com grande angular de 160° e conjunto de baterias trocáveis e recarregáveis para operacionalidade contínua.

A lâmina D-Blade tanto para adultos como para crianças (**Figura 12.20**) possui maior curvatura (40°), projetada para otimizar a visão nos casos mais difíceis, melhorando a laringoscopia. Ela fornece um grande campo de visão de 80° e apresenta um perfil mais fino de 12 mm. A D-Blade C-Mac, devido ao seu desenho, não requer tração mandibular, exerce menor compressão nas estruturas do espaço submandibular e nas valéculas, inclinando facilmente a epiglote e proporcionando uma visão melhor da glote. Tem funções de fotografia e vídeo que podem ser armazenadas no formato JPEG e MPEG-4 em um cartão SD, localizado na parte superior do monitor. Possui vários tamanhos de lâminas para se adaptar a cada paciente; as lâminas são metálicas, exceto as do modelo C-MAC S, que são descartáveis.

De modo a atender aos requisitos da Pediatria e da Neonatologia, especialmente para lidar com a via respiratória difícil, o C-MAC® possui cinco modelos diferentes: MILLER 0 e 1, MACINTOSH 0 e 2 e D-BLADE Ped. Devido à altura de construção extremamente reduzida e à distância otimizada entre a câmera e a extremidade distal, os modelos MACINTOSH 0, assim como o MILLER 0, são excelentes e indicados para a intubação de bebês prematuros.

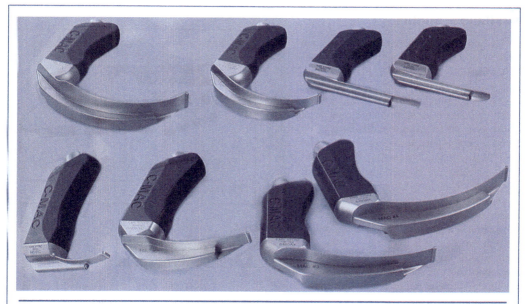

Figura 12.18. C-Mac.

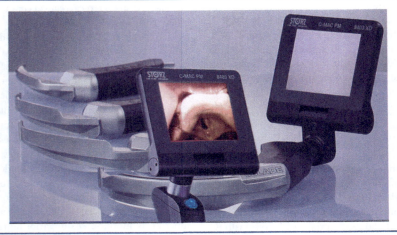

Figura 12.19. C-Mac.

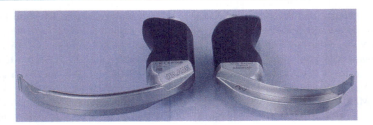

Figura 12.20. C-Mac.

Estilete – Bonfils

É um fibroscópio rígido, projetado para intubação orotraqueal, que foi idealizado pelo Dr. P. Bonfils (Hospital Insspital, Berna, Suíça) (Kart Storz Endoscopy Ltd., Tuttlingen, Alemanha).

Esse fibroscópio (**Figura 12.21**) é um instrumento que tem um comprimento total de aproximadamente 40 cm com um diâmetro externo de 5 mm e uma angulação de sua extremidade distal tipo "*hockey stick*" de aproximadamente 40 graus, o que permite que ele seja inserido em um tubo orotraqueal com um diâmetro interno de 6 mm ou superior, e um comprimento máximo de 39 cm. Para a intubação deve-se colocar o tubo de Bonfils de modo que a sua extremidade fique cerca de 0,5 cm. dentro da cânula traqueal. Isso facilita a visualização da entrada laríngea e o avanço do tubo orotraqueal através das pregas vocais por visualização direta da glote, minimizando assim o risco de traumatismo. Esse fibroscópio possui na sua extremidade proximal um sistema de fixação da cânula traqueal. O Bonfils é sempre introduzido através da região retromolar.

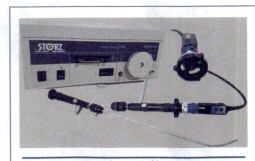

Figura 12.21. Estilete Bonfils.

Broncofibroscopia

A fibroscopia como método auxiliar da intubação teve início há aproximadamente três décadas, quando Murphy, em 1967, relata o uso de um fibroendoscópio para intubação de um paciente com artrite reumatoide grave. Em 1972, Stiles relata a primeira série de intubações auxiliadas com fibroscopia.

Sem dúvida, hoje os broncofibroscópios (**Figura 12.22**) e videobroncoscópios (**Figura 12.23**) são utilizados nos casos de vias aéreas mais difíceis. Os broncoscópios modelo adulto padrão apresentam calibre externo de 4,9 a 5,0 mm e um canal de trabalho de 2,2 mm e podem ser utilizados com sondas de calibre igual ou superior a 7,0 mm no auxílio à intubação. Os aparelhos pediátricos apresentam diâmetro externo de 3,4 a 3,6 mm e canal de aspiração de 1,2 mm e podem ser utilizados com cânulas a partir do nº 4,5.

A Olympus combinou a qualidade da imagem do vídeo com a versatilidade das fibras ópticas no Olympus BF TYPE XP160F, que dispõe de um tubo de inserção ultrafino com apenas 2.8 mm de diâmetro. Esse aparelho "híbrido" e inovador apresenta um canal de instrumentação amplo, com diâmetro de 1,2 mm, e proporciona imagens de vídeo de alta qualidade, que definirão novos padrões na broncoscopia da periferia dos pulmões. O BF-XP160F é chamado de videobroncoscópio híbrido, em que o CCD está integrado na seção de controle e é capaz de aproveitar a tecnologia de vídeo para gerar imagens muito mais nítidas e claras; ao mesmo tempo, a exclusiva tecnologia de fibras ópticas empregada nesse aparelho possibilita o emprego de um tubo de inserção tão fino quanto o mais fino fibroscópio desprovido desse componente.

Os broncofibroscópios e videobroncoscópios podem ser utilizados em pacientes tanto acordados como sedados, por via nasal ou oral.

Na intubação nasal deve-se fazer um exame prévio para determinar a narina que apresenta o melhor acesso (**Figura 12.24**). A seguir aplica-se um vasoconstritor para evitar sangramento e com a retração dos cornetos obter maior espaço para a passagem da sonda traqueal. Faz-se a anestesia da fossa nasal com xilocaína gel a 2%, que também auxilia na lubrificação da mesma. A orofaringe é anestesiada com xilocaína spray 10%; a seguir introduz-se a sonda de intubação traqueal na narina escolhida, de modo delicado, até a rinofaringe (**Figura 12.25**), introduz-se o broncofibroscópio até a visualização da epiglote (**Figura 12.26**) e do vestíbulo laríngeo (**Figura 12.27**) e faz-se a anestesia tópica da laringe (**Figura 12.28**) e da traqueia com gotejamento de xilocaína 0,5 a 1%. Após essa etapa e com diminuição do reflexo da tosse, introduzimos o aparelho até a glote (**Figura 12.29**), aguardando o momento adequado para ultrapassá-la (**Figuras**

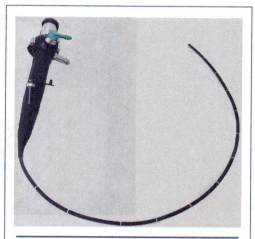

Figura 12.22. Broncofibroscópio.

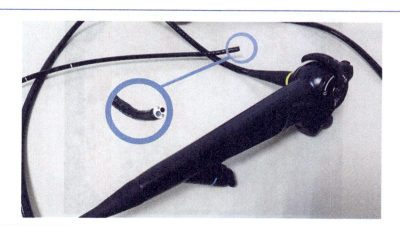

Figura 12.23. Videobroncoscópio.

12.30 e 11.31), atingindo-se a região subglótica (**Figura 12.32**), a traqueia (**Figura 12.33**) e o brônquio fonte direito (**Figura 12.34**) para que ele sirva de guia e oriente a introdução da cânula traqueal. Em alguns casos pode-se introduzir um fio-guia (**Figura 12.35**), principalmente nas ocasiões em que o calibre da cânula é menor que o calibre do broncofibroscópio. A introdução da cânula deve ser delicada, para não ocasionar traumas. Uma vez passada a subglote, a introdução se faz mais facilmente; recua-se o aparelho e com visualização da extremidade da cânula devemos posicioná-la cerca de 2,0 cm acima da carina principal (**Figura 12.36**).

Na intubação oral os procedimentos são semelhantes aos da via nasal, devendo-se fazer anestesia tópica da orofaringe com xilocaína spray 10%. A laringe e a traqueia são anestesiadas do mesmo modo que a via nasal. É aconselhável a colocação de bocal (**Figura 12.37**) para se manter a abertura da boca e evitar mordida no aparelho. O uso de cânula de Guedel fenestrada (**Figura 12.38**) é uma boa opção, pois ela afasta a língua, oferecendo melhor visão. Outra opção é a utilização da cânula de Ovassapian (**Figura 12.39**), que é bastante útil, pois ajuda a manter o broncofibroscópio na linha mediana. Após esses cuidados, veste-se o broncofibroscópio com a cânula traqueal e procede-se à introdução do aparelho até a traqueia (**Figuras 12.40**, **12.41**, **12.42**, **12.43**, **12.44** e **12.45**) e assim se faz a intubação da via aérea até posicionar a cânula a 2,0 cm da carina principal.

Apesar de requerer uma curva de aprendizado mais longa, a intubação com broncofibroscópios ou videobroncoscópios é extremamente versátil, menos traumática e mais eficaz.

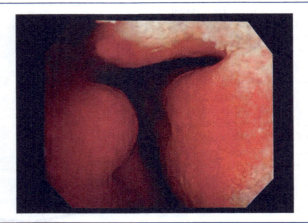

Figura 12.24. Fossa nasal.

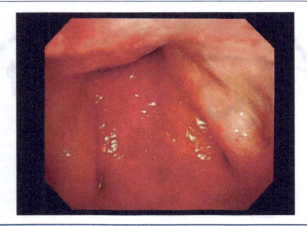

Figura 12.25. Rinofaringe.

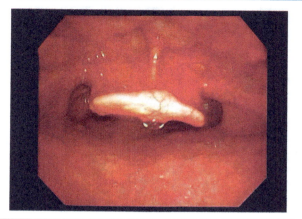

Figura 12.26. Epiglote e valéculas.

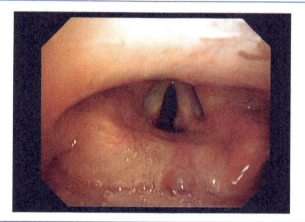

Figura 12.27. Vestíbulo laríngeo.

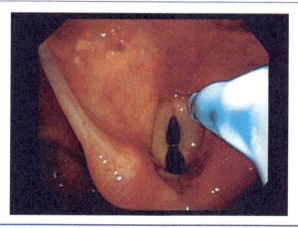

Figura 12.28. Instalação de anestésico na glote.

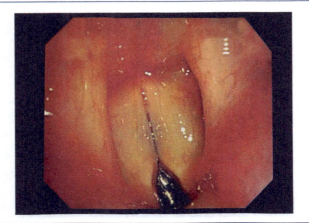

Figura 12.29. Pregas vocais.

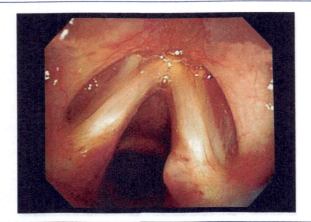

Figura 12.30. Pregas vocais.

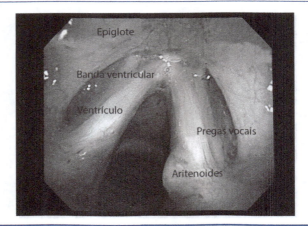

Figura 12.31. Glote.

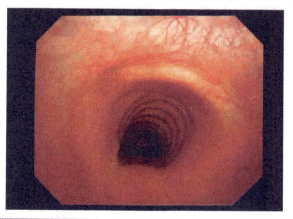
Figura 12.32. Região subglótica.

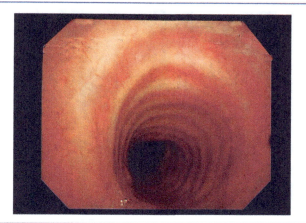
Figura 12.33. Traqueia proximal.

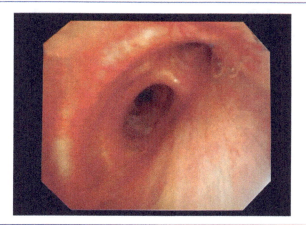
Figura 12.34. Bronquio fonte direito.

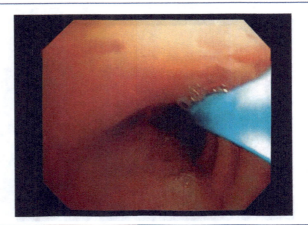

Figura 12.35. Fio-guia.

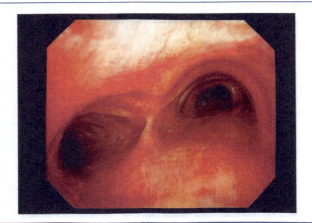

Figura 12.36. Carina principal.

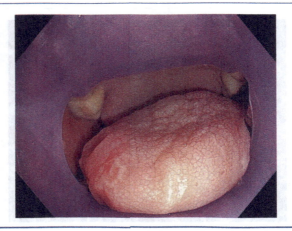

Figura 12.37. Bocal.

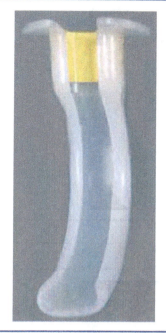

Figura 12.38. Guedel fenestrada.

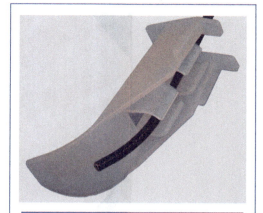

Figura 12.39. Cânula de Ovassapian.

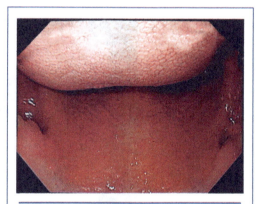

Figura 12.40. Orofaringe.

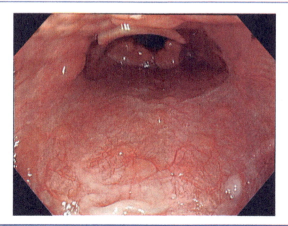

Figura 12.41. Base da língua.

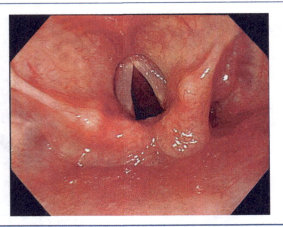

Figura 12.42. Vestíbulo laríngeo.

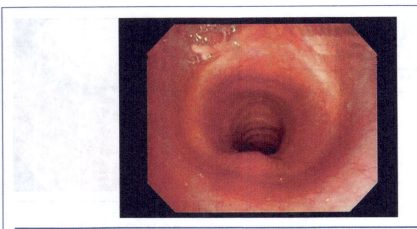

Figura 12.43. Região subglótica.

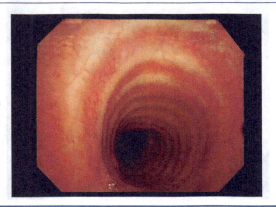

Figura 12.44. Traqueia proximal.

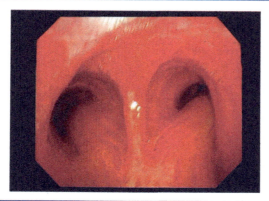

Figura 12.45. Carina principal.

Referências Bibliográficas

1. Williams K, Carli F, Cormack R. Unexpected, difficult laryngoscopy: a prospective survey in routine general surgery. Br J Anaesth 1991; 66:38-44.
2. Kaplan MB, Hagberg CA, Ward DS, Brambrink A, Chhibber AK, Heidegger T et al. Comparison of direct and video-assisted views of the larynx during routine intubation. J Clin Anesth 2006; 18:357-62.
3. Uria A, Arana A, Juaristi J et al. Use of the Airtraq device to manage difficult intubation in the awake patient. Rev Esp Anestesiol Reanim 2009; 56(9):541-5.
4. White M, Weale N, Nolan J, et al. Comparison of the Cobalt Glidescope video laryngoscope with conventional laryngoscopy in simulated normal and difficult infant airways. Paediatr Anaesth 2009; 19:1108.
5. Chalkeidis O, Kotsovolis G, et al. A comparison between the Airtraq® and Macintosh Laryngoscope for routine airway management by experienced anesthesiologists: a randomized clinical trial. Acta Anesthesiol Taiwan 2010; 48(1):15-20.
6. Assaad MA, Lachance C, Moussa A. Learning neonatal intubation using the videolaryngoscope: a randomized trial on mannequins. Simul Healthc 2016; 11:190.
7. Eisenberg MA, Green-Hopkins I, Werner H, Nagler J. Comparison between direct and video-assisted laryngoscopy for intubations in a pediatric emergency department. Acad Emerg Med 2016; 23:870.
8. Abdelgadir IS, Phillips RS, Singh D, et al. Videolaryngoscopy versus direct laryngoscopy for tracheal intubation in children (excluding neonates). Cochrane Database Syst Rev 20; 5:CD011413.

Cricotireoidostomia e Traqueostomia

Ana Cristina Aoun Tannuri
Uenis Tannuri

Cricotireoidostomia

A cricotireoidostomia é um procedimento emergencial para a obtenção de via aérea segura em casos de obstrução acima do nível das cordas vocais por ocasião de trauma facial grave ou quando não se consegue ventilar adequadamente a criança e a intubação oral e a nasal são impossíveis.

Existem dois modos de se realizar uma cricotireoidostomia: por punção ou cirúrgica. A primeira consiste na introdução de uma agulha ou cateter venoso periférico por meio da membrana cricotireoidea, enquanto na cricotireoidostomia cirúrgica realiza-se a secção da pele, do subcutâneo e da referida membrana, seguindo-se da introdução de cânula calibrosa que permita a adequada ventilação. Devido ao alto risco de provocar estenose na região, a cricotireoidostomia cirúrgica só deve ser realizada em crianças maiores ou adultos, estando proscrita em neonatos, lactentes e crianças menores.

Técnica da cricotireoidostomia

1. Posicionar a criança com o pescoço hiperestendido (**Figura 13.1**).
2. Localizar a membrana cricotireóidea e puncionar com um cateter tipo Jelco relativamente calibroso na sua parte central na direção craniocaudal com uma inclinação de 45º, com a agulha conectada a uma seringa com soro.
3. Ir entrando e aspirando simultaneamente até vir ar, quando então se deve introduzir a cânula e retirar a agulha.
4. Conectar o ambu, ventilar e se certificar da entrada de ar.

Vale lembrar que a cricotireoidostomia deve ser o último recurso, pois se realizada por mãos inexperientes aumenta o risco de complicações como hemorragia, falso trajeto e perfuração traqueal.

A punção cricóidea permite a oxigenação por um curto período de tempo, de no máximo por volta de 30 minutos. Deste modo, deve-se obter rapidamente outro acesso à via aérea.

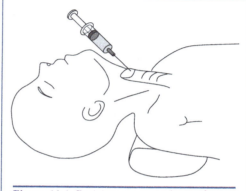

Figura 13.1. Posicionamento e técnica da cricotireoidostomia.

Traqueostomia

A traqueostomia é atualmente um dos procedimentos mais realizados pelo cirurgião pediátrico. Suas indicações genericamente incluem:
1. Um meio de transpassar uma obstrução de via aérea superior aguda ou crônica;
2. Um modo de facilitar o cuidado de pacientes que requerem suporte ventilatório de longo prazo;
3. Proteção contra aspiração por meio da remoção das secreções traqueobrônquicas;

4. Prevenção de estenose laringotraqueal em pacientes com necessidade de intubação orotraqueal prolongada;
5. Facilitação do desmame da ventilação mecânica por meio da diminuição do espaço morto ventilatório.

Nas crianças, indicações incluem estenoses da via aérea superior congênitas ou adquiridas, doenças neurológicas que levam à necessidade de ventilação assistida por tempo prolongado ou à aspiração de secreções aerodigestivas, paralisia de cordas vocais bilaterais e comprometimento infeccioso das vias aéreas superiores.

desenvolvimento neuropsicomotor. Ademais, o cuidado com a traqueostomia nesses casos deve ser redobrado, uma vez que sua obstrução leva ao impedimento por completo da entrada de ar, pois não há mais continuidade da mesma com as vias aéreas superiores.

Idealmente, a criança a ser submetida a traqueostomia deve estar sob baixos parâmetros ventilatórios por ocasião da realização da cirurgia. Isso porque o escape aéreo com a traqueostomia é via de regra maior que com a intubação orotraqueal, o que leva a dificuldade de ventilação se o paciente estiver necessitando de altas pressões para ser ventilado.

Avaliação Pré-operatória

Uma avaliação pré-operatória ampla e abrangente deve ser realizada para confirmar a indicação da realização da traqueostomia.

Na suspeita de patologia obstrutiva da via aérea, é necessário avaliação detalhada da via aérea desde a cavidade nasal até os brônquios distais, para garantir que a traqueostomia de fato estará abaixo da eventual obstrução e que não há indicação de se proceder à remoção direta do fator causal da obstrução (como nos casos dos anéis vasculares, por exemplo, em que a correção cirúrgica do anel alivia os sintomas obstrutivos e evita a realização da traqueostomia).

Na presença de doenças neurológicas que predispõem à aspiração pulmonar de secreções e saliva, deve-se avaliar se a criança não necessita de procedimentos adicionais que possam ser realizados no mesmo ato anestésico-cirúrgico, como confecção de gastrostomia, válvula antirrefluxo gastroesofágico e outros.

Outra questão importante é a decisão do melhor procedimento a ser realizado nos casos de pneumonias aspirativas em crianças neuropatas. Um procedimento que vem sendo cada vez mais realizado nas últimas décadas é a desconexão laringotraqueal, que consiste na transecção total da traqueia em suas porções mais proximais, com sepultamento da boca proximal e confecção de traqueostomia terminal na boca distal. Como tal procedimento impede por completo a entrada de saliva na traqueia, é bastante efetivo na redução das pneumonias aspirativas. No entanto, trata-se de um procedimento radical e de difícil reversão, que inviabiliza a fala, de modo que só deve ser indicado em crianças com comprometimento muito grave e irreversível ou progressivo do

Técnica Cirúrgica

A criança deve ser colocada em posição supina com um coxim cilíndrico sob os ombros para manter o pescoço em extensão. Deve-se palpar a cartilagem tireoide, a cricoide e a fúrcula esternal para programação da incisão.

Após assepsia, antissepsia e colocação dos campos estéreis, a incisão de aproximadamente 2 cm é realizada de acordo com a preferência do cirurgião: transversa a meia distância entre a cartilagem cricoide e a fúrcula esternal ou longitudinal na linha média no mesmo local.

A seguir, a musculatura platismal é excisada e os músculos pré-tireoidianos são afastados lateralmente com o auxílio de um par de afastadores de Farabeuf até a visualização dos anéis traqueais. O local de abertura da traqueia deve estar por volta do segundo e terceiro anéis, no intento de minimizar complicações futuras. Em alguns casos o istmo da glândula tireoide localiza-se exatamente nessa altura, sendo então necessário rechaçá-lo superiormente ou seccioná-lo com bisturi elétrico.

Devem-se então passar 2 pontos separados de reparo, pegando um anel traqueal de cada lado para superficialização da traqueia. Com os pontos tracionados, realiza-se a abertura da luz traqueal com incisão transversal, em "cruz" ou longitudinal. É realizada dilatação do orifício com o auxílio de uma pinça de Kelly curva e então a cânula de traqueostomia é introduzida na luz traqueal.

Neste momento testa-se a expansibilidade bilateral dos pulmões e, caso positiva, são confeccionados pontos fixando a cânula na pele para impedir sua mobilização e saída da luz traqueal. É passada uma fita de algodão em volta do pescoço da criança, que é amarrada às extremidades laterais da cânula para garantir a fixação da mesma.

Os pontos de reparo que haviam sido dados na traqueia devem ser fixados à pele do tórax com o auxílio de fitas adesivas, pois, no caso de uma descanulação acidental, eles são tracionados, o que permite a visualização do orifício na traqueia e a reintrodução da cânula.

Sempre que possível, deve-se manter a criança em respiração espontânea para evitar escape aéreo excessivo e dificuldade na ventilação.

A Escolha da Cânula de Traqueostomia

Antes da realização do procedimento cirúrgico, é mandatório que a cânula de tamanho supostamente ideal a ser introduzida e uma de calibre menor estejam disponíveis na sala cirúrgica, para o caso de dificuldade de introdução da primeira.

Via de regra, quando a traqueostomia é realizada em condições eletivas, em que a criança não tem estenose de via aérea alta, está intubada e bem ventilada, consegue-se introduzir uma cânula de traqueotomia de calibre meio ponto maior que o tubo de ventilação. Nas situações emergenciais em que a criança não está intubada, infere-se o tamanho de tubo orotraqueal ideal para seu peso e idade e coloca-se uma cânula de traqueostomia de mesmo calibre ou meio ponto maior.

Nas situações em que o paciente apresenta alto risco de aspiração de saliva ou está em ventilação com pressão positiva com pressões além das fisiológicas, deve-se considerar a utilização de cânulas com cuff, para melhor vedar a luz traqueal e impedir a entrada de saliva e o escape aéreo.

Nos neonatos e lactentes, é de vital importância que, antes de a cânula ser introduzida, se realize a medida do espaço entre o orifício traqueal e a projeção da carina (que fica próxima ao segundo espaço intercostal ou ângulo de Louis). Se o segmento de cânula que ficará dentro da luz traqueal for mais longo que isso, deve-se seccionar a extremidade distal da cânula, deixando-a mais curta (isso é mais difícil nas cânulas com cuff, pois este é bem distal).

Complicações

Apesar de se tratar de um procedimento relativamente simples, a traqueostomia pode ter uma série de complicações no intra e no pós-operatório precoce e tardio. Suas principais complicações estão explicitadas na **Tabela 13.1**.

A revisão da literatura revela índices de complicações que variam de 10 a 55% e mortalidade de 0 a 3,3%.

Cuidados Pós-operatórios

O cuidado com a traqueostomia já se inicia no período pós-operatório imediato. É necessário que a equipe de cuidados intensivos esteja bem ciente da possibilidade de decanulação acidental, que é particularmente frequente em crianças pequenas. Deste modo, devem ser evitadas manipulações excessivas e as aspirações endotraqueais devem ser realizada sob a máxima atenção.

Por ocasião da alta, os cuidadores e familiares devem estar bem a par das necessidades de umidificação do ar, do processo de aspiração e de como proceder no caso de uma decanulação acidental.

A primeira troca de cânula deve ser realizada pelo menos 1 mês após a confecção de traqueostomia, em ambiente hospitalar. Idealmente, todas as

Tabela 13.1. Complicações da traqueostomia

Intraoperatórias	Pós-operatórias precoces	Pós-operatórias tardias
Hemorragia	Hemorragia	Granulação no estoma e na traqueia
Pneumotórax ou pneumomediastino	Disfagia e aspiração	Colapso supraestomal
Lesão esofágica	Infecção de ferida	Estenose traqueal
Lesão de nervo laríngeo recorrente	Obstrução do tubo (por coágulo, plug mucoso)	Fístula traqueoesofágica
Impossibilidade de acessar a via aérea	Decanulação acidental	Fístula traqueoinominada
Criação de falso trajeto	Deslocamento da cânula por um falso trajeto	Fístula traqueocutânea
Parada cardíaca e óbito	Enfisema de subcutâneo	Traqueomalacia

trocas de cânulas devem ser realizadas com respaldo de serviço de broncoscopia ou centro cirúrgico.

Decanulação

Antes de se proceder à decanulação, deve-se ter certeza de que a razão inicial que motivou a realização da traqueostomia foi resolvida. Além disso, é necessária minuciosa avaliação laringobroncoscópica. Deve-se garantir que não exista algum processo obstrutivo acima da traqueostomia, como paralisia ou paresia de cordas vocais, granuloma peritraqueostomia, colapso da luz traqueal supratraqueostoma, estenose subglótica ou traqueomalacia.

Idealmente, o processo de decanulação deve ser guiado por broncoscopista experiente, que vai diminuindo o calibre da cânula de meio em meio ponto até a cânula 3, que pode ficar ocluída então por tempos para a garantia da perviedade das vias aéreas superiores.

Em pacientes que tiveram traqueostomia por períodos prolongados de tempo, o trajeto da estomia pode ficar epitelizado, levando ao desenvolvimento de uma fístula traqueocutânea. Nesse caso, é necessário novo procedimento cirúrgico para fechá-la.

Referências Bibliográficas

1. Campisi P, Forte V. Pediatric tracheostomy. Semin Pediatr Surg 2016 Jun;25(3):191-5.

2. Castellanos Ortega A, Rey Galán C, Alvarez Carrillo A, et al. Pediatric advanced life support. An Pediatr (Barc) 2006 Oct;65(4):342-63.

3. Dal'Astra AP, Quirino AV, Caixêta JA, et al. Tracheostomy in childhood: review of the literature on complications and mortality over the last three decades. Braz J Otorhinolaryngol 2017 Mar - Apr;83(2):207-14.

4. Kremer B1, Botos-Kremer AI, Eckel HE, et al. Indications, complications, and surgical techniques for pediatric tracheostomies - an update. J Pediatr Surg 2002 Nov;37(11):1556-62.

5. Sabato SC, Long E. An institutional approach to the management of the 'Can't intubate, can't oxygenate' emergency in children. Paediatr Anaesth 2016 Aug;26(8):784-93.

Suporte Ventilatório Inicial

Werther Brunow de Carvalho

Introdução

O suporte ventilatório inicial e a instituição de ventilação pulmonar mecânica (VPM) são frequentemente complexos e dependentes das condições clínicas do paciente, assim como da presença ou não de patologia pulmonar obstrutiva, restritiva ou mista. Portanto, devido a essa diversidade, o manejo da criança nos primeiros minutos e horas após o emprego da VPM não pode ser delineado em simples recomendações e envolve também a prática diária e a experiência do intensivista e do fisioterapeuta para uma análise sensível dos parâmetros iniciais do aparelho a serem instituídos. Devemos realizar um manejo detalhado para a colocação da criança em ventilação mecânica, pois esse passo é de muita responsabilidade, implicando um cuidado seguro do paciente.

Recomendações Gerais para se Iniciar a Ventilação Pulmonar Mecânica

Devemos ter como objetivo as seguintes recomendações antes de iniciar a VPM:

- Objetivo primário deve ser o de adequar as trocas gasosas baseando-se na oxigenação arterial/ventilação alveolar, diminuir o trabalho respiratório e deste modo a demanda metabólica, obter uma sincronia do paciente com o aparelho de VPM, evitando picos de pressão elevados;
- Minimizar a lesão pulmonar induzida pelo aparelho de VPM;
- Como objetivos clínicos temos: reversão da hipoxemia, reversão da acidose respiratória aguda, melhora do desconforto respiratório, prevenção e reversão da atelectasia, reversão da fadiga muscular ventilatória, diminuição ou reversão das secreções, diminuição do consumo de oxigênio miocárdico e sistêmico, estabilização da parede torácica;
- Selecionar inicialmente uma fração inspirada de oxigênio (FiO_2) elevada, titulando tão logo possível para valores não tóxicos;
- Utilizar pressão expiratória final positiva (PEEP) de acordo com a presença (obstrutiva, restritiva ou mista) ou não de patologia pulmonar;
- Escolher parâmetros de ventilação que não limitem o tempo expiratório e que possam ocasionar a presença de auto-PEEP;
- Considerar a utilização de sedação, analgesia e ocasionalmente de bloqueio neuromuscular na presença de oxigenação e ventilação inadequadas, devido à intolerância aos parâmetros ventilatórios inicialmente selecionados.

Existe uma regra mnemônica para relembrar o manejo básico inicial do aparelho de VPM: MOVE AIR.

M: Modo
O: Oxigênio
V: Volume (volume corrente) ou pressão
E: PEEP expiratória

A: Adequação da sedação
I: Tempo inspiratório (de *inspiratory time*)
R: Frequência (de *rate*)

Seleção do Modo para Iniciar a Ventilação

Não existe evidência que suporte qual seria o melhor modo ventilatório específico de fornecimento do VC para o paciente.

Os modos de ventilação básicos são:
- Ventilação assistocontrolada com volume controlado;
- Ventilação assistocontrolada com pressão controlada;
- Ventilação com pressão de suporte (VPS);
- Ventilação mandatória intermitente sincronizada (VMIS) com pressão controlada;
- Ventilação com pressão regulada e volume controlado (PRVC).

Na ventilação assistocontrolada temos que pré-selecionar um VC (caso a ventilação seja controlada a volume) ou pré-selecionar uma pressão e tempo (se a ventilação é controlada a pressão). As **Figuras 14.1** e **14.2** evidenciam a pressão, o fluxo e o volume no modo de volume controlado e de pressão controlado.

Na ventilação limitada a volume, a inspiração termina quando se obtém um VC pré-selecionado. Na ventilação limitada a pressão, a inspiração termina quando se obtém uma pressão pré-selecionada, não se podendo calcular na ventilação controlada a pressão o volume-minuto, pois não temos o VC, contrariamente à ventilação controlada a volume, em que é possível calcular a ventilação-minuto (frequência respiratória × VC) da criança. A **Figura 14.3** demonstra as diferenças entre o modo controlado a pressão e a volume.

Respirações adicionais pelo aparelho de VPM podem ser fornecidas caso haja um desencadeamento pelo paciente. O intensivista clínico determina uma ventilação-minuto pela pré-seleção da frequência respiratória e VC com o aparelho fornecendo a frequência respiratória e o VC, independentemente da resistência e complacência pulmonares. Quando o paciente apresenta uma respiração adicional, poderá ser fornecido associadamente o VC pré-selecionado. Algumas crianças poderão se beneficiar do modo a pressão, mas uma grande parte se beneficia da ventilação com volume controlado.

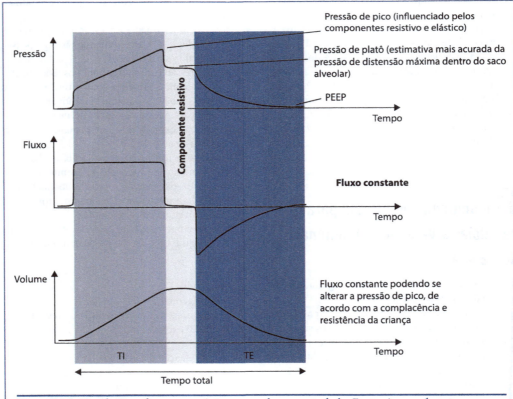

Figura 14.1. Ventilação pulmonar mecânica com volume controlado. Fonte: Acervo do autor.

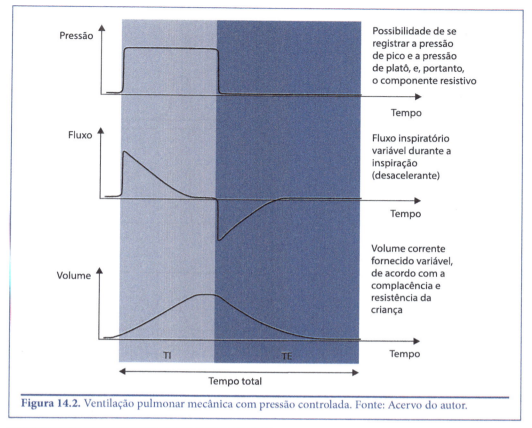

Figura 14.2. Ventilação pulmonar mecânica com pressão controlada. Fonte: Acervo do autor.

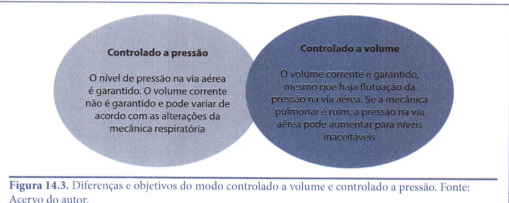

Figura 14.3. Diferenças e objetivos do modo controlado a volume e controlado a pressão. Fonte: Acervo do autor.

Na ventilação com PRVC, o aparelho fornece uma pressão, frequência respiratória e tempo inspiratório pré-selecionados. Esse modo de ventilação utiliza uma pressão pré-selecionada para obter um VC alvo. Ela é utilizada quando os pulmões não são complacentes e se apresentam com uma oxigenação ruim. Quando se pré-seleciona a pressão para se obter um VC, existe uma limitação da quantidade de pressão fornecida para os pulmões. O pico de pressão na via aérea é mantido em um nível constante sem muita flutuação. A **Figura 14.4** evidencia os traçados de pressão, fluxo e volume no modo PRVC.

Esta é um modo de estratégia protetora pulmonar nas crianças com SDRA.

Na VPS, o paciente controla a frequência respiratória (cada respiração é desencadeada pelo

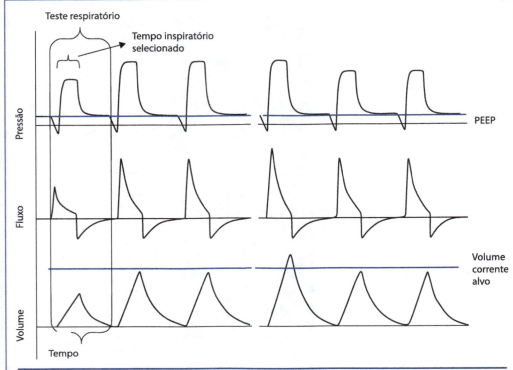

Figura 14.4. Modo de pressão regulada volume controlado. Nesse modo, a pressão inspiratória é ajustada em resposta às alterações na mecânica ventilatória do paciente. Para iniciar, o aparelho de VPM realiza um teste respiratório para determinar a pressão necessária para se obter o volume corrente objetivado (alvo). Fonte: Adaptado de Singer BD et al., 2011.

paciente, desde que não exista uma pré-seleção de frequência respiratória) e desempenha uma grande influência na duração da inspiração, na taxa de fluxo inspiratório e no VC. O paciente pode ter um VC espontâneo rápido, podendo aumentar os volumes com a adição da pressão de suporte (PS). Essa modalidade diminui o trabalho respiratório devido à doença de base, pela presença do tubo intratraqueal, valvas inspiratórias, além de outros aspectos mecânicos dependentes do suporte ventilatório. O trabalho respiratório é inversamente proporcional ao nível da PS e o trabalho respiratório pode ser diminuído para o paciente pelo aumento do nível da PS no aparelho de VPM.

Na VMIS, as respirações são fornecidas de acordo com uma frequência pré-selecionada. Entretanto, se o paciente respira além dessa taxa selecionada, não é fornecido nenhum suporte adicional. Uma das vantagens da VMIS é permitir que a criança assuma uma parte da sua condução (*drive*) ventilatória. As principais vantagens e desvantagens do modo VMIS estão delineadas na **Tabela 14.1**.

À semelhança da ventilação assistocontrolada, a VMIS pode fornecer um volume corrente (VC) pré-selecionado (controlada a volume) ou uma pressão e tempo pré-selecionados (controlada a pressão).

O VC espontâneo não é pré-selecionado, ele é completamente gerado pelo paciente.

A **Tabela 14.2** resume as vantagens e desvantagens de cada um dos modos delineados anteriormente.

Seleção do Volume Corrente

O VC é a quantidade de gás fornecido em cada respiração. A adequação inicial com o uso correto do VC depende de vários fatores, particularmente da doença de base presente e que indicou a necessidade de suporte ventilatório. Em geral, o VC alvo em pediatria e neonatologia varia entre 5-8 mL/kg em relação ao peso ideal predito. É importante

Tabela 14.1. Vantagens e desvantagens do modo VMIS

Vantagens	Desvantagens
• A respiração mandatória é fornecida em sincronia com o esforço do paciente. Isso torna a respiração mais confortável • Entre as respirações mandatórias, o paciente pode respirar de acordo com a sua frequência respiratória, volume corrente e fluxo • Os músculos respiratórios do paciente permanecem ativos, de tal maneira que a atrofia por desuso é menos comum	• O trabalho respiratório pode ser aumentado se a sensibilidade do disparo "gatilho" e o fluxo são inadequados para as necessidades do paciente • Pode ocorrer hipoventilação se o paciente não é capaz de respirar espontaneamente e a taxa de respiração mandatória não é selecionada em um valor suficiente • O trabalho respiratório excessivo pode ocorrer durante a respiração espontânea, a menos que seja aplicado um nível adequado de ventilação com suporte de pressão

Fonte: Acervo do autor.

Tabela 14.2. Principais vantagens e desvantagens de alguns modos de VPM

Modo	Vantagens	Desvantagens
Ventilação assistocontrolada	Diminui o trabalho respiratório comparativamente à respiração espontânea	Pode ocasionar efeitos hemodinâmicos adversos, determinando uma hiperventilação inadequada
Ventilação assistocontrolada com volume controlado	Garante o fornecimento de um volume corrente pré-selecionado	Pode ocasionar uma pressão inspiratória excessiva
Ventilação assistocontrolada com pressão controlada	Permite a limitação do pico de pressão inspiratória	Potencial de ocasionar hiper ou hipoventilação com alterações da resistência/complacência pulmonar
Ventilação com pressão de suporte	Conforto para a criança, melhora da interação paciente-aparelho de VPM	Tolerância variável do paciente
Ventilação mandatória intermitente sincronizada	Menor interferência com a função cardiovascular	Aumento do trabalho respiratório comparativamente à ventilação assistocontrolada

avaliar o peso corpóreo predito, pois o parênquima pulmonar das pessoas não aumenta em tamanho conforme as crianças tenham mais peso. Em geral, deve-se fornecer um VC de 6-8 mL/kg para crianças com pulmões normais e de 6 mL/kg nas que apresentam doença pulmonar.

Seleção do Pico de Pressão Inspiratória

O pico de pressão inspiratória (PIP) é a pressão máxima na via aérea obtida durante uma respiração mandatória. Os aparelhos de medicação podem permitir uma pré-seleção direta da PIP. Geralmente, objetivamos uma pressão de platô (pressão no final de uma pausa inspiratória refletindo a pressão necessária para vencer a complacência do sistema respiratório) ao redor de 28-30 cmH$_2$O,

para diminuir o risco de barotrauma (p. ex., pneumotórax) e distensão alveolar excessiva. Observar sempre que a PIP é o somatório da PEEP + delta de pressão (**Figura 14.5**).

Observar na figura que a pressão de condução, *drive pressure* é a diferença da pressão de platô menos a PEEP e é devida à complacência (VC/complacência) e que a diferença da pressão de pico menos a pressão de platô é devida à resistência (R × fluxo). Outro componente da PIP está relacionado ao aumento na fase de fluxo inspiratório e é devida à resistência (R × fluxo).

Seleção da Frequência Respiratória

A frequência respiratória é o número de respirações por minuto. Pode-se incluí-la na

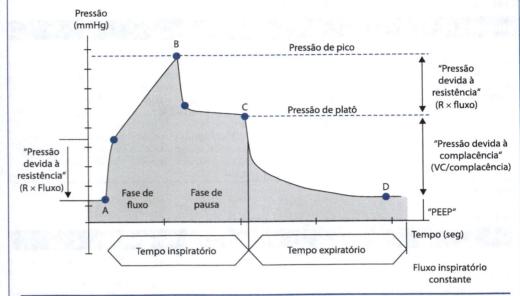

Figura 14.5. Diagrama das pressões das vias aéreas em relação ao tempo durante a VPM. Fonte: Acervo do autor.

programação do aparelho de medicação associada às respirações espontâneas da criança ou uma combinação das duas.

Habitualmente, em pediatria, seleciona-se uma frequência de ciclagem respiratória de 2/3 em relação à frequência respiratória normal para a faixa etária pediátrica. Para crianças pequenas, pode se selecionar 30 rpm/min, 20 rpm/min para escolares e 12 rpm/min para adolescentes. Pode-se utilizar um ajuste da ventilação-minuto que tenha como objetivo uma hiperventilação terapêutica leve ($PaCO_2$ aproximadamente 30 mmHg), como na hipertensão intracraniana e na hipertensão pulmonar.

Seleção da Pressão Expiratória Final Positiva

A PEEP é a pressão na via aérea no final da expiração. A aplicação da PEEP é realizada com o objetivo de prevenir o colapso do alvéolo no final da expiração. O valor numérico frequentemente aplicado para início da VPM é de 5-8 cmH_2O. Utilizar 5 cmH_2O para pulmões normais, aumentando conforme a necessidade para se adequar à oxigenação nos casos de pulmões doentes ou no caso de existir malacia das vias aéreas. Entretanto, valores maiores podem ser utilizados na ventilação do paciente com síndrome do desconforto respiratório agudo (SDRA) (**Figura 14.6**).

Algumas vezes, a aplicação da PEEP pode apresentar efeitos adversos caso haja um aprisionamento significativo de gás. Esse fato pode ser avaliado fazendo-se uma pausa no final da expiração, o que permite a mensuração da auto-PEEP, que pode estar elevada quando existe resistência significativa de via aérea ou aprisionamento de gás.

Seleção da Taxa de Fluxo

A taxa de fluxo, assim como o padrão, varia de acordo com o modo escolhido no aparelho de ventilação e também com os parâmetros clínicos. O padrão de fluxo inspiratório pode ser ajustado de acordo com o modo de ventilação selecionado (p. ex., fluxo desacelerante no modo pressão controlada ou PRVC).

O pico da taxa de fluxo é o máximo de fluxo fornecido pelo aparelho de VPM durante a inspiração. Um pico de taxa de fluxo insuficiente é caracterizado por dispneia, baixa pressão de pico inspiratório e um recorte do traçado da pressão inspiratória.

PEEP mais baixas/FiO$_2$ maiores													
FiO$_2$	0,3	0,4	0,4	0,5	0,5	0,6	0,7	0,7	0,7	0,8	0,9	0,9	0,9	1,0
PEEP	5	5	8	8	10	10	10	12	14	14	14	16	18	18-24
PEEP mais elevadas/FiO$_2$ menores													
FiO$_2$	0,3	0,3	0,3	0,3	0,3	0,4	0,4	0,5	0,5	0,5-08	0,8	0,9	0,9	1,0	1,0
PEEP	5	8	10	12	14	14	16	16	18	20	22	22	22	22	24

Figura 14.6. Combinações da FiO$_2$ e da PEEP – ARDS Network Study. Fonte: www.ardsnet.org/files/ventilator_protocol_2008-07.pdf.

Seleção da Fração Inspirada de Oxigênio

A FiO$_2$ deve inicialmente ser utilizada em uma pré-seleção de 1,0, mas com o objetivo de se diminuir rapidamente para níveis não tóxicos de oxigênio. Na grande maioria das crianças, a titulação da FiO$_2$ pode ser realizada empregando-se o valor da saturação de pulso de oxigênio (SpO$_2$), evitando desse modo a coleta desnecessária de gasometria arterial somada à demora para a verificação da pressão parcial de oxigênio arterial (PaO$_2$). Deve-se basear também nas necessidades de suplementação de oxigênio antes da intubação traqueal. Caso o paciente apresente um pulmão normal, manter a saturação de pulso entre 92-96% e no caso de doença pulmonar grave ou síndrome do desconforto respiratório agudo (SDRA) objetivar uma SpO$_2$ de 88-92%.

Seleção da Relação do Tempo Inspiratório: Tempo Expiratório

Durante a respiração espontânea da criança, a relação ins:exp é de 1:2 ou 1:3, indicando que o tempo expiratório é cerca de duas vezes o tempo para a inspiração. Com base na idade do paciente, o tempo inspiratório pode ser de 0,6 s nas crianças e de 1 s nas crianças mais velhas e nos adolescentes. O tempo inspiratório pode ser aumentado para melhorar a pressão média de vias aéreas e, em consequência, a oxigenação. Caso o tempo expiratório seja muito curto, pode haver a ocorrência de auto-PEEP. Dependendo da patologia subjacente, a relação ins:exp pode ser alterada com o objetivo de melhorar a ventilação, podendo ser ajustada para 1:4 a 1:6 ou até maior para permitir um tempo expiratório maior na presença de doença obstrutiva da via aérea. Ocasionalmente, em algumas situações clínicas pode-se selecionar uma relação ins/exp inversa (1:1 ou 2:1) para aumentar a pressão média de vias aéreas e a oxigenação.

Seleção do Gatilho (Disparo)

O gatilho (disparo) é um mecanismo pelo qual o aparelho de VPM inicia uma respiração assistida.

Existem habitualmente dois modos de iniciar uma respiração fornecida pelo aparelho de VPM: desencadeada por gatilho por pressão ou por fluxo. Quando se utiliza o disparo a pressão, o aparelho fornece uma respiração, caso a válvula de demanda perceba uma deflexão negativa na pressão da via aérea (gerada pela tentativa do paciente de iniciar a respiração) maior do que o valor selecionado para a sensibilidade de disparo. Quando se utiliza o disparo a fluxo, a respiração fornecida pelo aparelho de VPM é iniciada quando o retorno de fluxo é menor do que o fluxo fornecido, como uma consequência do esforço respiratório do paciente de iniciar a respiração. Em pediatria, as alterações do fluxo de gás são mais habitualmente utilizadas como seleção do gatilho (disparo). Os limiares de gatilho são ajustados de acordo com a idade e, tipicamente, variam de 0,4-1 L/min para crianças e acima de 0,8-2 L/min para adolescentes, O limiar de pressão habitualmente é pré-selecionado em -1 cm H$_2$O em pediatria. Nas crianças que não apresentam esforço respiratório espontâneo adequado, pode-se utilizar o tempo como gatilho.

Seleção da Pressão de Suporte

A PS é a quantidade de suporte fornecida pelo aparelho de VPM em cada respiração espontânea. A PS pode ser utilizada isoladamente ou em associação com outros modos de ventilação. Os parâmetros de seleção habitualmente utilizados em pediatria são de 8-10 cmH$_2$O, baseando-se na efetividade relacionada ao esforço respiratório e no diâmetro do tubo intratraqueal. Diminuem a força muscular do paciente e, deste modo, alteram o trabalho respiratório da criança. As principais vantagens e desvantagens da VPS estão apresentadas na **Tabela 14.3** a seguir.

Na **Figura 14.7** demonstramos um paciente que apresenta diminuição na complacência pulmonar e que está submetido a VPS com a mecânica respiratória relacionada ao VC, fluxo e pressão da via aérea em relação ao tempo e o consequente aumento do esforço respiratório do paciente com alteração do VC e do fluxo, mantendo-se o nível de PS selecionado.

Tempo de Rampa

Determina a velocidade de aumento do fluxo (modo volume controlado) ou da pressão (modos pressão controlada e pressão regulada volume controlado) (**Figura 14.8**).

Tempos de rampa muito curtos podem ser mais desconfortáveis para o paciente e tempo muito longos podem ocasionar um VC menor do que o inicialmente fornecido (modo pressão controlada) ou uma maior pressão do que inicialmente requerida (modos volume controlado e pressão regulada volume controlado).

Parâmetros Iniciais da Ventilação Pulmonar Mecânica para Crianças Criticamente Enfermas

Devido à dificuldade de identificação em termos da evolução temporal das crianças que estão com ou que apresentem risco para SDRA, associada ao potencial benefício em pacientes sem SDRA, recomenda-se a VPM protetora como manejo inicial

Tabela 14.3. Vantagens e desvantagens do modo de ventilação com pressão de suporte

Vantagens	Desvantagens

• O paciente pode controlar a profundidade, a extensão e o fluxo de cada respiração
• Permite uma flexibilidade no suporte ventilatório
	• Níveis excessivos de suporte podem ocasionar:
	  - Alcalose respiratória
	  - Hiperinsuflação
	  - Desencadeamento inefetivo da ventilação
	  - Episódios de apneia

Fonte: Acervo do autor.

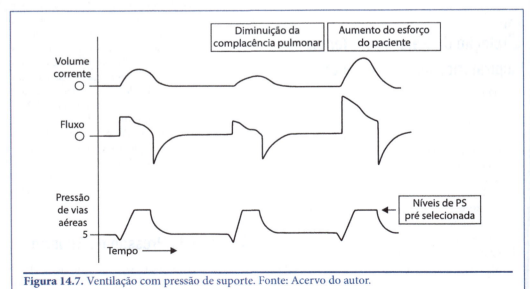

Figura 14.7. Ventilação com pressão de suporte. Fonte: Acervo do autor.

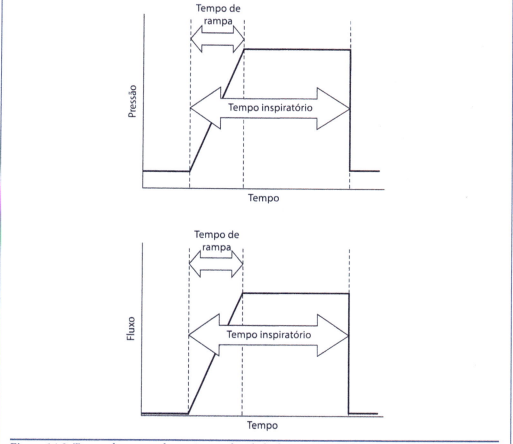

Figura 14.8. Tempo de rampa: determina a velocidade de aumento do fluxo (modo volume controlado) ou da pressão (modos pressão controlada e pressão regulada volume controlado). Fonte: https://www.aic.cuhk.edu.hk/web8/mech%20vent%20intro.htm.

nesse grupo de pacientes no cenário perioperatório e de cuidados intensivos. A **Figura 14.9** fornece um manejo pragmático utilizando VPM protetora em pacientes com e sem SDRA.

Problemas Comuns após o Início da Ventilação Pulmonar Mecânica

Alguns problemas podem aparecer após se instalar e iniciar o suporte ventilatório e os mais comuns são:
- Picos de pressão elevados;
- Assincronia paciente-aparelho de VPM;
- Crianças com doença pulmonar obstrutiva;
- Crianças com SDRA.

Caso se detecte um pico de pressão elevado, avalie a pressão de platô utilizando uma pausa inspiratória ou verifique diretamente na curva pressão-tempo, caso o modo de ventilação seja a volume controlado. Caso o pico de pressão esteja elevado e a pressão de platô baixa, você está diante de um caso de obstrução da via aérea. Se o pico de pressão e a pressão de platô estão elevados, a questão envolvida relaciona-se à complacência pulmonar. A **Tabela 14.4** apresenta uma diferenciação diagnóstica em relação às alterações da pressão de pico e de platô.

Caso o paciente tenha uma história de um processo obstrutivo como asma, bronquiolite e apresente piora da saturação de oxigênio com aumento dos níveis de $PaCO_2$ (hipercapnia), deve-se realizar um diagnóstico diferencial que inclui os seguintes passos:

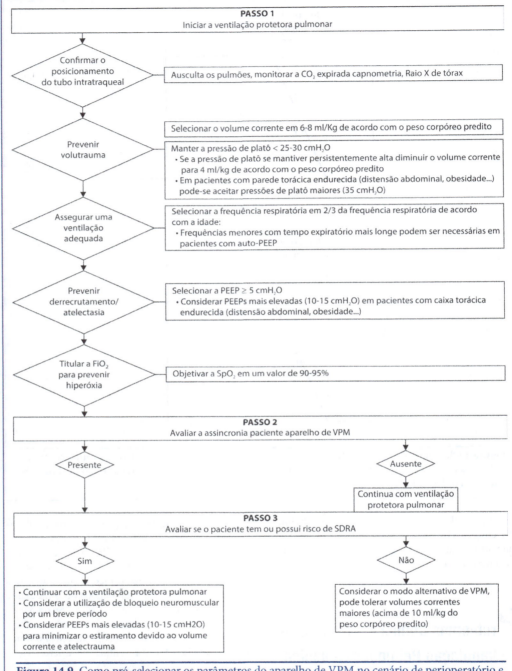

Figura 14.9. Como pré-selecionar os parâmetros do aparelho de VPM no cenário de perioperatório e na unidade de cuidados intensivos. Fonte: Adaptado de Kilikaya O et al., 2013.

- Devido ao processo primário da doença, as crianças têm dificuldade expiratória, que deve ser verificada clinicamente e em termos da mecânica respiratória;
- Uma das questões está relacionada à presença de auto-PEEP;
- As opções para o manejo dessa criança podem ser vistas na **Tabela 14.5**.

Tabela 14.4 Problemas com a pressão de pico e platô após o início da VPM

Pressão de pico elevada Pressão de platô baixa	Pressão de pico elevada Pressão de platô elevada
Rolha de muco	SDRA
Broncoespasmo	Edema pulmonar
Obstrução (bloqueio) do tubo intratraqueal	Pneumotórax
Acotovelamento do tubo	Migração do tubo intratraqueal para um dos brônquios
	Derrame pleural

Tabela 14.5. Problemas relacionados à frequência respiratória e ao volume corrente após o início da VPM

Diminuição da frequência respiratória	Diminuição do volume corrente
Ajustar a taxa de fluxo para taxas de fluxo inspiratório mais rápidas	Adequar a sedação
Ajustar a relação ins:exp	

Caso o paciente se apresente com agitação e dissincronia com o aparelho de VPM, esse dado pode ser secundário à "fome de ar" e as opções para o manejo da criança incluem aumento do VC, aumento da taxa de fluxo, ajuste da relação ins:exp e adequação da sedação. O quadro de agitação pode ser secundário ao desconforto global da criança e, nesse caso, existe a necessidade de se ajustar a sedação.

Referências Bibliográficas

1. Amitai A, Mosenifar Z, et al. Ventilator management. updated: Oct 17, 2017.
2. A white paper from the American Association for Respiratory Care (AARC) and University. HealthSystem Consortium's (UHC) Respiratory Care Network. Safe initiation and management of mechanical ventilation. 2016, American Association for Respiratory Care, Irving, Texas.
3. Ashworth L, Norisue Y, Koster M, et al. Clinical management of pressure control ventilation: an algorithmic method of patient ventilatory management to address "forgotten but important variables". J Crit Care 2018;43:169-82.
4. Kilickaya O, Gajic O. Initial ventilator settings for critically ill patients. Crit Care 2013;17(2):123.
5. Scott D. Weingart. managing initial mechanical ventilation in the emergency department. 2016;68(5):614–7.
6. Signoff ED, Adams JY, Kuhn BT. Initial of mechanical ventilation in patients with compensated respiratory failure. Hosp Med Clin 2017;6:503-16.
7. Singer BD, Corbridge TC. Pressure modes of invasive mechanical ventilation. South Med J 2011;104(10):701-9.
8. Wilcox SR, Richards JB, Fisher DF, et al. Initial mechanical ventilator settings and lung protective ventilation in the ED. Am J Emerg Med 2016;34(8):1446-51.

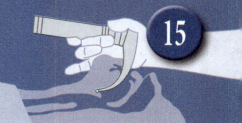

Via Aérea na Criança Obesa, com Trauma e Oncológica

Janete Honda Imamura

Via Aérea na Criança Obesa

Não existe um critério universalmente aceito sobre a obesidade na faixa etária pediátrica. Como os valores do índice de massa corporal mudam substancialmente com a idade, os distúrbios de peso excessivos são determinados por gráficos de crescimento de referência específicos da idade para o índice de massa corporal durante a infância. Isso ocorre em parte porque o índice de massa corpórea da infância muda significativamente em função da idade e do sexo. Os critérios do Centro de Controle e Prevenção de Doenças dos Estados Unidos definem o excesso de peso (sobrepeso) em crianças com o índice de massa corpórea superior ao percentil 85, mas menor que o percentil 95, obesidade como percentil 95 ou superior e obesidade severa com índice de massa corpórea igual ou maior a 120% em relação aos valores do percentil 95, mas alguns argumentariam que esses pontos de cortes são muito arbitrários e podem não refletir no índice de massa corpórea as alterações relacionadas à idade que ocorrem durante a infância. A Organização Mundial de Saúde define o excesso de peso e a obesidade da infância de acordo com os desvios-padrão escores Z do índice de massa corpóreo médio. O grau estimado de obesidade infantil dependerá da definição utilizada, sendo, portanto, classificado como com sobrepeso, obeso ou obeso grave de acordo com os percentis de referência estabelecidos.

Entre as crianças, a obesidade abdominal (central) está associada ao aumento do risco de condições patológicas na infância e a circunferência do pescoço está correlacionada com a pressão arterial, os níveis de lipidemia e insulina, mas não apneia obstrutiva do sono. A medida da circunferência do pescoço é de valor clínico limitado e não rotineiramente recomendada. No entanto, ainda se desconhece se o valor da obesidade abdominal pode ser mais patogênico para as vias aéreas e a função respiratória das crianças do que a obesidade definida pelo índice de massa corporal elevado. Mas, embora controverso, o índice de massa corporal ainda é correlacionado com a intubação difícil.

A obesidade pediátrica promove efeitos na via respiratória e na função respiratória, correlacionando-se com reduções na capacidade residual funcional, volume de reserva expiratório, volume expiratório forçado em 1s e capacidade de difusão. Pode ocorrer predisposição a tosse mais intensa, a atelectasia, o aprisionamento de ar e a *shunt* pulmonar da direita para a esquerda com possível hipoxemia. Essas mudanças são acentuadas na posição supina, quando a pressão abdominal no diafragma é maior. Sendo mais propensas à apneia obstrutiva do sono, o ronco é um indicador importante. A apneia obstrutiva do sono grave é indicada por episódios de apneia, sonolência diurna, dificuldades de aprendizagem e história familiar de apneia obstrutiva do sono. Essas crianças apresentam uma resposta ventilatória diminuída ao CO_2 em comparação com outras crianças. Essa condição aumenta o risco de depressão respiratória pós-operatória e de obstrução das vias aéreas. Uma fração de crianças com apneia obstrutiva do sono mostra uma maior sensibilidade ao efeito analgésico e à depressão respiratória com opioides.

Os pacientes com obesidade mórbida apresentam maior resistência de via aérea, elevação anormal do diafragma e trabalho respiratório aumentado devido a alteração da elasticidade da parede torácica e da resistência à excursão diafragmática. Além disso, o peso adicional da gordura abdominal na porção inferior dos pulmões pode piorar a capacidade residual funcional. Essas alterações resultam em respirações superficiais, rápidas, com redução na capacidade para pré-oxigenação e capacidade ventilatória limitada, que serão mais pronunciadas quando o paciente estiver em posição supina. A posição de Trendelenburg reversa ou posição semivertical para reduzir a pressão do conteúdo abdominal sobre o diafragma e deslocar o peso sobre a parede inferior do tórax deverá ser a preferencial.

O metabolismo e a farmacocinética das drogas usadas habitualmente são alterados pelas mudanças fisiológicas da obesidade. As drogas lipofílicas têm um volume de distribuição maior nos pacientes obesos. Esses pacientes também apresentam uma taxa de filtração glomerular maior e as drogas excretadas pela via renal poderão ter uma meia-vida menor, pois sua eliminação é diretamente proporcional ao *clearance* de creatinina. Prever como a dosagem de fármacos diferentes em pacientes obesos pode ser difícil; por exemplo, o volume de distribuição de alguns fármacos altamente lipofílicos é aumentado (p. ex., Tiopental), mas para outros é reduzido (p. ex., propranolol).

A obesidade infantil aumenta substancialmente o ônus econômico da saúde e está associada a uma série de comorbidades médicas como no:

- **Sistema respiratório (a comorbidade mais comum):** laringoespasmo e a hiper-reatividade brônquica que podem resultar em obstrução das vias aéreas, asma com aumento na sua incidência e gravidade, alta incidência de infecções das vias aéreas superiores, apneia obstrutiva do sono, síndrome de hipoventilação da obesidade e função pulmonar prejudicada indicada pela diminuição das variáveis respiratórias. A via aérea superior pode ser reduzida pela deposição de gordura subcutânea no palato e nas partes moles da faringe, juntamente com bochechas volumosas e uma língua grande. A deposição aumentada de gordura nos tecidos faringianos aumenta a probabilidade de colapso da parece faríngea, o que pode complicar a realização da sequência rápida de intubação;
- **Sistema cardiovascular:** hipertensão arterial sistêmica, hipertrofia ventricular esquerda (em adolescentes), doença cardíaca da idade adulta;
- **Sistema endócrino:** diabetes mellitus tipo II, síndrome metabólica, dislipidemia (hiperlipidemia e hipercolesterolemia), síndrome do ovário policístico;
- **Sistema gastrointestinal:** refluxo gastroesofágico, hepatite por esteatose assintomática, que pode avançar para fibrose hepática (esteato-hepatite aguda não alcoólica ou raramente cirrose);

- **Sistema neurológico/psicológico:** pseudotumor cerebral, baixa autoestima, baixo desempenho escolar;
- **Sistema ortopédico:** epifisiólise proximal do fêmur.

As mudanças anatômicas e fisiológicas relacionadas à obesidade levam os pacientes obesos a apresentar uma série de desafios adicionais para a realização da laringoscopia e da intubação, incluindo anatomia alterada das vias aéreas com distorção da região orofaríngea, aumento da sensibilidade aos efeitos adversos da hipóxia durante tentativas prolongadas na intubação traqueal e baixa tolerância à apneia. A atividade metabólica no tecido adiposo em excesso e o maior trabalho necessário para o suporte tecidual irão promover um maior consumo de oxigênio e uma maior produção de dióxido de carbono. Devido ao maior consumo de oxigênio e à menor reserva de oxigênio, as crianças desenvolvem hipoxemia, sendo mais difícil obter e manter uma saturação de oxigênio adequada. Consequentemente, os períodos de dessaturação e de apneia segura durante a sequência rápida de intubação são reduzidos. Além disso, elas apresentam um maior risco de dificuldade de mecânica respiratória e o risco da dificuldade de ventilação com máscara aumenta ainda mais em crianças obesas em comparação com as de peso normal. A utilização da ventilação com bolsa-valva-máscara em pacientes obesos é mais difícil, pois a redundância das partes moles das vias aéreas superiores associada à massa corpórea aumentada resulta em um aumento da resistência de via aérea. Pressões maiores são necessárias para uma ventilação efetiva, o que pode levar a uma dificuldade em manter a máscara bem acoplada. A técnica com dispositivo orofaríngeo ou nasofaríngeo com duas pessoas é a melhor opção nesses casos.

A alteração anatômica de via aérea superior também contribui para uma má visualização da glote. Além disso, o pescoço curto e com maior diâmetro, associado a limitada extensão do pescoço e abertura da boca, pode limitar a mobilidade cervical e tornar mais difícil a obtenção da melhor posição para retificação de via aérea (**Figura 15.1**).

A pré-oxigenação é um aspecto essencial da sequência rápida de intubação e, se não houver contraindicações, o paciente obeso deve ser colocado em posição em rampa ou com a cabeça elevada para realizar a laringoscopia direta, alinhando horizontalmente o meato acústico externo com o esterno para uma melhor visualização da região glótica.

Os riscos da dessaturação de oxigênio da hemoglobina no intraoperatório, hospitalização

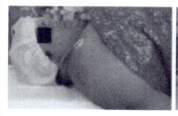
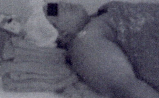

Uso de vários coxins: posicionamento ideal para pacientes obesos.
Fotos produzidas e gentilmente cedidas pela Dra. Claudia Lutke
Médica anestesiologista UNIFESP

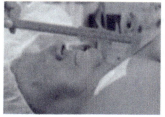
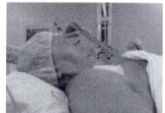
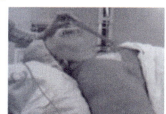

Posição neutra, sem coxim   Posição neutra, sem coxim   Hiper-extensão, com coxim
Fotos produzidas e gentilmente cedidas pelo Dr. Paulo Rogério Scordamaglio Médico assistente do Serviço de Endoscopia Respiratória HCFMUSP/InCor
Observe a distância externo-mento após o correto posicionamento

Figura 15.1. Posicionamento adequado para intubação do paciente obeso. Fonte: https://pt.slideshare.net/galegoo/sedao-analgesia-e-sequncia-rpida-de-intubao-reduzido.

repentina, dificuldade na ventilação com máscara e na laringoscopia com maior frequência, bem como obstrução pós-operatória das vias aéreas, broncoespasmo e eventos respiratórios críticos em geral, são maiores em crianças obesas, especialmente nas mais jovens.

Como o acesso à via aérea do paciente obeso é sempre potencialmente difícil, é prudente uma avaliação prévia se a sequência rápida de intubação será adequada. A verificação da visualização das cordas vocais com o paciente ainda sob respiração espontânea é sugerida para que o procedimento seja mais seguro, podendo utilizar-se da técnica mais adequada após essa avaliação. A laringoscopia óptica, a videolaringoscopia, o tubo laríngeo, a máscara laríngea, o introdutor de tubo endotraqueal, o estilete de fibra óptica e a laringoscopia endoscópica são exemplos de dispositivos que poderão auxiliar na intubação do paciente obeso.

Esses pacientes também podem apresentar dificuldades técnicas para a ventilação transtraqueal percutânea, pois a identificação de marcos anatômicos pode ser problemática. A cricotireotomia é uma técnica de escolha para assegurar uma via aérea quando houve falha de outras medidas, mas pode ser um procedimento mais difícil em pacientes obesos. A membrana cricotiroidea, parâmetro essencial nesse procedimento, pode ser de difícil identificação nesses pacientes, sendo o ultrassom um acessório útil nessas situações. Quando indicado, a traqueostomia cirúrgica e eletiva pode ser realizada.

O conhecimento sobre a obesidade infantil e a identificação de fatores de risco é importante como um meio de antecipar, reconhecer e tratar complicações que podem ocorrer desproporcionalmente em crianças obesas e, assim, otimizar o cuidado para com elas, atualmente submetidas ocasionalmente a novos procedimentos cirúrgicos (cirurgia bariátrica).

Via Aérea na Criança com Trauma

O estabelecimento de uma via aérea permeável com avaliação dos movimentos respiratórios é um componente crítico na ressuscitação e estabilização do trauma pediátrico. A prioridade durante a avaliação inicial deve ser a via aérea estável, protegida e desobstruída e a ventilação adequada. Capacidade de falar e responder a perguntas simples indica uma via aérea patente, esforço respiratório suficiente para gerar voz e pressão arterial suficiente para perfurar o cérebro, mas o estridor inspiratório sugere perda iminente de via aérea. As mortes precoces geralmente são causadas por asfixia pelo comprometimento da via aérea ou por hipotensão arterial devido ao choque hemorrágico, assim a necessidade da administração de volume com cristaloide e hemoderivados além de drogas vasopressoras não deve ser desprezada.

Os pacientes vítimas de trauma craniano com edema cerebral estão em risco de apresentarem hipertensão intracraniana aumentada ou pressão inadequada de perfusão cerebral durante a intubação. Os clínicos devem prestar especial atenção à adequação da sedação e da analgesia durante a laringoscopia, mantendo o posicionamento do alojamento e a adequação da pressão arterial e oxigenação. A laringoscopia direta causa estimulação simpática, potencialmente desencadeando taquicardia, hipertensão, broncoespasmo e aumento da pressão intracraniana. Ao se preparar para a intubação, a cabeça do leito pode ser mantida entre 30-45°, antes de elevá-lo rapidamente durante o procedimento e, em seguida, devolvê-lo à sua posição original. Se necessário, o paciente pode ser mantido no posicionamento reverso da Trendelenburg ao longo da intubação. Hipoxemia e hipercarbia causam vasodilatação e aumento do volume sanguíneo cerebral, levando ao aumento da pressão intracraniana. A pré-oxigenação prolonga o tempo de tolerância à dessaturação da oxi-hemoglobina. A ventilação minuciosa dos pacientes deve ser mantida ao longo do procedimento para evitar a retenção de CO_2, uma questão de urgência nas situações de lesões de massa intracraniana e pressão intracraniana elevada.

As obstruções orofaríngeas por corpos estranhos, muco, sangue ou vômitos devem ser limpas, dando-se especial atenção à proteção da coluna cervical. O pescoço e o tórax devem então ser examinados. Deve ser procurada a presença de pressão venosa jugular elevada, desvio traqueal e enfisema. A ausência de movimentos respiratórios deve levar à instituição de uma ventilação. Alguns fatores relacionados ao trauma tornam a intubação traqueal tecnicamente mais difícil, como um paciente agitado com ferimentos na cabeça, um paciente com traumatismo facial com comprometimento das vias aéreas por sangramento ou outra causa de obstrução das vias aéreas superiores como lesão direta ou compressão extraluminal por hematoma, lesão na coluna cervical em potencial e, finalmente, uma situação de repleção gástrica plena com um risco aumentado de broncoaspiração. Além disso, em pacientes graves, a intubação traqueal de emergência está associada a uma frequência significativa de complicações maiores, como intubação difícil, intubação esofágica, aspiração, além de maior mortalidade, em pacientes que estão hemodinamicamente instáveis.

Nessa situação, as crianças são mais predispostas a insuficiência respiratória devido ao aumento da resistência das vias aéreas (via aérea pequena e compressível), menor capacidade residual funcional, alto metabolismo com maior demanda de oxigênio, o que leva a uma fadiga mais rápida e um menor tempo de tolerância à apneia com rápida evolução para hipóxia. Todos esses fatores explicam a necessidade da detecção precoce da dificuldade respiratória, como a taquidispneia, o uso dos músculos acessórios da respiração ou a diminuição da saturação de oxigênio.

As lesões laringotraqueais pediátricas por trauma contuso do pescoço são raras. Os sintomas de apresentação podem ser inespecíficos e um alto índice de suspeita clínica pode ser necessário para o diagnóstico precoce. Anatomicamente, a laringe pediátrica está localizada mais acima no pescoço, permitindo que o arco mandibular a proteja. Além disso, as cartilagens laríngeas em crianças são mais flexíveis, diminuindo a probabilidade de fraturas laríngeas. No entanto, o lúmen mais estreito da via aérea pediátrica e a ligação frouxa da mucosa às cartilagens laríngeas subjacentes em crianças aumentam o risco de dano às partes moles, edema e formação de hematoma, resultando em obstrução das vias aéreas. O traumatismo contuso da laringe geralmente envolve a traqueia. As lesões laríngeas podem ser agravadas por pressão na cricoide, laringoscopia rígida, técnicas de intubação às cegas, e até pela intubação traqueal. Isso pode resultar em avulsão das mucosas e na criação de um falso trajeto. Alguns pacientes com lesão contundente no pescoço anterior podem inicialmente ter uma via aérea normal, mas podem desenvolver comprometimento das vias aéreas de modo progressivo devido ao aumento da ruptura laríngea, edema e hematoma. O comprometimento traqueal por compressão ou lesão direta deve ser suspeitado se houver obstrução das vias aéreas, estridor ou trauma no pescoço, esterno ou clavícula. Pode ocorrer ainda separação laringotraqueal e a inserção de um tubo endotraqueal também pode causar a separação de uma traqueia precariamente mantida na laringe. A desaceleração repentina que provoca flexão-extensão do pescoço pode levar a lesão, pois estão ancorados nas estruturas adjacentes. Um traumatismo contundente pode esmagar a traqueia contra os corpos vertebrais, causando a transecção nos anéis traqueais e na cartilagem cricoide. Outras causas do traumatismo das vias aéreas contundentes são por trauma no volante ou no guidão da bicicleta. Finalmente, uma pressão intratorácica aumentada devido à compressão do tórax contra uma glote fechada pode romper a traqueia membranosa posterior.

Em uma vítima de trauma facial, os reflexos protetores das vias aéreas podem ser prejudicados por lesões associadas na cabeça e há o risco da aspiração de vômitos, sangue, dentes ou fragmentos ósseos. Nesses casos, a ventilação da máscara facial de pressão positiva pode deslocar os fragmentos de ossos faciais, piorar a obstrução das vias aéreas e agravar o enfisema subcutâneo, o pneumoencéfalo, o pneumomediastino e o pneumotórax. Embora uma lesão significativa na via aérea superior seja incomum, edema e inchaço nas proximidades da via aérea podem levar à obstrução das vias aéreas mesmo na presença de reflexos intactos nas vias aéreas. Uma avaliação frequente para o edema das vias aéreas deve ser realizada, uma vez que edema significativo pode ocorrer apesar da ausência de fraturas, podendo levar várias horas para se desenvolver. Nos casos de um trauma craniofacial, as lesões na coluna vertebral, particularmente a coluna cervical, devem ser consideradas até que a avaliação completa (radiológica) exclua qualquer lesão da coluna cervical.

As lesões cervicais ocorrem principalmente nos níveis da coluna cervical C2, C6 ou C7 e são principalmente decorrentes dos acidentes a motor e das quedas. São mais comuns em pacientes com lesões graves quando há associação de rotação e de deslocamento linear da coluna ou depressão do estado sensório e, embora a lesão da coluna cervical pediátrica seja rara, pode ser devastadora. As crianças mais jovens tendem a ter mais lesão cervical, enquanto as crianças mais velhas apresentam lesão cervical mais baixa com maior frequência. Isso é devido à diferença anatômica e à biomecânica. Uma maior mobilidade da coluna por causa da frouxidão ligamentosa, angulações rasas das articulações faciais, desenvolvimento imaturo da musculatura do pescoço, ossificação incompleta com uma proporção maior de cabeça em relação ao tronco contribuem para as diferenças entre as vértebras cervicais pediátricas e adultas (**Figura 15.2**).

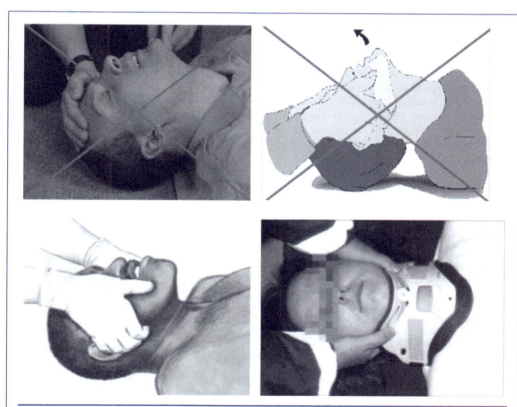

Figura 15.2. Correto posicionamento da via aérea em pacientes com risco de trauma cervical. Fonte: https://pt.slideshare.net/feice/atendimento-inicialpolitraumatizado.

A lesão na coluna cervical pode ocorrer em conjunto com traumatismo facial, de pescoço e craniano, especialmente em pacientes com traumatismo contuso e escore de coma Glasgow menor ou igual a 8, sendo que a segunda causa mais comum de morte associada a traumatismo cervical é a lesão obstrutiva das vias aéreas. As lesões no pescoço após o trauma incluem a solução de continuidade traqueal, a obstrução das vias aéreas por fraturas da laringe/cricoide, a compressão ou obstrução da via aérea pela formação de hematoma causada por sangramento arterial ou venoso maior e a lesão cervical causando perfuração de esôfago ou a apneia ou choque neurogênico.

A lesão na coluna cervical pode causar hematoma retrofaríngeo, levando a compressão das vias aéreas e dificultando a laringoscopia, mesmo na ausência de mudanças visíveis externamente. A lesão da coluna cervical acima de C4 a C5 pode causar edema laríngeo, apneia devido à perda de inervação diafragmática e choque neurogênico devido à diminuição do tônus simpático.

A investigação para diagnóstico de possíveis lesões da coluna vertebral deve ser realizada o mais rápido possível, seja por meio de avaliação radiológica ou clínica, dependendo dos sintomas. As vítimas em estado de alerta, desprovidas de dor no pescoço e sensibilidade, dormência ou fraqueza nos braços ou pernas, não devem exigir avaliação da coluna cervical ou precauções especiais. Qualquer vítima que relate o menor sintoma de desconforto no pescoço ou qualquer pessoa que não esteja totalmente alerta deve ter precauções na coluna cervical e todas as manobras devem ser realizadas com cautela (**Figura 15.3**).

O paciente corre o risco de lesão neurológica quando a lesão na coluna cervical não é reconhecida. Para alinhar o eixo orofaríngeo ou orolaríngeo, a laringoscopia e as manobras de intubação traqueal podem induzir uma hiperextensão da coluna cervical, particularmente nas articulações occipitoatlantal e atlantoaxial. Os pacientes com fraturas instáveis de C1-C2 são mais vulneráveis em apresentar danos neurológicos pela intubação.

Na avaliação da via aérea traumatizada e das estruturas adjacentes podem ser realizadas laringoscopia direta, videolaringoscopia, broncoscopia de fibra óptica ou ultrassonográfica, com ou sem sedação e anestesia e até a esofagoscopia, para excluir lesões associadas. A avaliação radiográfica, incluindo TC e ressonância magnética, pode ser realizada se a intubação não for emergente ou uma vez que a via aérea tenha sido protegida. A imagem fornece informações abrangentes sobre as vias aéreas e as estruturas circundantes e é especialmente adequada para avaliar o risco de compressão das vias aéreas. Se a via aérea do paciente é estável, devem-se realizar um histórico detalhado e exame físico, seguido de uma laringoscopia flexível de fibra óptica. Nessas situações, a necessidade e a urgência de garantir a via aérea com anestesia e intubação devem ser decididas rapidamente. Embora a intubação possa dificultar a avaliação neurológica, postergar pode complicar o procedimento na evolução.

Muitas tentativas repetidas de intubação devem ser evitadas, pois o desenvolvimento progressivo de edema laríngeo e hemorragia se desenvolverá e a capacidade de ventilar os pulmões através da máscara pode ser perdida. Assim, o manejo de vias aérea difícil no cenário de trauma deve ser reconhecido inicialmente e uma estratégia rapidamente preparada.

A obstrução das vias aéreas pode ser minimizada pelo levantamento do queixo e pela tração da mandíbula. Deve-se liberar a via aérea de sangue e secreções por meio da aspiração, com a remoção de

Coluna cervical lateral (trauma)

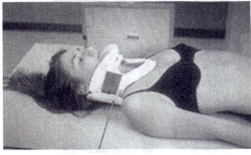
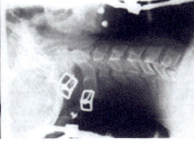

Figura 15.3. Visualização radiológica, após retificação da coluna cervical. Fonte: http://radiologiadinamica.blogspot.com.br.

dentes e corpos estranhos da faringe, eventualmente com a ajuda da pinça Magill. O controle efetivo de sangramento no paciente com trauma facial é realizado por compressão externa, chumaço de gaze ou pelo uso de tampões nasais. Todos os pacientes com trauma devem receber oxigênio suplementar, que pode ser administrado por meio de uma máscara e uma bolsa com reservatório, que pode ofertar uma alta FiO_2, permitindo uma melhor pré-oxigenação antes da intubação traqueal.

A ventilação manual por duas pessoas com bolsa-valva-máscara para oxigenação pode ser utilizada para uma via aérea patente sem ventilação espontânea, embora tenha um alto potencial de insuflação gástrica que, associado ao sangue deglutido, aumenta a probabilidade de regurgitação e aspiração, especificamente numa situação de trauma, ou pode-se utilizar um dispositivo de via aérea supraglótica. Pelo menos uma tentativa de colocação de um dispositivo supraglótico deve ser realizada precocemente, numa situação de "não intubo, não ventilo". Quando a intubação ou ventilação não é possível, a máscara laríngea pode ser um complemento muito útil, bem como outros dispositivos de resgate. No entanto, os dispositivos extraglóticos podem não ser confiáveis nos casos em que houver uma lesão obstrutiva de via aérea. Para manter uma via aérea segura, porém, uma via aérea definitiva precisará ser colocada.

Os fatores de risco para o estabelecimento de uma via aérea incluem o potencial de aspiração de conteúdo gástrico, a exacerbação de lesões ocultas da coluna cervical, instabilidade hemodinâmica e lesão cerebral traumática.

As indicações para manter via aérea segura com ventilação são:
- Traumatismos graves;
- Parada cardíaca ou choque;
- Fraturas mandibulares bilaterais;
- Intensa hemorragia na boca ou instabilidade hemodinâmica;
- Perda de reflexos protetores laríngeos;
- Lesão esofágica;
- Escala de coma de Glasgow de 8 ou menos com incapacidade de proteger as vias aéreas;
- Convulsões ou alterações do estado mental, como agitação severa;
- Ventilação ou oxigenação inadequada, deterioração dos exames gasométricos, distúrbios respiratórios ou hipóxia;
- Previsão de edema importante em via aérea;
- Instabilidade da via aérea com necessidade de uma longa transferência para ambientes menos seguros (realização de imagens, transporte inter-hospitalar), pois os sinais de comprometimento das vias aéreas podem ser inexistentes ou sutis até o ponto de obstrução total;
- Risco de falha de órgão vital ou trauma que pode levar a essa possibilidade por sua magnitude ou mecanismo.

A intubação endotraqueal é o meio mais utilizado para a garantia definitiva de acesso às vias aéreas no paciente vítima de trauma, permitindo sedação profunda e analgesia e ventilação mecânica, especialmente importantes nos pacientes com hipertensão intracraniana, quando ocasionalmente, será necessária uma hiperventilação para reduzir a pressão intracraniana.

As tentativas de intubação às cegas podem ser realizadas, mas geralmente não são aconselhadas. Além disso, pode ser necessária uma intubação usando um laringoscópio de fibra óptica rígida ou videolaringoscópio, ou mesmo a realização de uma via aérea cirúrgica, nos casos em que a obstrução das vias aéreas seja iminente. O desempenho inicial da cricotireotomia pode melhorar os resultados de oxigenação em comparação com as tentativas repetidas de intubação. A cricotireotomia cirúrgica é recomendada sobre a cricotireotomia por agulha, porque uma via aérea maior pode ser introduzida, permitindo ventilação com pressão positiva e validade confiável. A situação pode ser ainda mais crítica se houver uma oclusão supraglótica completa, pois se não houver saída do ar insuflado o aumento progressivo da pressão intratorácica pode gerar uma alteração hemodinâmica grave. Embora a traqueostomia seja geralmente considerada inadequada nas situações de emergência, ocasionalmente o grau de destruição e inchaço é tão grande que a opção será realizar uma traqueostomia.

O método preferido para a intubação traqueal em um paciente vítima de trauma é geralmente por meio da intubação por sequência rápida com imobilização cervical. As fístulas liquóricas podem ocorrer nas fraturas de maxilares e de base do crânio e são uma contraindicação para a intubação nasotraqueal, que se realizada, deve ser feita com respiração espontânea ou guiada por fibra óptica. A abertura da boca também pode ser limitada pelo trismo associado a fraturas mandibulares. A intubação endotraqueal também pode ser difícil nesses casos porque a anatomia é distorcida ou ocultada pelo sangue e secreções.

Se houver necessidade de estabelecimento rápido de via aérea e oxigenação no paciente com lesão na coluna cervical, um dispositivo supraglótico como o tubo laríngeo pode ser muito útil. A flexão do pescoço não é necessária para que esse dispositivo possa ser inserido com segurança nesses pacientes.

Uma intubação difícil na presença de lesão na coluna cervical é provavelmente o desafio final das vias aéreas. A cricotireotomia é uma opção, mas, embora a ventilação traqueal transcutânea a jato seja valiosa nessas situações emergenciais, não protege as vias aéreas contra a aspiração e condições secundárias que afetam a região do pescoço, como enfisema subcutâneo ou anatomia desfavorável com cicatrizes e pode agravar a situação, aumentando o risco de complicações do procedimento cirúrgico das vias aéreas.

A traqueostomia geralmente é considerada inapropriada nas situações de emergência, pois o risco de complicações é maior, mas várias tentativas podem prolongar o tempo de hipóxia. Se a lesão das vias aéreas for extensa, uma via aérea cirúrgica distal ao local de lesão pode ser a melhor abordagem inicial.

Via Aérea no Paciente Queimado

Nas lesões decorrentes de queimaduras não se pode depender dos sinais clássicos de obstrução das vias aéreas (estridor, alteração de voz, dispneia) para indicar lesão nas vias aéreas. Se não houver trauma que exija atenção imediata, as prioridades com esses pacientes são controle inicial das vias aéreas, ressuscitação e controle da dor. Com a ventilação com bolsa-valva-máscara com pressão positiva, a ventilação manual pode superar a obstrução das vias aéreas superiores se iniciada precocemente. Apesar da aparente via aérea normal na primeira avaliação, pode haver progressão para obstrução pelo edema através do aumento da permeabilidade microvascular dos tecidos e dos fluidos nos pacientes queimados.

Os pacientes que apresentam queimaduras nas vias aéreas podem ainda apresentar envenenamento por monóxido de carbono, o que pode ser difícil de diagnosticar clinicamente porque os sinais clínicos usuais (palidez) são mascarados por material carbonoso que mancha a pele. Os níveis de carboxi-hemoglobina devem ser determinados e o tratamento é necessário se forem detectadas quantidades em torno de 15%. Níveis próximos de 50% geralmente são fatais. A terapia com 100% de oxigênio por meio de um tubo endotraqueal ou máscara não reinalante reduz rapidamente a meia-vida da carboxi-hemoglobina. Um paciente com queimaduras em torno da cabeça e do pescoço está em risco de desenvolver obstrução das vias aéreas superiores. A lesão térmica causa obstrução por meio de inchaço progressivo e também pode ser complicada pela destruição da pele. Episódios de tosse e rouquidão na presença de cabelos nasais e faciais chamuscados são muitas vezes sintomáticos de queimaduras nas vias aéreas. Nesses casos, mesmo que não haja sinais externos, deve-se desconfiar de inchaço das vias aéreas e de lesão por inalação.

A maneira mais confiável de avaliar a via aérea é realizar broncoscopia de fibra óptica após anestesia tópica e sedação. Alternativamente, uma avaliação da probabilidade de lesão por meio da visualização das cordas vocais pode ser realizada no paciente usando um laringoscópio. Em qualquer dos métodos de avaliação, o nível de sedação fornecido precisará ser alto, uma vez que a cooperação pode ser mínima no paciente com dor e dificuldade respiratória. A cetamina pode ser ideal, por suas propriedades analgésicas. É provável que haja mudanças anatômicas (por exemplo, devido ao edema) que afetem a permeabilidade, a resistência e a complacência das vias aéreas, bem como o broncoespasmo – ambos complicando a capacidade de administrar ventilação com bolsa-máscara efetiva ou o uso de um dispositivo extraglótico. A anatomia da via aérea torna-se grosseiramente distorcida após a ressuscitação do fluido, tornando a intubação extremamente difícil às vezes. As queimaduras faciais, especialmente se há cicatrizes de queimaduras crônicas, podem limitar a elasticidade da pele e, portanto, restringir a abertura da boca, o movimento do maxilar e o acesso às passagens nasais, bem como limitar a flexão e a extensão do pescoço. Essas consequências podem dificultar a intubação endotraqueal. A formação de tecido necrótico pode limitar a expansão do tórax e comprometer a ventilação.

A falha na ventilação no paciente queimado pode estar relacionada a vários fatores: obstrução das vias aéreas superiores causadas pelo calor, lesão por inalação e os defeitos restritivos associados às escaras do tórax. A lesão por inalação leva a vários efeitos como edema, extravasamento capilar, broncoespasmo, oclusão das pequenas vias aéreas devido a detritos da mucosa e perda da depuração ciliar. Qualquer um desses fatores pode causar aprisionamento de ar, diminuição da complacência pulmonar e da parede torácica e *shunt* intrapulmonar.

Se a broncoscopia de fibra óptica flexível for realizada para a avaliação das vias aéreas, pode-se considerar a passagem do tubo endotraqueal através desse dispositivo. É sugerido utilizar a indução por sequência rápida, tendo à disposição imediatamente de dispositivos de resgate como dispositivos supra e infraglóticos ou dispositivos videoguiados, assim como dispositivos de vias aéreas cirúrgicas. Com a progressão iminente da obstrução das vias aéreas e na falha de ventilação e intubação, pode ser necessário realizar cricotireotomia ou traqueostomia. A cricotireotomia cirúrgica será preferível a uma técnica percutânea se houver queimaduras significativas no pescoço anterior.

Considerações na ventilação de vias aéreas de pacientes com queimaduras:
- Devem ser permitidos tempos de expiração adequados devido ao aprisionamento de ar;
- Beta-2-agonistas inalados podem ajudar a aliviar o broncoespasmo;
- Detritos endobronquiais, fluido alveolar e infecção necessitarão de uma higiene pulmonar agressiva;
- O colapso alveolar pode ser superado com melhora na troca de gases com pressão expiratória final positiva (PEEP);
- Pressões de insuflação excessivas devem ser evitadas para não exacerbar lesões pulmonares;
- A hipercapnia permissiva com ventilação com pressões e volume inspiratório baixos pode melhorar os resultados, atenuando o estresse mecânico e seus efeitos inflamatórios associados. A hipercapnia pode piorar a pressão intracraniana, portanto, deve ser evitada em pacientes traumáticos quando uma lesão cerebral é suspeita ou confirmada;
- O paciente após recuperação de queimaduras apresenta desafios adicionais. As cicatrizes com retração do rosto, do pescoço e do tórax podem resultar em apneia obstrutiva do sono, microstomia, formação de granulomas, estenose subglótica, traqueomalacia, obstrução das narinas e fixação do pescoço em uma posição flexionada devido a cicatrizes e contraturas, que podem limitar a extensão do pescoço e o deslocamento anterior da mandíbula. A ventilação com máscara e outros dispositivos utilizados para garantir a via aérea também apresenta suas limitações no paciente após lesões de queimadura.

Monitoramento cardiorrespiratório com oxímetro de pulso e, se possível, capnografia, deve ser realizado em todos os pacientes com trauma. Se o paciente estiver imobilizado na posição supina, a boca, o nariz e a faringe devem ser limpos por meio de aspiração e deve-se tomar cuidado para não provocar o vômito. Com suspeita de lesão na coluna cervical, a manipulação excessiva da coluna vertebral (por exemplo, extensão atlantoaxial e flexão cervical) deve ser evitada, mas tração da mandíbula e elevação do queixo podem ser realizadas com suporte que restrinja a cabeça. A perda de sangue pode ser reduzida por certas manobras, como a redução das fraturas deslocadas.

Há necessidade de um algoritmo para abordagem da via aérea difícil do paciente vítima de trauma, evitando a lesão secundária, considerando a presença de risco de aspiração para todos os pacientes e a necessidade de indução por sequência rápida, cogitando ainda de situações específicas.

Devido a uma escassez de dados baseados em evidências, a escolha entre essas abordagens e as técnicas utilizadas é uma decisão clínica que depende da condição do paciente, do quadro clínico, das lesões nas vias aéreas e de outros órgãos, do pessoal disponível, de conhecimentos e equipamentos. A incapacidade de se obter uma via aérea definitiva é sempre uma indicação absoluta para uma cricotireotomia de emergência ou uma traqueostomia cirúrgica.

Via Aérea na Criança Oncológica

O comprometimento respiratório é um sinal de apresentação comum e um sintoma de vários tipos de tumores na infância que evolutivamente comprometerão as vias aéreas, que sob condições insuspeitas dificultam ou impossibilitam a intubação (**Figura 15.4**).

Os tumores primários da cavidade oral são raros em crianças. Os tumores são em sua maioria hemangiomas ou outras lesões benignas; muito raramente os tumores bucais na infância são malignos. Linfomas e sarcomas de tecidos moles

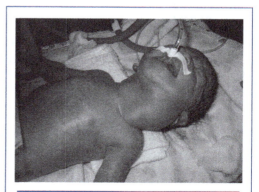

Figura 15.4. Teratoma em recém-nascido levando a insuficiência respiratória. Fonte: http://www.ebah.com.br.

representam a maioria dos tumores bucais malignos em crianças. O desenvolvimento da doença do enxerto contra o hospedeiro aguda ou crônica pode contribuir para lesões ulcerativas, mucosite, xerostomia, hemorragia e infecções graves. Os efeitos crônicos da irradiação de cabeça e pescoço incluem fibrose e rigidez das partes moles, o que pode levar a limitação da abertura da boca e da extensão do pescoço. As alterações crônicas também podem incluir fibrose da mucosa das vias aéreas, edema subglótico crônico, estreitamento e estenose supra e subglótica, retardo do crescimento das estruturas cartilaginosas da laringe, hipoplasia do maxilar, xerostomia e condronecrose da epiglote, da aritenoide e da traqueia. A quimioterapia de alta dose e a irradiação total do corpo para o transplante de células-tronco hematopoéticas podem causar mucosite de gravidade suficiente para ameaçar a via aérea devido à formação de pseudomembranas, edema supraglótico, sangramento e aspiração de sangue e secreções. Mesmo quando a mucosite não é grave, a combinação de radioterapia, corticosteroide e doença do enxerto contra o hospedeiro crônica pode tornar a mucosa da via aérea friável.

Os tumores subglóticos são raros. Esses tumores incluem uma grande variedade de lesões, como papilomas, hemangiomas, fibromas, condromas, mixomas, neurofibroma, câncer epidermoide, condrossarcoma e outros. Esse tipo de tumor, quando profundo, pode ser difícil de avaliar no exame físico, mas limita severamente a capacidade de intubar um paciente. Pode ser mal diagnosticado como asma, porque alguns dos sintomas causados por um tumor subglótico como dispneia, tosse, estridor e sibilância bifásica são semelhantes aos sintomas da asma. As crianças submetidas a radioterapia para o pescoço também devem ser consideradas para a potencial dificuldade das vias aéreas.

Pacientes com tumores do trato de aerodigestivo superior podem desenvolver comprometimento das vias aéreas tanto antes quanto após o início da quimiorradiação.

A obstrução crítica da via aérea principal é causada por um grupo heterogêneo de patologias mediastinais. Em crianças, as massas mediastinais anteriores podem levar a sintomas da síndrome mediastinal superior por compressão da traqueia, com instabilidade cardiopulmonar que incluem síncope, dispneia, tosse, disfagia, sibilância, estridor, ortopneia e rouquidão. Uma obstrução importante da via aérea principal por compressão mediastinal é uma doença temida e potencialmente fatal. Como a resistência das vias aéreas aumenta de modo exponencial com a compressão progressiva de uma via aérea principal, a dificuldade respiratória grave pode se manifestar tardiamente. O manejo da via aérea nessa condição é desafiador e os resultados podem ser catastróficos se medidas urgentes não forem implementadas para aliviar a obstrução mecânica. O avanço do tratamento cirúrgico e a utilização do broncoscópio auxiliaram muito na desobstrução das vias aéreas.

A possibilidade de uma massa mediastinal anterior deve ser considerada em crianças com linfoma de Hodgkin e não Hodgkin recém-diagnosticado, neuroblastoma, tumores de células germinativas e leucemia linfoblástica aguda. Os linfomas representam a maioria da massa mediastinal anterior em crianças; o restante é causado por cistos brônquicos, teratomas, malformações vasculares e tumores neurogênicos. A maioria dos pacientes com doença de Hodgkin e linfoma não Hodgkin já possui envolvimento mediastinal no diagnóstico e quase metade evidenciará sintomas respiratórios na apresentação.

Naqueles pacientes que estão respirando espontaneamente, a sedação intravenosa ou a anestesia geral para intervenção diagnóstica devem ser evitadas e os bloqueadores neuromusculares não devem ser utilizados durante intubação ou anestesia geral. Um diagnóstico urgente é fundamental, pois a obstrução das vias aéreas depende da causa etiológica subjacente. Utilizando uma abordagem multidisciplinar, muitos pacientes com uma obstrução crítica das vias aéreas ainda podem ter um resultado razoavelmente bom, especialmente se a patologia subjacente do mediastino é um processo benigno ou responsivo à quimioterapia.

Como as etiologias subjacentes e as características clínicas são diferentes, há várias abordagens, como ressecção cirúrgica e quimioterapia.

A remoção cirúrgica de um tumor, quando possível, é uma alternativa segura e eficaz em pacientes selecionados com obstrução das vias aéreas relacionada ao tumor antes de serem submetidos a quimioterapia e a radioterapia.

Durante a quimioterapia e a radioterapia, o tumor e inchaço dos tecidos moles, bem como a dificuldade com o manejo da secreção, podem transformar uma via aérea pérvia em uma via aérea crítica.

Um estudo radiológico para avaliação da massa tumoral, bem como avaliação com fibroscópio e um broncoscópio rígido, pode auxiliar na avaliação da via aérea.

A compressão e a distorção da traqueia, da carina, dos brônquios e/ou dos grandes vasos são um risco particular em crianças devido ao aumento da complacência dessas estruturas nessa idade. A tomografia computadorizada do tórax é útil para avaliar o grau de compressão da traqueia, da carina e dos brônquios.

Pacientes com sinais sutis de dificuldade respiratória podem se beneficiar do exame pré-operatório de ultrassom do pescoço para avaliar a região subglótica. A orientação por ultrassom pode aumentar a taxa de sucesso da cricotireotomia percutânea da agulha, mas usá-la em situações clínicas emergentes nem sempre é viável, devido a aspectos técnicos do uso de ultrassom.

Mesmo após a realização da intubação traqueal, é possível um colapso dos brônquios abaixo da ponta do tubo endotraqueal. As manobras iniciais durante o colapso das vias aéreas incluem aumento da concentração de oxigênio, pressão positiva contínua nas vias aéreas (CPAP), ventilação de pressão positiva com pressão expiratória final positiva (PEEP) e reposicionamento do paciente na posição lateral ou inclinada. Se essas manobras falharem, uma broncoscopia rígida pode ser necessária para ventilar a criança; portanto, esse equipamento, além de um broncoscopista experiente, deve estar imediatamente disponível.

Se houver insucesso na intubação endotraqueal, o comprometimento da via aérea e a deterioração rápida do quadro respiratório são possíveis, levando à necessidade de técnicas avançadas de acesso às vias aéreas, como criocotireotomia, traqueostomia, laringectomia de emergência, havendo ainda a possibilidade de uso de tubos endotraqueais de duplo lúmen, prótese em via aérea e a oxigenação por membrana extracorpórea (ECMO), que devem estar preparadas se possível.

Referências Bibliográficas

1. Kiekkas P, Stefanopoulos N, Bakalis N, et al. Perioperative adverse respiratory events in overweight/obese children: systematic review. J Perianesth Nurs 2016; 31(1): 11-22.

2. Armstrong S, Lazorick S, Hampl S, et al. Physical examination findings among children and adolescents with obesity: an evidence-based review. Pediatrics 2016; 137(2): e20151766.

3. Mortensen A, Lenz K, Abildstrøm H, et al. Anesthetizing the obese child. Paediatr Anaesth 2011; 21(6): 623-9.

4. El-Metainy S1, Ghoneim T, Aridae E, Abdel Wahab M. Incidence of perioperative adverse events in obese children undergoing elective general surgery. Br J Anaesth 2011; 106(3): 359-63

5. Elliott DS, Baker PA, Scott MR, et al. Accuracy of surface landmark identification for cannula cricothyroidotomy. Anaesthesia 2010; 65(9): 889-94.

6. Omar Z. Ahmed, Randall S. Burd. Management issues in critically ill pediatric patients with trauma. Pediatr Clin. North Am 2017; 64: 973–990.

7. Seder DB, Bösel J. Airway management and mechanical ventilation in acute brain injury. Handb Clin Neurol 2017; 140: 15-32.

8. Chatterjee D, Agarwal R, Bajaj L, et al. Airway management in laryngotracheal injuries from blunt neck trauma in children. Paediatr Anaesth 2016; 26(2): 132-8.

9. Jain U, McCunn M, Smith CE, et al. Management of the traumatized airway. Anesthesiology 2016; 124(1): 199-206.

10. Leonard JC. Cervical spine injury. Pediatr Clin North Am 2013; 60(5): 1123-37.

11. Caruso TJ, Janik LS, Fuzaylov G. Airway management of recovered pediatric patients with severe head and neck burns: a review. Paediatr Anaesth 2012; 22(5): 462-8.

12. Nishisaki A, Scrattish L, Boulet J, et al. Effect of cervical spine immobilization technique on pediatric advanced airway management: a high-fidelity infant simulation model. Pediatr Emerg Care 2008; 24(11): 749-56.

13. VIA AÉREA NA CRIANÇA ONCOLÓGICA

14. Uzawa K, Tokumine J, Lefor AK, et al. Difficult airway due to an undiagnosed subglottic tumor: a case report. Medicine (Baltimore) 2016; 95(15): e3383.

15. Hsu AL. Critical airway obstruction by mediastinal masses in the intensive care unit. Anaesth Intensive Care 2013; 41(4): 543-8.

16. Langerman A, Patel RM, Cohen EE. Airway management before chemoradiation for advanced head and neck cancer. Head Neck 2012; 34(2): 254-9.

17. Latham GJ, Greenberg RS. Anesthetic considerations for the pediatric oncology patient--part 2: systems-based approach to anesthesia. Paediatr Anaesth 2010; 20(5): 396-420.

16

Complicações no Manejo da Via Aérea

Otávio Angelieri Galli

Introdução

O manejo das vias aéreas é um aspecto fundamental da prática da medicina de emergência e cuidados intensivos, sendo a ventilação pulmonar mecânica uma das terapêuticas de maior importância e eficácia no tratamento de várias doenças no âmbito da pediatria. A intubação orotraqueal é uma técnica rápida, segura e não cirúrgica que atinge todos os objetivos, sendo, portanto, o padrão-ouro na manutenção das vias aéreas. Mas esse procedimento não é isento de complicações. Nos pacientes que necessitam de intubação, principalmente de emergência, as complicações decorrentes do procedimento se somam à enfermidade, o que potencializa o risco de eventos adversos ao procedimento.

O conhecimento anatômico das vias aéreas é primordial para o sucesso da intubação orotraqueal e da ventilação mecânica. O acesso às vias aéreas sem um prévio conhecimento anatômico pode trazer graves consequências, visto que um maior número de tentativas de intubação está diretamente relacionado ao aumento de situações adversas.

As vias aéreas da criança diferem das do adulto e sofrem alterações significativas desde o nascimento até a idade escolar. Essas peculiaridades justificam a diferença na técnica de abordagem nas diversas faixas etárias. Visto isso, podemos dizer que o manuseio das vias aéreas é a habilidade mais essencial na medicina de emergência. Vale ressaltar que a abordagem às vias aéreas, quando realizada fora de centro cirúrgico ou terapia intensiva, apresenta complicações entre 15 e 35%. Quando realizada por profissional com menor experiência, pode alcançar 44% de chance de complicações.

Portanto, é essencial conhecer as complicações, pois assim é possível desenvolver uma estratégia eficaz na prevenção e na abordagem das situações adversas.

Fatores Predisponentes

Crianças por si são mais passíveis de complicações, pois apresentam uma laringe e traqueia relativamente pequenas e mais propensas ao edema das vias aéreas. Pacientes que têm uma via aérea difícil são mais propensos a lesões, bem como a eventos hipóxicos. Crianças com doenças congênitas, crônicas ou obesas, podem apresentar intubação difícil, sendo propensas a trauma físico. Vale ressaltar que complicações são mais prováveis durante situações de emergência, pois uma intubação apressada, sem preparação do paciente ou do equipamento, é mais passível de danos.

Complicações

Para fins práticos, dividiremos os problemas referentes ao manejo das vias aéreas em três momentos:
- Intubação orotraqueal;
- Ventilação pulmonar mecânica;
- Extubação.

Intubação Orotraqueal

Durante a laringoscopia e a intubação orotraqueal ocorrem alterações na fisiologia dos sistemas respiratório e cardiovascular, podendo gerar complicações principalmente em pacientes com baixa reserva ou doenças de base. Os sistemas simpático e parassimpático são os mediadores dessa resposta. A bradicardia, fenômeno mais frequente em recém-nascidos e crianças pequenas, resulta de aumento do tônus vagal no nódulo sinoatrial, como resposta monossináptica ao estímulo da via aérea. Em crianças maiores as respostas mais comuns são taquicardia, hipertensão e arritmias, decorrentes do estímulo simpático. Além da estimulação do sistema nervoso autônomo, durante a intubação ocorre estimulação do sistema nervoso central, evidenciada pelo aumento da atividade, da taxa metabólica e do aumento do fluxo sanguíneo.

Os efeitos fisiológicos sobre o sistema respiratório também são muito importantes. As vias aéreas superiores possuem terminações nervosas em abundância. O laringoespasmo é uma resposta monossináptica mediada por aferentes vagais para a glote. A intubação também pode provocar broncoespasmo, tanto estimulado pela tosse como por estimulação de receptores da laringe e da traqueia, causando constrições que podem se estender para as vias aéreas menores. A magnitude das respostas fisiológicas está relacionada à duração da laringoscopia ou a múltiplas tentativas de intubação.

Além das alterações fisiológicas podemos enfrentar lesões traumáticas. O mecanismo de lesão é o trauma direto pelo laringoscópio, na maioria das vezes devido a pressão inadequada durante a tentativa de visualizar a laringe. Podemos citar as lesões nos lábios, mucosa bucal, palato, língua e alvéolos dentários e a avulsão de dentes. A lesão da cavidade oral deve ser suspeitada na presença de descoloração da mucosa, formação de hematomas e secreções com presença de sangue. A gravidade da lesão varia de hematomas menores e lacerações mucosas que curam espontaneamente até maiores defeitos de tecido que podem requerer reparo primário com sutura. A lesão dentária torna-se uma preocupação, pois pode gerar um corpo estranho nas vias aéreas. Podem ocorrer também deslocamento da mandíbula e lesões cervicais. Durante a passagem do tubo traqueal podem ocorrer lesões da laringe, traqueia e esôfago (inclusive perfuração), principalmente devido a introdução forçada do tubo ou uso de fio-guia cuja ponta ultrapassa o limite da cânula.

A hipoxemia é uma das complicações de maior gravidade, podendo levar a parada cardiorrespiratória. A ausência de uma pré-oxigenação adequada, via aérea difícil, laringoscopia prolongada ou várias tentativas de intubação predispõem a hipoxemia. Outro fator é a intubação esofágica sem rápido reconhecimento.

As principais complicações relacionadas às suas principais causas estão dispostas na **Tabela 16.1**.

Ventilação Mecânica

O paciente submetido a ventilação mecânica pode apresentar complicações agudas que podem ser fatais se não houver intervenção imediata. Uma das alterações mais frequentes em nosso meio é o deslocamento da cânula. A cânula pode se deslocar para fora da laringe, levando a uma extubação não programada, ou pode se deslocar para dentro, ocasionando uma intubação seletiva, geralmente em direção ao brônquio fonte direito. No primeiro caso torna-se necessária uma nova intubação. A obstrução da cânula por secreção também pode gerar uma importante hipoxemia e hipercapnia. A cânula por si promove um aumento na resistência das vias aéreas. Segundo a lei de Poiseuille, a resistência é inversamente

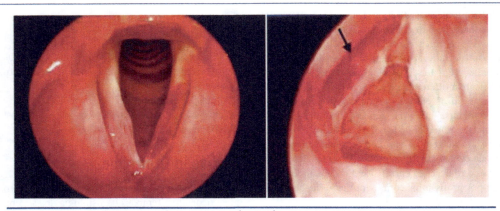

Figura 16.1. Lesão de prega vocal na passagem da cânula.

Tabela 16.1. Principais complicações da hipoxemia

Complicações	Causas
Lesões cortocontusas Avulsão de dentes Deslocamento de mandíbula - Lesões cervicais	Técnica de intubação inadequada Uso de material inadequado
Hipertensão arterial Taquicardia Arritmias Hipertensão intracraniana Elevação da pressão ocular	Sedação inadequada (estímulo de sistema nervoso)
Bradicardia Apneia	Sedação inadequada (reflexo vagal)
Hipoxemia e hipercapnia	Demora na realização do procedimento Pré-oxigenação inadequada Cânula traqueal em posição inadequada
Perfuração de traqueia ou esôfago	Inserção forçada de cânula traqueal Uso de fio-guia que ultrapassa a ponta da cânula

proporcional à quarta potência do raio. Assim, uma obstrução, mesmo que parcial, pode gerar um aumento muito importante na resistência, gerando dificuldade ventilatória, podendo ser causa de parada cardiorrespiratória.

O barotrauma é a complicação associada à hiperdistensão alveolar. Pneumotórax, enfisema intersticial, pneumomediastino, pneumopericárdio e pneumoperitônio são as manifestações mais comuns. O período neonatal é a faixa etária de maior risco. A área de ruptura alveolar ocorre tipicamente na borda basal do alvéolo e na bainha broncovascular. Após alcançar o interstício pulmonar, o ar disseca as estruturas até o hilo, podendo atingir o mediastino, o espaço pleural, o pericárdio ou o espaço peritoneal. A queda de saturação repentina, taquipneia, taquicardia, hipotensão, o aumento das pressões máximas das vias aéreas, a diminuição dos sons respiratórios unilateral ou o desvio traqueal no paciente ventilado mecanicamente são sugestivos de barotrauma.

O volutrauma ocorre devido à distensão pulmonar provocada por altas pressões nas vias aéreas, que produzem alterações insidiosas na fisiologia e morfologia pulmonares. A utilização de pico inspiratório e volume minuto elevados produz edema pulmonar, alterações importantes na permeabilidade, aumento da filtração e lesão alveolar difusa. A lesão pulmonar pode ocorrer devido à distensão alveolar e também pela abertura e fechamento cíclicos dos alvéolos. A ventilação pode também ocasionar alterações hemodinâmicas. O aumento da pressão intrapleural decorrente do uso de pressão positiva pode causar diminuição do débito cardíaco, devido à diminuição do retorno venoso sistêmico e da pré-carga ventricular. O aumento da resistência vascular pulmonar e da pós-carga no ventrículo direito também tem sido relacionado à redução do débito cardíaco.

Durante a ventilação mecânica a cânula traqueal permite o acesso de bactérias à traqueia e vias respiratórias inferiores, elevando o risco de pneumonia, podendo piorar o quadro ventilatório, prolongando o tempo de intubação e elevando o risco de novas complicações.

As principais complicações relacionadas às suas principais causas estão dispostas na **Tabela 16.2**.

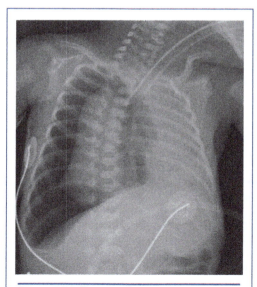

Figura 16.2. Pneumotórax.

Tabela 16.2. Principais complicações da ventilação mecânica

Complicação	Causa
Deslocamento de cânula	Fixação inadequada de cânula Agitação do paciente
Obstrução de cânula	Secreção/Acotovelamento
Barotrauma	Pico pressórico elevado
Volutrauma	Pico pressórico e pressão de platô elevados
Alterações hemodinâmicas	Redução do retorno venoso Redução do débito cardíaco
Infecção	Ventilação prolongada Ausência de protocolos de prevenção Técnica de aspiração com falha na assepsia

Extubação

A maioria das complicações está associada a mecanismos que afetam a permeabilidade das vias aéreas superiores, incluindo laringoespasmo, disfunção da corda vocal, edema laríngeo, granulomas, ruptura da cartilagem aritenoide e ulcerações. Intubações, mesmo por períodos muito breves, podem levar a alguma forma de lesão laríngea.

O laringoespasmo é uma causa comum de obstrução das vias aéreas superiores após a extubação, podendo levar a falha. É uma manifestação exagerada do reflexo protetor de fechamento glótico. Geralmente é provocada pela estimulação glossofaríngea ou vagal devido a instrumentação das vias aéreas ou a irritação de prega vocal (de sangue ou vômito).

A lesão do nervo vago ou do nervo laríngeo recorrente (o ramo do nervo vago que proporciona inervação motora à laringe) pode causar paralisia de prega vocal. O nervo corre lateralmente à cartilagem cricoide. Seu ramo interno entra então na laringe entre as cartilagens cricoide e tireoidea, perto da articulação cricoaritenoide. Seu segmento endolaríngeo é especialmente vulnerável à compressão. Essa compressão pode comprometer a vascularização e resultar em disfunção nervosa. A paralisia da prega vocal unilateral geralmente se apresenta com rouquidão não complicada, que se recupera em semanas. Em contrapartida, a paralisia bilateral pode causar obstrução das vias aéreas, evoluindo para intubação imediata (sendo muitas vezes indicação de traqueostomia). O diagnóstico pode ser confirmado pela nasofibroscopia.

A laringite é outra importante causa de obstrução. As alterações podem ser supraglótica, retroaritenoide ou subglótica. O edema supraglótico ocorre com maior frequência em decorrência de manipulação, trauma ou intubação prolongada. Porém o edema subglótico é o mais frequentemente observado em crianças, particularmente lactentes e neonatos. Normalmente, o edema laríngeo se apresenta como estridor inspiratório. Quando severo, também pode levar a nova intubação.

A estenose laringotraqueal ocorre principalmente devido a lesão de via aérea por intubação prolongada. Ocorre a isquemia de tecido quando a pressão exercida pelo tubo excede a pressão capilar do tecido. A pressão leva ao dano vascular e à formação de edema, granulação e úlceras. O processo de reparação contínua com a formação de tecido de granulação leva à formação de cicatrizes e à contração dos tecidos. A estenose pode ocorrer em qualquer local onde existe contato com o tubo.

Atelectasia é também uma complicação frequente em pediatria. É caracterizada pelo colapso dos espaços alveolares. Está relacionada principalmente à alteração da depuração mucociliar durante e imediatamente após a extubação. Deve ser sempre realizado controle radiológico após retirada da cânula.

As principais complicações e suas principais causas estão descritas na **Tabela 16.3**.

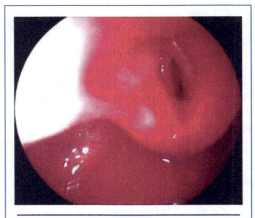

Figura 16.3. Laringite.

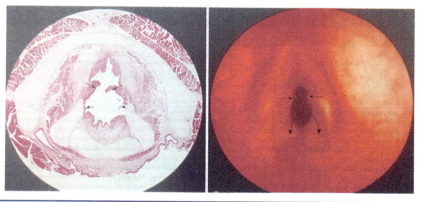

Figura 16.4. Granuloma de cordas vocais (setas retas) e áreas de ulceração (setas curvas).

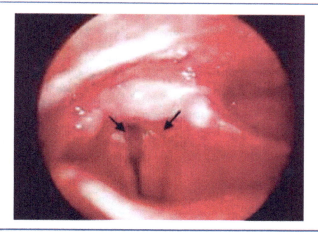

Figura 16.5. Granuloma de cordas vocais.

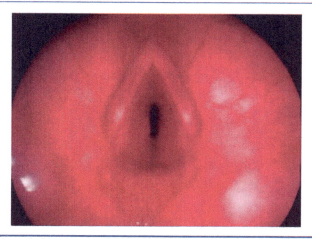

Figura 16.6. Estenose subglótica.

Tabela 16.3. Principais complicações da extubação

Complicações	Causas
Laringoespasmo	Estimulação reflexa
Paralisia de corda vocal	Compressão nervosa
Granuloma Ruptura de cartilagem Ulcerações	Trauma/Pressão
Laringite	Manipulação Trauma Intubação prolongada
Estenose laringotraqueal	Trauma seguido de processo cicatricial
Atelectasia	Depuração mucociliar

Referências Bibliográficas

1. Davis JP, Franklyn PC, Motoyama EK. Anesthesia for Infants and Children. 8.ed. 2011; 12: 344-364.
2. Coté CJ, Lerman J, Anderson B. A Practice of Anesthesia for Infants and Children. 5.ed. 2013; 12: 237-276.
3. Yao FS, Malhotra V, Fong J, Skubas N. Anesthesiology Problem-oriented Patient Management. 8.ed. 2016; 2: 27-47.
4. Lesperance M, Fint P. Pediatric Otolaryngology. 1.ed. 2015; 23: 309-322.
5. Pallin DJ, Dwyer RC, Walls RM, et al. Techniques and trends, success rates, and adverse events in emergency department pediatric intubations: a report from the National Emergency Airway Registry. Ann Emerg Med 2016; 67:610.
6. Fiadjoe JE, Nishisaki A, et al. Airway management complications in children with difficult tracheal intubation from the Pediatric Difficult Intubation (PeDI) registry: a prospective cohort analysis. The Lancet 2016; 4 (1): 37-48.
7. Lopez PC, Berkow L, et al. Complications of airway management. Respiratory Care June 2014; 59 (6): 1006-21.
8. Hirschheimer M, Carvalho W, et al. Ventilação pulmonar mecânica em Pediatria e Neonatologia. 3.ed. 2013, 48:435-442.
9. Losek JD, Olson LR, Dobson JV, Glaeser PW. Tracheal intubation practice and maintaining skill competency: survey of pediatric emergency department medical directors. Pediatr Emerg Care 2008; 24:294.
10. Souza N, Carvalho W. Complicações da intubação traqueal em Pediatria. Revista da Associação Médica Brasileira2009; 55:6.
11. Mota L, Carvalho G, et al. Complicações laríngeas por intubação orotraqueal. Int Arch Otorhinolaryngol junho 2012; 16:2.

Desmame da Ventilação Mecânica e Extubação Traqueal

José Colleti Junior
Werther Brunow de Carvalho

Introdução

Embora a ventilação mecânica (VM) seja uma terapia que salva vidas, seu uso pode trazer consequências importantes, como lesão pulmonar associada a VM, pneumonia associada a VM, disfunção diafragmática induzida pela ventilação, entre outras. Assim, após a intubação traqueal e estabilização do paciente, deve-se traçar um plano para o desmame da ventilação e extubação traqueal. Temos, entretanto, que levar em consideração que uma extubação precoce também pode levar a falha de extubação com reintubação traqueal emergencial e suas consequências, como o aumento de morbidades.

Uma alta taxa de mortalidade tem sido documentada em pacientes pediátricos e adultos que necessitaram de reintubação após falha de extubação. A falha de extubação é associada de modo independente a maior mortalidade em pacientes pediátricos. Consequentemente, enquanto o desmame e a extubação rápidos são o objetivo, a extubação prematura pode ser letal. Devemos, portanto, ser judiciosos e estabelecer protocolos bem definidos para um melhor resultado clínico.

Desmame da Ventilação Mecânica

O termo "desmame" refere-se ao processo gradual de redução do suporte da VM. Estima-se que cerca de 40% do tempo na VM seja dedicado ao desmame. Não existe um método padrão de desmame da VM. Na realidade, há uma controvérsia sobre quando deve ocorrer o início do desmame e não há critérios validados e objetivos sobre quando um paciente pode ser extubado.

Progressivamente, o desmame da VM torna-se mais uma ciência do que uma arte, apesar de pesquisas pediátricas demonstrarem que os protocolos para desmame não reduziram significativamente a sua duração. Paralelamente, a utilização de índices preditivos fisiológicos objetivando o sucesso de desmame ainda não tem demonstrado uma especificidade e sensibilidade adequadas em pediatria e neonatologia.

O processo de desmame e extubação envolve uma atuação multiprofissional, de acordo com a **Figura 17.1**.

O curso da VM começa com a intubação traqueal e o início do suporte do aparelho de VM (**Figura 17.2**). À medida que a doença progride, a VM é ajustada para fornecer uma troca de gás eficaz. Quando a fase aguda da doença diminui, observada por uma diminuição na pressão média da via aérea, o desmame se inicia. O fim do desmame pode ser definido como o tempo em que a respiração espontânea do paciente, por si só, pode proporcionar uma troca eficiente de gases, embora não seja claro o quanto esse ponto pode ser determinado. No final do desmame ocorre a extubação traqueal, ou o ato de remoção do tubo traqueal (TT).

Existe uma proposta de representação esquemática de uma série de estágios relacionados aos cuidados de todo o curso da VM, iniciando-se da admissão do paciente com tratamento da falência respiratória aguda até a alta da unidade de cuidados intensivos (UCI) (**Figura 17.3**).

Mais de 50% dos pacientes em VM terão sido extubados em 48 horas após a admissão, mas o resto muitas vezes requer o suporte prolongado do ventilador. As extubações planejadas que falham no último

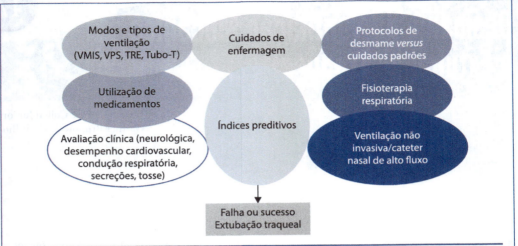

Figura 17.1. Atuação multiprofissional e outros fatores clínicos durante o processo de desmame e extubação traqueal. Fonte: Acervo do autor.

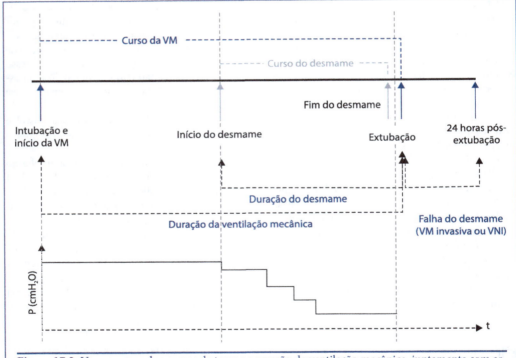

Figura 17.2. Um esquema dos cursos de tempo e pressão da ventilação mecânica, juntamente com as fases definidas, em um paciente na UCI pediátrica. Fonte: Adaptado de Newth et al. Pediatr Crit Care Med 2009.

grupo são de 8,0%, chegando até 20% em alguns estudos. Por outro lado, 50% das extubações não planejadas terminam em sucesso, o que implica que alguns pacientes poderiam ser extubados anteriormente. As extubações prematuras e tardias aumentam a morbidade e a mortalidade, bem como os custos.

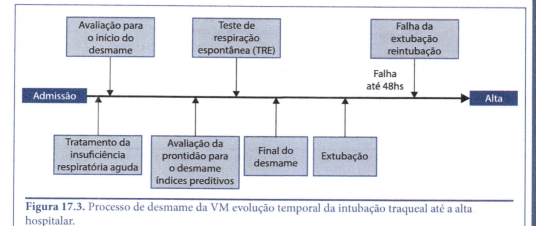

Figura 17.3. Processo de desmame da VM evolução temporal da intubação traqueal até a alta hospitalar.

Fatores que Interferem no Desmame da VM e Extubação Traqueal

A fisiopatologia na falha do desmame pode ser complexa e multifatorial. Algumas lesões irreversíveis podem se tornar aparentes durante o processo de desmame (disfunção cardíaca, polineuromiopatia do doente grave), tornando-o mais difícil. No grupo de pacientes crônicos existe a necessidade de um manejo multidisciplinar para a tentativa de resolução de fatores reversíveis. As etiologias reversíveis relacionadas à falha de desmame podem ser categorizadas como: sobrecarga cardíaca (**Figura 17.4**); neuromuscular (**Figura 17.5**) e nutrição/anemia (**Figura 17.6**).

A seguir relacionamos vários fatores que podem estar envolvidos no sucesso ou na falha do desmame e extubação traqueal:

- **Fluidos:** quando a água corporal total aumenta, a complacência pulmonar diminui devido ao aumento da água pulmonar e edema da parede torácica e do diafragma. Pacientes gerenciados com um regime conservador de fluidos tiveram menos dias de VM e um retorno mais rápido da função pulmonar normal do que aqueles que receberam um regime mais liberal de fluidos.
- **Pressão expiratória final positiva (PEEP):** é outro fator que pode afetar a duração do desmame. A instituição inicial de PEEP elevada geralmente melhora a oxigenação na síndrome do desconforto respiratório agudo (SDRA), mas não diminui a incidência de SDRA nem muda os tempos ou resultados de desmame se for usada uma estratégia de proteção pulmonar de baixo volume corrente.
- **Sedação:** o excesso de sedação pode diminuir a condução (*drive*) respiratória central, enquanto a subsedação pode deixar uma criança inquieta. Os movimentos bruscos podem resultar em trauma do TT na traqueia.
- **Hipertensão pulmonar:** a hipertensão pulmonar é outro fator importante para determinar a prontidão para o desmame devido ao seu efeito sobre a oxigenação do paciente.
- **Diafragma:** as diferenças na função diafragmática podem se relacionar a tempos de desmame mais longos em lactentes e crianças pequenas.

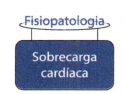

Figura 17.4. Relação da sobrecarga cardíaca e falha do desmame – fatores intervenientes. Fonte: Acervo do autor.

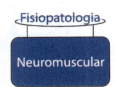

Figura 17.5. Relação da condição neuromuscular e falha do desmame – fatores intervenientes. Fonte: Acervo do autor.

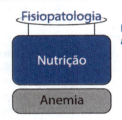

Figura 17.6. Relação da nutrição e anemia e falha do desmame – fatores intervenientes. Fonte: Acervo do autor.

- **Corticosteroides:** embora haja controvérsias, os corticosteroides podem desempenhar um papel no desmame e na extubação traqueal, reduzindo a inflamação traqueal associada a lesões traqueais do TT, como ocorre em outras causas de edema subglótico em crianças, como na laringite aguda.
- **Reversibilidade da doença que levou à VM:** é importante avaliar se o fator causal da intubação traqueal foi resolvido ou suficientemente minimizado, p. ex., uma pneumonia que já recebeu curso suficiente de antibioticoterapia e a imagem radiológica melhorou, assim como os marcadores de infecção (leucograma, PCR etc.).
- **Outros:** função cardíaca adequada; pós-operatório recente; estado nutricional e neurológico.

Indicadores de Extubação Traqueal

Vários índices foram desenvolvidos para prever o sucesso no desmame e na extubação traqueal. Embora esses índices tenham sido utilizados de modo variável na pesquisa, eles não encontraram grande uso na prática clínica – provavelmente por sua complexidade e falta de benefício comprovado em relação ao julgamento clínico.

- **Índice Rapid Shallow Breathing (RSBI = f/Vt):** o RSBI foi planejado por Yang e Tobin e foi um bom discriminador de sucesso e fracasso de desmame. Esse teste tornou-se amplamente utilizado na prática e na pesquisa com sucesso variável.
- **Índice CROP (complacência dinâmica × pressão inspiratória negativa máxima × (PaO_2/PAO_2)/frequência respiratória):** Thiagarajan encontrou que a taxa respiratória espontânea ≤ 45/minuto, volume corrente espontâneo ≥ 5,5 mL/kg, RSBI ≤ 8 respiração/min/mL/kg de peso corporal e Índice de CROP ≥ 0,15 mL/kg de peso corporal/respiração/minuto foram bons preditores de extubação bem-sucedida.
- **Capnografia volumétrica:** Hubble usou a capnografia volumétrica para prever a extubação traqueal bem-sucedida em 45 crianças. Um capnograma volumétrico mostra a concentração de CO_2 das vias aéreas *versus* o volume expirado. A inclinação da curva de uma expiração de CO_2 pode ser usada para calcular o espaço morto fisiológico (VD/VT). Eles descobriram que VD/VT ≤ 0,50 previa de modo confiável o sucesso da extubação com 75% de sensibilidade e 92% de especificidade, enquanto um VD/VT > 0,65 identificou pacientes em risco de falha.

Técnicas de Desmame

A abordagem mais comum para o desmame em pediatria é a redução gradual do suporte do aparelho de VM. O desmame com ventilação mandatória intermitente (VMI) ou sincronizada (VMIS) ocorre reduzindo a taxa de ventilação. Com a ventilação de pressão de suporte (VPS), a pressão inspiratória é inicialmente ajustada para fornecer o suporte necessário e, em seguida, reduzida gradualmente. O PS é frequentemente combinado com VMI/VMIS durante o desmame. Suporte de volume (SV) e suporte de pressão com controle de volume (VAPS) são formas especiais de PS disponíveis em certos aparelhos de VM que garantem um volume corrente mínimo por respiração assistida. O desmame com SV é semiautomático, em que o nível de PS requerido para manter um certo volume corrente é reduzido automaticamente à medida que a mecânica respiratória melhora. A extubação ocorre a partir de um baixo nível de suporte do aparelho de VM ou após um teste de prontidão de extubação (TPE) (ver mais adiante nesta revisão). Ao contrário dos adultos, parece ser uma prática comum extubar crianças em um baixo nível de suporte do aparelho de VM.

Uma segunda escola de pensamento recomenda quantidades moderadas de suporte do aparelho de VM para descansar os músculos respiratórios do paciente e realizar um TPE diário. A VM é interrompida se o paciente passar no TPE. Essa abordagem tem sido mais comumente utilizada em pacientes adultos.

Teste de Respiração Espontânea (TRE) e Prontidão para Extubação

O TRE avalia a habilidade do paciente respirar enquanto recebe suporte mínimo (ou nenhum) do aparelho de VPM. Primeiramente, antes de iniciar o TRE, é necessário avaliar se o processo que ocasionou a VM (p. ex., pneumonia) está resolvido. Para isso, avaliamos a troca gasosa, o estado de consciência, o estado neuromuscular e sinais radiográficos de melhora.

O fluxograma da **Figura 17.7** pode ser empregado para a realização do TRE.

Durante a realização do TRE é necessária uma avaliação contínua à beira do leito, para identificar sinais precoces de intolerância (**Tabela 17.1**) e, na presença destes, o teste terá que ser suspenso, com

retorno às condições de VM previamente utilizadas. Os pacientes que falharam no teste inicial devem permanecer por 24 horas em um modo de ventilação que ofereça conforto (avaliação clínica) e durante todo esse período serão reavaliadas e tratadas as possíveis causas de não tolerância.

Alguns critérios são utilizados como preditores de sucesso para o desmame (**Tabela 17.2**).

Há diversos protocolos sobre como deve ser realizado o TRE. De uma maneira geral, inicialmente o paciente deve preencher os critérios para prontidão para extubação (**Tabela 17.2**). Deve-se utilizar uma $FiO_2 \leq 0,5$. Transiciona-se o modo de VM para CPAP (em torno de 5 cmH_2O), com ou sem pressão de suporte (depende do protocolo). O mais comum é utilizar pressão de suporte ≤ 10 cmH_2O. O tempo do TRE também é variável, dependendo do protocolo, e pode ser tão curto quanto 15 minutos até 2 horas. O paciente passa no teste se não houve deterioração dos sinais vitais e/ou dessaturação na oximetria de pulso.

Corticosteroides na Pré-extubação

A intubação intratraqueal, embora vital para facilitar a VM na unidade de terapia intensiva, está associada ao desenvolvimento potencial de edema glótico ou subglótico, resultando em estridor após a extubação. É frequente a prática de administração de corticosteroides de diversas maneiras para pacientes intubados antes da extubação com o objetivo de evitar o desenvolvimento de estridor pós-extubação traqueal. Alguns utilizam os corticosteroides apenas após o aparecimento do estridor pós-extubação traqueal. No pressuposto de que o edema se desenvolve na mucosa glótica ou subglótica devido a pressão ou irritação do tubo intratraqueal, os corticosteroides podem oferecer prevenção ou tratamento em virtude de suas ações anti-inflamatórias.

O estridor pós-extubação traqueal pode prolongar o tempo de permanência na unidade, particularmente se a obstrução das vias aéreas for grave e a reintubação for necessária. Os corticosteroides, no entanto, podem estar associados a efeitos adversos que vão desde a hipertensão até a hiperglicemia.

Em crianças, diferentemente dos adultos, não há evidências suficientes para concluir que a intervenção profilática com corticosteroides antes da extubação traqueal eletiva reduz a incidência de reintubação devido a obstrução das vias aéreas ou o

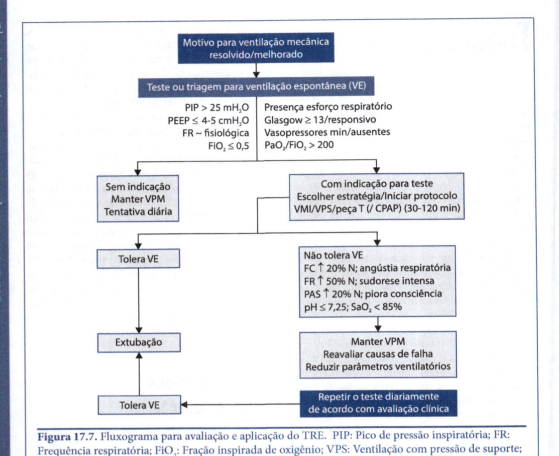

Figura 17.7. Fluxograma para avaliação e aplicação do TRE. PIP: Pico de pressão inspiratória; FR: Frequência respiratória; FiO$_2$: Fração inspirada de oxigênio; VPS: Ventilação com pressão de suporte; FC: Frequência cardíaca; PAS: Pressão arterial sistólica.

Tabela 17.1. Critérios considerados de "não tolerância" ao teste de respiração espontânea

Avaliação subjetiva	• Mudança no nível de consciência • Agitação e ansiedade • Início ou piora de desconforto respiratório • Sudorese intensa • Cianose • Sinais de uso exagerado da musculatura respiratória acessória
Avaliação objetiva	• Saturação de pulso de oxigênio ≤ 85-90% • pH ≤ 7,25 • FC aumenta mais que 20% da basal • PAS aumenta mais que 20% da basal • FR aumenta mais que 50% a basal • Arritmias cardíacas

estridor pós-extubação traqueal, embora alguns estudos isolados demonstrem seu benefício. Sugere-se que em crianças com maior risco (intubação traqueal difícil, intubação prolongada, via aérea difícil, ausência de escape pela cânula traqueal etc.) se utilize dexametasona intravenosa na dose de 0,15 a 0,5 mg/kg/dose, a cada 6 horas, iniciada entre 12 e 24 horas antes da extubação planejada.

Tabela 17.2. Critérios de prontidão para extubação traqueal

Critério
Avaliação subjetiva
Reflexo de tosse presente
Ausência de agentes bloqueadores neuromusculares
Ausência de excesso de secreção traqueobrônquica
Resolução do motivo que determinou a indicação de VM (p. ex., pneumonia)
Suspensão dos agentes de sedoanalgesia
Avaliação objetiva
Estabilidade cardiovascular
FC ≤ 140 bpm
Ausência de isquemia miocárdica
Hb ≥ 8 g/dL
Pressão arterial adequada
Ausência de hipotermia ou febre
Nenhum ou mínimo suporte inotrópico (p. ex., < 5 mcg/kg/min dobutamina)
Oxigenação adequada
Volume corrente > 5 mL/kg
Esforço inspiratório adequado
FR < 35 ipm
$PaO_2 \geq 60$ mmHg e $PaCO_2 \leq 60$ mmHg
PEEP ≤ 8 cmH_2O
pH ≥ 7,30
Pinsp ≤ 20 cmH_2O
FR/VC < 105

Adaptado de: Hossan Zein, Emergency 2016; 4 (2): 65-71.

Adrenalina Nebulizada
Pós-extubação

A adrenalina nebulizada é considerada uma terapêutica eficaz no estridor infeccioso (crupe) e na pós-extubação traqueal. A ação da adrenalina, no entanto, é transitória e há um risco potencial de edema laríngeo de rebote, que pode limitar o uso repetido desse medicamento. A adrenalina nebulizada tem sido largamente empregada na pós-extubação traqueal. A adrenalina nebulizada é descrita como um método de tratamento seguro, e os pacientes tratados com adrenalina apresentam apenas efeitos colaterais leves, como taquicardia, palidez e aumento da pressão arterial. No entanto, existem na literatura relatos de casos de crianças previamente saudáveis com laringite infecciosa que desenvolveram arritmias cardíacas graves. Portanto, a menor dose efetiva seria o tratamento ideal na laringite pós-extubação traqueal.

Há uma ampla variação em termos das doses de adrenalina descritas na literatura para o tratamento de laringite viral ou pós-extubação traqueal. Por isso, a adrenalina nebulizada é recomendada em doses que variam de 0,25 a 5 mL, independentemente do tamanho, enquanto a Academia Americana de Pediatria recomenda a adrenalina nebulizada em uma dosagem de 0,5 mL/kg (máximo de 5 mL). Um estudo demonstrou que há uma falta de relação dose-resposta entre três doses recomendadas (0,5 mL, 2,5 mL e 5 mL) de adrenalina nebulizada no tratamento do estridor pós-extubação, que a taxa de falha no tratamento é semelhante entre os grupos e que o uso da menor dose de adrenalina (0,5 mL) não foi associado a um risco aumentado de falha no tratamento.

Cuidados após a Extubação
Traqueal

Após o criterioso desmame da VM e extubação traqueal, apresenta-se um período, que é muitas vezes negligenciado, de cuidados intensivos para proporcionar a melhor transição possível para a respiração espontânea e, principalmente, evitar a reintubação traqueal.

- **Reversão de possível sedação residual:** mesmo após uma avaliação criteriosa, algum nível de sedação residual pode permanecer na corrente sanguínea do paciente. Se após a extubação traqueal houver suspeita de sedação residual, como rebaixamento no nível de consciência com queda na saturação de oxigênio, podemos administrar medicações para reversão da sedação, conforme **Tabela 17.3**. Lembramos que todas essas medicações apresentam efeitos colaterais importantes e devem ser utilizadas com critério.

- **Transição da oferta de oxigênio:** após a extubação traqueal, o paciente pode requerer ainda algum nível de oferta de oxigênio e mesmo de pressão positiva. Assim, após avaliação imediata no pós-extubação, o médico deve decidir, com base na clínica, sinais vitais, monitoração e, eventualmente, exames laboratoriais (gasometria) e qual nível de suporte o paciente deverá receber (**Figura 17.8**).
- **Monitoração:** o paciente recém-extubado deve ter seus sinais vitais monitorados intensivamente. As frequências respiratória e cardíaca, mais a saturação de oxigênio em níveis fisiológicos para a idade, proporcionam informações importantes para o médico intensivista analisar se a extubação foi bem-sucedida e não há risco de reintubação.
- **Exame de imagem:** o raio-X pós-extubação é interessante para verificar, após a retirada da pressão positiva, como se apresenta o parênquima pulmonar e se apareceram atelectasias.
- **Exames laboratoriais:** a gasometria arterial é uma ferramenta importante de informações no pós-extubação, pois nos informa a condição gasométrica e metabólica do paciente.

Tabela 17.3. Medicações para reversão de sedoanalgesia e bloqueio neuromuscular

Classe terapêutica	Medicação reversora	Dose	Efeitos adversos
Bloqueador neuromuscular (rocurônio)	Sugammadex	2 mg/kg	Cardiovasculares etc.
Benzodiazepínicos (midazolam)	Flumazenil	0,01 mg/kg	Convulsão etc.
Opioides (fentanil)	Naloxona	0,001 a 0,005 mg/kg	Cardiovascular etc.

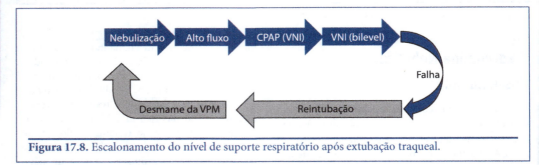

Figura 17.8. Escalonamento do nível de suporte respiratório após extubação traqueal.

Referências Bibliográficas

1. Boles JM, Bion J, Connors A, et al. Weaning from mechanical ventilation. Eur Respir J 2007;29(5):1033-56.
2. da Silva PS, Fonseca MC, Iglesias SB, Junior EL, de Aguiar VE, de Carvalho WB. Nebulized 0.5, 2.5 and 5 ml L-epinephrine for post-extubation stridor in children: a prospective, randomized, double-blind clinical trial. Intensive Care Med 2012;38(2):286-93.
3. Esteban A, Anzueto A, Frutos F, et al. Characteristics and outcomes in adult patients receiving mechanical ventilation: a 28-day international study. JAMA 2002;287(3):345-55.
4. Faustino EV, Gedeit R, Schwarz AJ, Asaro LA, Wypij D, Curley MA; Randomized Evaluation of Sedation Titration for Respiratory Failure (RESTORE) Study Investigators. Accuracy of an extubation readiness test in predicting successful extubation in children with acute respiratory failure from lower respiratory tract disease. Crit Care Med 2017;45(1):94-102.
5. Ferguson LP, Walsh BK, Munhall D, Arnold JH. A spontaneous breathing trial with pressure support overestimates readiness for extubation in children. Pediatr Crit Care Med 2011;12(6):e330-5.

6. Khemani RG, Hotz J, Morzov R, Flink RC, Kamerkar A, LaFortune M, Rafferty GF, Ross PA, Newth CJ. Pediatric extubation readiness tests should not use pressure support. Intensive Care Med 2016;42(8):1214-22.

7. Meade MO, Guyatt GH, Cook DJ, Sinuff T, Butler R. Trials of corticosteroids to prevent postextubation airway complications. Chest 2001;120(6 Suppl):464S-8S.

8. Newth CJ, Venkataraman S, Willson DF, Meert KL, Harrison R, Dean JM, Pollack M, Zimmerman J, Anand KJ, Carcillo JA, Nicholson CE; Eunice Shriver Kennedy National Institute of Child Health and Human Development Collaborative Pediatric Critical Care Research Network. Weaning and extubation readiness in pediatric patients. Pediatr Crit Care Med 2009;10(1):1-11.

9. Sauthier M, Rose L, Jouvet P. Pediatric prolonged mechanical ventilation: considerations for definitional criteria. Respir Care 2017;62(1):49-53.

10. Veldhoen ES, Smulders CA, Kappen TH, Calis JC, van Woensel J, Raymakers-Janssen PA, Bont LJ, Hennus MP. Post-extubation stridor in respiratory syncytial virus bronchiolitis: Is there a role for prophylactic dexamethasone? PLoS One 2017;12(2):e0172096.

Assistência de Enfermagem

18

Cibele Cristina Alves
Karla Favero de Lima
Elaine Cristina de Oliveira

RESUMO: A equipe de enfermagem que trabalha em Unidade de Terapia Intensiva Pediátrica deverá estar preparada para o atendimento a pacientes em ventilação mecânica, conhecer os ventiladores e suas modalidades. Deverá conhecer seu paciente e sua clínica para atuação antes, durante e após intubação mecânica, não descartando a possibilidade de uma via aérea difícil. Caberá ao enfermeiro avaliar, levantar diagnósticos e criar prescrição de enfermagem de acordo com a sistematização da assistência de enfermagem para que haja um cuidado eficiente para cada paciente.

Palavras-chave: intubação, pediatria, assistência de enfermagem

Quando avaliamos uma criança em situação de emergência, o manuseio da via aérea é a primazia e a intubação traqueal significa um ato determinante de uma via aérea segura. A intubação é um momento crucial, devendo ser realizada de modo rápido e seguro por ser a reserva cardiocirculatória, pulmonar e cerebral limitada e sua eficácia depender da atuação da equipe multiprofissional.

Segundo Amantea et al. (2011), existem indicações para que haja uma intubação endotraqueal como: Insuficiência respiratória, insuficiência cardiovascular com necessidade de pressão positiva, cirurgias de grande porte, alterações na caixa torácica e obstrução de vias aéreas.

Outro ponto importante a ser considerado durante a intubação endotraqueal é a presença de via aérea difícil, que segundo a Sociedade Americana de Anestesiologista, é aquela cujo tempo foi superior a 10 minutos para colocação do tubo endotraqueal.

Diante disso se torna imprescindível que a equipe multiprofissional esteja capacitada para atuar e intervir em situação de emergência, com a finalidade de preservar e manter a estabilidade da vida de seus pacientes, e cabe ao enfermeiro o cuidado direto a esse paciente em ventilação mecânica devido seu grau de conhecimento científico.

O Conselho Federal de Enfermagem (Cofen) declarou, através da Lei n.7.498/86, que uma das competências do enfermeiro é o cuidado direto a pacientes graves e com risco de vida, incluindo também cuidados de enfermagem de maior complexidade técnica que exijam conhecimento científico e tomada de decisões.

A atuação do enfermeiro se faz necessária para organização da equipe e preparação do material.
- Posicionar corretamente o paciente;
- Retirar próteses se presentes;
- Aspirar vias aéreas previamente se necessário;
- Manter paciente com suporte de oxigênio.
  Materiais Necessários:
- Cabo de laringoscópio;
- Lâmina de laringoscópio, curva e reta;
- Cânulas endotraqueais com e sem *cuff*;
- Máscara laríngea;
- Cânulas de Guedel;
- Luva estéril;
- Máscara e óculos de proteção;
- Seringa de 5 e 10 mL;
- Seringa de 1 mL;
- Agulha para aspiração;
- Álcool *swab*;
- Soro fisiológico 10 mL;
- Luva de procedimento;
- Fixador para cânula;
- Ambu com reservatório, conectado à rede de oxigênio com extensão de cristal ou látex;
- Fio-guia;
- Estetoscópio;

- Dormonid, fentanil, cetamina, propofol (a ser administrado conforme solicitação médica);
- Frasco de aspiração;
- Sonda de aspiração;
- Circuito para ventilação;
- Ventilador montado e testado;
- Filtro bacteriano;

Hoje em dia existe nas unidades de terapia intensiva a maleta de via aérea difícil, com materiais para cricotomia adulto e infantil de acordo com o peso, bugio (fio-guia para troca da cânula sem a necessidade da extubação).

Diante disso, para se obter um resultado favorável se faz necessário ao enfermeiro o conhecimento dos princípios de ventilação para manuseio dos ventiladores. Mesmo havendo a presença de fisioterapeuta, deverá conhecer o tipo de ventilador e suas modalidades de controle, parâmetros de volume corrente, frequência respiratória, parâmetros de fração de inspiração de oxigênio, pressão inspiratória alcançada, limite de pressão, relação inspiração e expiração, volume minuto.

Martins et al. (2005) nos falam sobre a importância da Implementação da Assistência de Enfermagem (SAE) como ferramenta para levantamento de Diagnóstico e Prescrição de Enfermagem para nortear a enfermagem no cuidado ao paciente; em seu trabalho, a autora levantou o diagnóstico: desobstrução ineficaz de vias aéreas que nos ajudará a prestar os cuidados a paciente em ventilação mecânica.

Se a desobstrução das vias aéreas não for tratada corretamente, podemos ter outras alterações, como padrão respiratório ineficaz ou troca de gases prejudicada e, segundo a mesma autora, na Taxonimia II da Nanda (North American Nursing Diagnosis Association), o diagnóstico de desobstrução ineficaz das vias aéreas é definido como incapacidade para eliminar secreções ou obstruções do trato respiratório e apresenta como caraterísticas definidoras: dispneia, sons respiratórios, diminuídos, ortopneia, ruídos adventícios respiratórios (estertores, crepitações, roncos e sibilos), tosse ineficaz ou ausente, expectoração, cianose, vocalização dificultada, olhos arregalados, mudança na frequência e ritmo respiratórios e agitação.

Temos ainda os fatores relacionados à via aérea obstruída: espasmo de via aérea, secreções retidas, muco excessivo, presença de via aérea artificial, corpo estranho na via aérea, secreções nos brônquios, exsudato nos alvéolos.

Assim, após levantamento de diagnósticos, deverá ser realizada a prescrição de enfermagem. Alguns cuidados serão abordados a seguir.

Realizar higiene oral: sabe-se que a higiene oral é fundamental em pacientes em suporte ventilatório para diminuição da colonização da cavidade oral, que poderá levar a pneumonia associada à ventilação (PAVM). Entre os estudos, o uso de clorexidina é o mais comumente indicado.

Manter decúbito elevado: estudos analisados tendem ao mesmo resultado, de que o decúbito elevado acima de 30 graus favorece as trocas gasosas de pacientes e previne PAVM, além de também diminuir a necessidade de aspiração em 88,9%.

Aspirar tubo endotraqueal e vias aéreas superiores: a realização de aspiração endotraqueal é importante para manutenção e liberação das vias aéreas a fim de que ocorra uma boa ventilação. Importante que seja realizada de acordo com a necessidade do paciente, de modo asséptico, evitando lesionar a traqueia. Esse procedimento não deve ser feito sem que haja avaliação da necessidade dadas as consequências adversas que podem ocorrer como: microactelectasias, danos teciduais, hemoptise, broncoespasmo, hipóxia e arritmias cardíacas.

Fazer inalação e estimular hidratação: a extração da secreção será realizada de modo eficaz se houver uma umidificação e hidratação adequadas, pois manter a mucosa umidificada previne o ressecamento da mucosa e mantém a integridade do sistema mucociliar.

Realizar a mudança de decúbito do paciente a cada 2 horas: pacientes intubados normalmente estão sedados e impossibilitados de realizar a mudança de decúbito, o que pode causar pressão aumentada em um determinado lugar, com interrupção sanguínea e consequentemente uma lesão por pressão.

Realizar a troca da fixação da cânula de intubação a cada 24 horas ou antes, segundo protocolo institucional e se necessário: uma cânula bem fixada e posicionada evitará iatrogenias como extubação acidental.

Sabemos que a troca constante da fixação da cânula de intubação acaba por lesionar a região supralabial, que é o local comumente utilizado para fixação. Assim, a necessidade de troca e a melhor forma de fixação da cânula de intubação devem ser avaliadas constantemente pelo enfermeiro.

Manter paciente monitorizado e atentar às alterações hemodinâmicas: uma das principais alterações é a queda de saturação menor que 90%, que é considerada hipoxemia originada de alguns fatores: presença de rolhas de secreção no TOT, escape de oxigênio, localização incorreta de TOT, piora clínica, entre outros.

Outro ponto importante a ser mencionado é o manuseio do paciente durante procedimentos como o banho, devendo-se tomar todo o cuidado com o circuito do ventilador, para que não seja pinçado ou desconectado e não haja piora do quadro clínico do paciente.

Observa-se que a assistência de enfermagem ao paciente de UTI pediátrica é de elevada importância, principalmente para o paciente submetido a intubação endotraqueal. Cabe ao enfermeiro implementar ações de monitoramento e manipulação do paciente, pois esse cuidado direcionado irá repercutir na recuperação e no prognóstico desse paciente.

Referências Bibliográficas

1. Amantéa SL, et al. Acesso rápido à via aérea. Jornal de Pediatria, Rio de Janeiro, 2003; 1-13.
2. Rodrigues YCSJ, et al. Ventilação mecânica: evidências para o cuidado de enfermagem. Escola Anna Nery, Rio de Janeiro, 2012; 1-13.
3. Martins I; Gutiérrez MGR. Intervenções de enfermagem para o diagnóstico de enfermagem Desobstrução ineficaz de vias aéreas. Acta Paulista Enfermagem, São Paulo, 2005; 143-9.
4. Kusahara DM; Pedreira MG; Peterlini MAS. Protocolo para higiene oral de crianças submetidas a ventilação pulmonar mecânica. Revista Sociedade Brasileira Enfermagem Pediátrica. São Paulo, 2008; 7-44.
5. Vieira K, et al. Ações de Enfermagem para prevenção de pneumonia associada a ventilação mecânica; revisão sistemática. Revista Eletrônica trimestral de Enfermaria 2014; 350-60.
6. Brazil TB; Barbosa AL; Cardoso MVLM. Aspiração orotraqueal em bebês: implicações nos parâmetros fisiológicos e intervenções de enfermagem. Revista Brasileira de Enfermagem. Brasília, 2010; 971-7.
7. Melo EM, et al. Cuidados de enfermagem ao paciente sob ventilação mecânica internado em unidade de terapia intensiva. Revista de Enfermagem Referência 2014; 1-8.
8. Barbosa AL; Campos ACS; Chaves EMC. Complicações não clínicas da ventilação mecânica: ênfase no cuidado de enfermagem neonatal. Acta Paulista de Enfermagem 2006; 439-43.
9. North America Nursing Diagnosis Association (NANDA). Diagnósticos de Enfermagem de NANDA: definições e classificação, 2015 – 2017. Porto Alegre: Artmed, 2015.

Dose de Medicações e Fluxogramas

19

Ester Emerich Zeller
José Colleti Junior

Sequência Rápida de Intubação (SRI)

É um processo sequencial de preparação, sedação e bloqueio muscular para facilitar a intubação traqueal segura. A sedação e o bloqueio farmacológico adequado são fundamentais para garantir a realização rápida e efetiva da laringoscopia e intubação traqueal.

A abordagem medicamentosa na Sequência Rápida de Intubação (SRI) pode ser modificada nas seguintes circunstâncias:
- Os agentes sedativos podem ser evitados em pacientes em coma;
- O bloqueio neuromuscular deve ser avaliado com mais cautela em pacientes com uma via aérea difícil prevista, a menos que esteja disponível uma abordagem de *backup*.

Pré-tratamento

O pré-tratamento da intubação é opcional. Deve-se avaliar risco x benefício do uso desses medicamentos, pois eles podem tanto facilitar quanto aumentar o tempo do processo, dependendo das condições de cada paciente e de possíveis reações adversas. Medicamentos para sedação, bloqueio neuromuscular e pós-intubação devem ser elaborados em doses individualizadas, baseadas em idade, peso ou comprimento .

A intubação rápida e segura envolve a escolha correta dos agentes sedativos e bloqueadores neuromusculares, para sedar e paralisar farmacologicamente os movimentos e reflexos protetores das vias aéreas a fim de que não interfiram na intubação traqueal. O agente sedativo deve sempre ser administrado primeiro, seguido rapidamente por um bloqueador neuromuscular/curarizante, tão logo a criança se torna inconsciente.

Os lactentes e as crianças pequenas podem ter uma resposta vagal pronunciada à laringoscopia (por exemplo, bradicardia com baixa perfusão), o que pode limitar o tempo e a segurança do procedimento.

Agentes adjuvantes (Tabela 19.1)

- **Atropina:** anticolinérgico, bloqueia a ação da acetilcolina no músculo liso, nas glândulas secretoras e no SNC. Embora a atropina não seja rotineiramente recomendada para o pré-tratamento da intubação, é frequentemente utilizada para lactentes < 1 ano de idade, pois previne a bradicardia sem induzir arritmias ventriculares. A dose para o pré-tratamento durante SRI é de 0,02 mg/kg (máximo 1 mg) IV sem dose mínima. No entanto, a atropina pode prejudicar a capacidade de avaliar a oxigenação e a frequência cardíaca. Devido à hipoxemia como efeito para prevenir a bradicardia, os pacientes devem monitorados com oxímetros. Pode prejudicar a avaliação do estado neurológico do paciente devido à reação de midríase, embora não elimine a constrição da pupila em resposta à luz.

  A atropina tem sido utilizada como um pré-tratamento mais indicado nos seguintes casos:
  - Crianças ≤ 1 ano;
  - Crianças em choque séptico ou hipovolêmico;
  - Crianças ≤ 5 anos de idade que estão recebendo succinilcolina (para prevenir a assistolia e a bradicardia);
  - Crianças > 5 anos de idade que estão recebendo uma segunda dose de succinilcolina.
- **Lidocaína:** opioide de curta ação, associado à redução do reflexo da tosse, tratamento opcional

Tabela 19.1. Pré-tratamento/agentes adjuvantes

Princípio Ativo	Dose	Farmacocinética	Reações Adversas	Observação
ATROPINA	IV/IM: 0,02 mg/kg - máx.: 0,5mg/dose e em adultos: 1mg/dose	Metabolismo: Hepático Excreção: Urinária	Midríase, fotofobia, aumento da pressão ocular, palpitações, bradicardia (baixas doses de atropina) e taquicardia (altas doses), cefaleia, nervosismo, confusão mental e excitação.	Indicado para: Crianças ≤ 1 ano Crianças em choque séptico ou hipovolêmico Crianças ≤ 5 anos de idade que estão recebendo succinilcolina (para prevenir a assistolia e bradicardia) Crianças > 5 anos de idade que estão recebendo uma segunda dose de succinilcolina Provável reação alérgica cruzada com anticolinérgicos.
FENTANIL	Neonatos IV: 1-4 mcg/kg/ dose bolus lento. Lactentes e Crianças IV: 1-5 mcg/kg/dose bolus lento.	Início da ação IV: imediatamente. Duração do efeito: 0,5 – 1h T1/2 = Crianças 5 meses – 4,5 anos: 2,4h 6 meses – 14 anos (infusão contínua): 11-36h Adultos: 2-4h Metabolismo: Hepático Excreção: Urinária	Depressão respiratória, rigidez torácica (velocidade e/ou dose dependente).	Uso opcional para aumentar a pressão intracraniana em pacientes normotensos ou hipertensos. Opção de sedação para pacientes em choque cardiogênico ou de depleção de catecolaminas. Necessita de ajuste renal.
LIDOCAÍNA	IV: 1-2 mg/kg IV (dose máx.: 200 mg) Administrar 2-3 min. antes da intubação.	Início da ação: 45 – 90 seg. Duração do efeito: 10 – 20 min Metabolismo: hepático Excreção: Urinária	Depressão respiratória, rigidez torácica (velocidade X dose dependente), arritmia cardíaca, hipertensão, hipotensão, infarto do miocárdio, taquicardia sinusal, vasodilatação, distensão abdominal, crises convulsivas.	Uso opcional para aumento da pressão intracraniana. Usar com cautela em pacientes com alterações na função hepática devido ao aumento da toxicidade da lidocaína.

para aumento da PIC, porém não é muito utilizado atualmente devido aos possíveis efeitos adversos como: assistolia, bradicardia, arritmias cardíacas, insuficiência vascular, depressão respiratória, entre outros.

Dose para SRI: 1-2 mg/kg IV (máx. 200 mg) administrar 2-5 min antes da intubação com início da ação: 45-90 s.

- **Fentanil:** analgésico sedativo, agonista opioide sintético de ação central com rápido início de ação, curta duração de efeito, usado para reduzir o desconforto e a dor durante a intubação.

Seleção do agente sedativo

A sedação para SRI deve induzir rapidamente inconsciência e ter uma curta duração de ação, com efeitos colaterais mínimos. São usados para promover amnésia e facilitar o processo de intubação reduzindo a agitação.

Em crianças com características clínicas específicas, sugere-se:

- Hipotensão ou choque séptico: etomidato ou fentanil (preferido por alguns especialistas em sedação de crianças com choque cardiogênico);
- Choque séptico: cetamina ou etomidato. Etomidato não é rotineiramente utilizado em crianças com choque séptico, mas pode ser apropriado se a cetamina for contraindicada ou estiver indisponível. Se o etomidato é utilizado, existe um potencial de supressão adrenal. Devem-se evitar doses repetidas de bolo ou infusão para manter a sedação após a intubação;
- Aumento da pressão intracraniana (PIC): etomidato. Em pacientes hemodinamicamente estáveis, pode-se utilizar também: propofol ou tiopental;
- Hipotensão com lesão na cabeça - TCE: etomidato;
- Estado asmático: cetamina ou etomidato;
- Estado de mal epiléptico: a escolha depende do estado hemodinâmico do paciente. Hemodinamicamente estável - midazolam, propofol ou tiopental; hemodinamicamente instável: etomidato.

Sedativos (Tabela 19.2)

- **Etomidato:** derivado de imidazol de ação ultrarrápida sem comprometimento hemodinâmico significativo, é um agente de indução eficaz para a maioria das crianças submetidas à sequência rápida de intubação, especialmente para pacientes em choque hipovolêmico, pacientes hipotensos em estado de mal epiléptico e aqueles com aumento da PIC.

Devido à sua supressão adrenocortical, as recomendações do Advanced Life Support 2010 fornecidas pela Associação Americana do Coração (AHA) e pelo Comitê de Ligação Internacional sobre Ressuscitação sugerem que o etomidato não deve ser utilizado rotineiramente em crianças em choque séptico.

A dose de etomidato utilizado no SRI é de 0,3 mg/kg IV, com um tempo de efeito de aproximadamente 15 a 45 segundos e uma duração de efeito a essa dose de 10 a 12 minutos.

Mioclonia foi relatado como um efeito adverso associado ao etomidato.

- **Cetamina:** geralmente considerada primeira escolha em crianças com choque séptico, porque, ao contrário do etomidato, não causa supressão adrenocortical e, em comparação com outras opções (por exemplo, midazolam, propofol ou tiopental), não causa hipotensão. Além disso, a cetamina provoca liberação endógena de catecolaminas, aumentando a frequência cardíaca e a pressão arterial.

No entanto, deve-se reverter a hipovolemia e fornecer vasopressores de ação direta para neutralizar a hipotensão antes da administração de cetamina porque ela possui um efeito inotrópico negativo direto.

A dose de cetamina utilizada no SRI é de 1-2 mg/kg IV, com um tempo de efeito de 45 a 60 segundos e uma duração de ação de 10 a 20 minutos, dependendo da dose.

A liberação de catecolaminas associada à cetamina também resulta em broncodilatação. É sugerida como o agente de primeira escolha para sedação em pacientes em estado asmático.

A cetamina possui propriedades anticonvulsivantes e pode beneficiar os pacientes com lesão neurológica ao aumentar a perfusão cerebral, particularmente aqueles que tendem a hipotensão. Assim, pode ser utilizada em pacientes com HIC associado a pressão arterial baixa ou normal. No entanto, geralmente deve ser evitada em pacientes hipertensos.

Pode elevar a PIC, mas, embora as evidências desses efeitos sejam fracas, há possibilidade de ocorrer em pacientes com lesão na cabeça (TCE) e provocar o aumento da pressão intraocular. Portanto, deve ser usada com cautela em pacientes com globo ocular aberto.

A hipersalivação pode ser uma consequência do uso de cetamina (mecanismo dose-dependente), no entanto o uso prévio de atropina deve ser avaliado.

Dose bolo de sedação: 1-2 mg/kg IV (dose IM: 3-7 mg/kg).

Tabela 19.2. Sedação

Princípio Ativo	Dose	Farmacocinética	Reações Adversas	Observação
CETAMINA	Crianças: IV: 1-2 mg/kg doses adicionais de 0,5-1 mg cada 5-15 min se necessário IM: 2-2,5 mg/kg para procedimentos curtos/simples ou 4-5 mg/kg podendo ser repetido se necessário ITN: > 3 meses e crianças: 3-6 mg/kg (meia dose por narina) Adulto: IV: 1-4,5 mg/kg IM: 6,5-13 mg/kg	Início da ação: IV: 30 segundos IM: 3-4 min ITN: 5-8 min $T_{1/2}$ (alfa) = 10-15 min $T_{1/2}$ (beta) = 2,5 h Metabolismo: Hepático. Excreção: Urinária.	Bradicardia, hipersalivação, euforia, arritmia cardíaca, hipertensão, aumento da pressão intraocular, nistagmo, apneia, depressão respiratória, broncodilatação.	Pode ser usado em pacientes hemodinamicamente instáveis (se não tiverem depleção de catecolaminas), pacientes com broncoespasmo e choque séptico. Usar com cautela em paciente com hipertensos com aumento da PIC. Contraindicado o uso em pacientes com esquizofrenia ou na suspeita. Pode ser usado em combinação com agentes anticolinérgicos para diminuir a hipersalivação. Reversor: Naloxona dose: 0,01 mg/kg IV (máx.: 2 mg)
ETOMIDATO	IV: 0,1-0,3 mg/kg Crianças > 10 anos IV: 0,2-0,6 mg/kg e manutenção: 10-20 mcg/kg/min	Início da ação: 30-60 s. Pico do efeito: 1 min. Duração do efeito: 2-5 min. Metabolismo: Hepático. Excreção: Urinária.	Supressão adrenal, mioclonia, náuseas, nistagmo, soluço, bradicardia, hipo ou hipertensão, taquicardia.	Neuroprotetor, diminui a PIC e a demanda metabólica, usado em pacientes hemodinamicamente instáveis e que apresentam supressão corticoide-adrenal transitória. Não é recomendado para pacientes em choque séptico. Agente vesicante, cuidado com extravasamento ou administração em pequenos vasos.
FENTANIL	Neonatos IV: 1 – 4 mcg/kg/dose bolo lento. Lactentes e Crianças IV: 1 – 5 mcg/kg/dose bolo lento. IV Infusão contínua: 1-3mcg/kg/h	Início da ação IV: imediatamente. Duração do efeito: 0,5-1h $T_{1/2}$ = Crianças 5 meses-4,5 anos: 2,4h 6 meses-14 anos (infusão contínua): 11-36h Adultos: 2-4h Metabolismo: Hepático. Excreção: Urinária.	Depressão respiratória, rigidez torácica (velocidade e/ou dose- dependente).	Opção de sedação para pacientes em choque cardiogênico ou de depleção de catecolaminas. Uso opcional para aumentar a pressão intracraniana em pacientes normotensos ou hipertensos. Necessita de ajuste renal.

Continua

Continuação

Princípio Ativo	Dose	Farmacocinética	Reações Adversas	Observação
MIDAZOLAM	Neonatos IM/IV: 0,05-0,1 mg/kg/dose em 5 min Infusão contínua IV: 0,02-06 mg/kg/h Crianças: IV: 0,2-0,3 mg/kg/dose (máx.: 10 mg) IM: 0,05-0,15 mg/kg 30-60 min antes do procedimento - dose máx.: 10 mg ITN: 0,2-0,3 mg/kg – dose máx.: 10 mg/dose – pode ser repetida em 5-15 min máx.: 0,5 mg/kg VO: 0,25-0,5 mg/kg/dose 1× – dose máx.: 20 mg/dose VR: 0,25 - 0,5 mg/kg/dose 1× Infusão contínua IV: 0,06-0,24 mg/kg/h	Tempo de ação: IV: 2-3 min IM: Criança: 5min e Adulto: 15 min ITN: 5-7 min VO: 10-20 min VN: Criança: 5 min Duração do efeito: IV: < 2h IM: 2-6h ITN: 20 min $T_{1/2}$ = Neonatos: 4-12h Crianças: IV: 2,9-4,5h Adultos: 3h Metabolismo: Hepático. Excreção: Urinária.	Hipotensão (crianças), sonolência, cefaleia, mioclonia (prematuros), convulsão, sedação profunda, náuseas, vómitos, nistagmo, apneia, tosse, volume corrente reduzido, reação paradoxal, gosto ácido, agitação, amnésia, bigeminismo, broncoespasmo, confusão, laringoespasmo, sialorreia, erupção cutânea, taquicardia, contrações ventriculares prematuras.	Usado em pacientes hemodinamicamente estáveis ou em estado de mal epiléptico. Pode promover instabilidade hemodinâmica mesmo em doses de sedação. Reduzir a dose (em cerca de 30%) se outros depressores do SNC ou opioides forem administrados concomitantemente; usar doses pequenas e titular o efeito sedativo desejado. Manter um intervalo de 3 a 5 minutos entre as doses para diminuir a possibilidade de excesso de sedação. Via intranasal: Administrar em 15-30 s metade da dose em cada narina usando uma seringa sem agulha. Em pacientes com insuficiência renal, a redução da eliminação dos metabólitos ativos hidroxilados promove a acumulação de fármacos e sedação prolongada. Reversor: Flumazenil. dose: 0,01 mg/kg IV (máx.: 0,2 mg)

Continua

Continuação

Princípio Ativo	Dose	Farmacocinética	Reações Adversas	Observação
PROPOFOL	IV: 1-1,5 mg / kg IV com início de efeito em 15 a 45 segundos e duração da ação de 5 a 10 minutos, dependendo da dose. Neonatos: IV: 1-2,5 mg/kg em 60 min Crianças: IV: 0,5-2 mg/kg em 3-5 min Infusão contínua: 5-8 mg/kg/h Adultos: IV: 2-2,5mg/kg	Início da ação: 9-51 seg. Duração do efeito: 3-10 min. Dose dependente. $T_{1/2}$ = Bifásica: Inicial: 40 minutos; Terminal: 4 a 7 horas - Após infusão de 10 dias, pode ser de até 1 a 3 dias. Metabolismo: Hepático. Excreção: Urinária.	Hipotensão, arritmia cardíaca, hiper ou hipotensão, baixo débito cardíaco (o uso simultâneo de opioides aumenta a incidência), taquicardia, prurido, urina turva, hipomagnesemia, reação no local da infusão (incluindo dor, inchaço, bolhas e / ou necrose tecidual após extravasamento acidental), sialorreia, descoloração da urina (verde).	Pode ser usado em pacientes em estado de mal epiléptico; evitar em pacientes com hipovolemia e choque. Deve ser usado com cautela em pacientes com alergia a ovo, soja ou produtos que contenham derivados, (devido ao veículo utilizado na formulação) e EDTA.
REMIFENTANIL	IV: 1-3 mcg/kg/dose – se necessário pode ser repetido em 2-3 minutos Infusão contínua inicial: 0,15 mcg/kg/min, sendo titulada conforme efeito.	Início da ação IV: 1-3 min Duração do efeito: 3-10 min Metabolismo: Estearases de sangue e tecido Excreção: Urinária.	Hipotensão, depressão respiratória, síndrome serotoninérgica.	Se houver administração concomitante de propofol, tiopental, isoflurano ou midazolam, a dose deve ser reduzida em 75%. Não necessita de ajuste renal nem hepático. Em bebês, crianças e adolescentes: a dose deve ser baseada no peso corporal ideal (IBW) em pacientes obesos (> 30% em relação à IBW).
TIOPENTAL	IV: 3-5 mg/kg IV	Início de ação: < 30 s. Duração do efeito: 5-10 min (dose-dependente) Metabolismo: Hepático. Excreção: Urinária.	Depressão miocárdica, hipotensão, depressão respiratória, broncoespasmo, laringoespasmo e tosse.	Agente neuroprotetor diminui a PIC e a demanda metabólica. Evitar o uso em pacientes hemodinamicamente instáveis, paciente hipotensos ou em hipovolemia. Contraindicado na porfiria e na hipotensão.

- **Propofol:** altamente lipossolúvel, hipnótico-sedativo, não barbitúrico que se liga ao receptor GABA, promovendo sedação e amnésia.

  A dose inicial de propofol utilizada em crianças hemodinamicamente estáveis submetidas a SRI é de 1-1,5 mg/kg IV, com início de efeito em 15 a 45 segundos e duração da ação de 5 a 10 minutos, dependendo da dose.

  O propofol é uma boa escolha para SRI em pacientes hemodinamicamente estáveis ou em estado de mal epiléptico. Pode provocar vasodilatação e depressão miocárdica, mais pronunciada que o tiopental.

  O efeito neuroprotetor do propofol pode ser compensado por uma diminuição da pressão de perfusão cerebral como resultado da diminuição da pressão arterial.

  Deve ser usado com cautela em pacientes com alergia a EDTA, ovo, soja ou produtos que contenham derivados (devido ao veículo utilizado na formulação), e é contraindicado para pacientes que já apresentaram anafilaxia a esses produtos.

- **Midazolam:** benzodiazepínico de ação rápida que se liga ao receptor GABA com ações anticonvulsivante e amnésica, além de ter curta duração.

  A dose de midazolam utilizada para SRI é de 0,2-0,3 mg/kg IV (máx.: 10 mg), tempo para ação de 2-3 minutos e uma duração de ação de aproximadamente 30 a 45 minutos, dependendo da dose.

  O midazolam é adequado para SRI em crianças hemodinamicamente estáveis e em mal epiléptico.

  Em crianças, o tempo para o efeito clínico do midazolam é maior quando comparado a outros agentes sedativos. Pode causar depressão respiratória, e alguns pacientes podem desenvolver apneia antes de receberem um agente paralítico, diminuindo a eficácia da pré-oxigenação antes da intubação.

  Possui efeito depressor miocárdico e produz uma redução da resistência vascular sistêmica dose-dependente, portanto não deve ser usado em pacientes hemodinamicamente instáveis.

- **Fentanil:** agonista opioide sintético de ação central com rápido início de ação, curta duração de efeito e que não libera histamina.

  A dose para SRI varia de 1 a 5 mcg/kg IV. Para crianças que não estão em estado de choque, a dose sugerida é de 3 mcg/kg (até 5 mcg/kg) IV. Para crianças em estado de choque, o médico deve começar com 1 mcg/kg e titular a dose conforme o estado hemodinâmico.

  O fentanil deve ser administrado lentamente durante 30-60 segundos para evitar a depressão respiratória que pode comprometer a pré-oxigenação. A rigidez da parede do tórax com incapacidade de ventilação é uma complicação tipicamente associada à infusão rápida e a doses mais elevadas, porém

em neonatos e lactentes foi relatada também com doses bem menores: 1 mcg/kg.

  Remifentanil: agonista opioide sintético de ação central com rápido início de ação, curta duração de efeito e que não libera histamina. Eficácia e eventos adversos similares aos do fentanil.

  A farmacocinética varia em pacientes pediátricos devido à idade, ao volume de distribuição e à depuração, sem no entanto alterações relacionadas à idade × tempo de meia-vida.

  Dose recomendada para SRI: IV: 1-3 mcg/kg/dose – se necessário pode ser repetida em 2-3 minutos. Início da ação: 1-3 min.

  Pode ser usado também para manutenção da sedação. Infusão contínua em bebês, crianças e adolescentes: a dose deve ser baseada no peso corporal ideal (IBW) em pacientes obesos (> 30% em relação à IBW). Dose inicial: 0,15 mcg/kg/min, titulada conforme efeito. Estudos limitados em crianças ≤ 2 meses.

  Se houver administração concomitante de: propofol, tiopental, isoflurano ou midazolam a dose deve ser reduzida em 75%.

  Não são recomendadas doses de bolo repetidas em paciente em ar ambiente, devido ao risco de depressão respiratória. Essee efeito está relacionado também à dose/velocidade de infusão.

  O remifentanil pode causar:

- Hipotensão: deve ser usado com cautela em pacientes com hipovolemia, doença cardiovascular ou medicamentos que possam exacerbar os efeitos hipotensivos. Monitorar os sintomas de hipotensão após o início ou a titulação da dose.

- Depressão respiratória: grave ou potencialmente fatal, mesmo quando usado conforme recomendado. Monitorar especialmente durante o início ou a titulação da dose. A retenção de dióxido de carbono pela depressão respiratória induzida por opioides pode exacerbar os efeitos sedativos dos opioides.

- Síndrome serotoninérgica: potencialmente fatal com o uso concomitante de agentes serotoninérgicos (por exemplo, ISRS, triptanos, tramal, mirtazapina, entre outros) e agentes que prejudicam o metabolismo da serotonina (por exemplo, inibidores da MAO). Monitorar o paciente quanto aos sinais e sintomas da síndrome serotoninérgica: agitação, alucinações, delírio, taquicardia, tremor, rigidez, mioclonia, náuseas, vômitos, diarreia, convulsões, entre outros. É recomendado interromper o uso de remifentanil em caso de suspeita de síndrome da serotonina.

- **Tiopental:** barbitúrico de ação curta com rápido início de ação, tem sido amplamente utilizado para sedação e indução em SRI.

O tiopental pode causar vasodilatação e depressão miocárdica, resultando em uma diminuição da pressão arterial sistólica. Assim, não deve ser usado em pacientes com instabilidade cardiovascular. Além disso, o tiopental causa liberação de histamina, que pode contribuir para uma diminuição da pressão arterial sistólica e pode exacerbar o broncoespasmo em pacientes com asma ou broncoespasmo de outras causas.

Enquanto a pressão de perfusão cerebral for mantida, o tiopental proporciona efeito neuroprotetor por meio da redução do consumo de oxigênio cerebral e do fluxo sanguíneo. Possui propriedades anticonvulsivantes, preferível em casos de lesão neurológica em pacientes hemodinamicamente estáveis.

A dose de tiopental utilizada no SRI é de 3-5 mg/kg IV, com um tempo de efeito < 30 segundos e uma duração de efeito de 5-10 minutos, dependendo da dose.

Seleção do Bloqueador Neuromuscular (BNM)

Os bloqueadores neuromusculares (BNM), curarizantes ou paralisantes proporcionam relaxamento muscular completo, o que facilita a intubação traqueal rápida, e devem ser administrados 1-2 min após o sedativo. Promovem a paralisação da musculatura esquelética por meio do bloqueio da transmissão colinérgica nos receptores nicotínicos situados na junção neuromuscular (placa motora) da musculatura esquelética. Esses agentes devem ter preferencialmente ação rápida, curta duração e com poucos efeitos adversos. Eles não fornecem sedação, analgesia ou amnésia. Assim, um agente sedativo deve ser associado tanto para SRI quanto para pós-intubação quando a paralisia se mantém.

Para a paralisia de crianças submetidas ao SRI, é sugerido o uso de succinilcolina, se não for contraindicado, ou rocurônio com sugamadex imediatamente disponível para reversão. Em casos em que o uso de succinilcolina é contraindicado, é preferível o uso de rocurônio em vez de vecurônio ou pancurônio devido à curta duração do efeito.

Avaliar cuidadosamente o tempo de duração do efeito × risco de efeitos adversos para escolha do agente adequado.

BLOQUEADORES NEUROMUSCULARES (Tabela 19.3)

- **Succinilcolina ou Suxametônio:** é um agente despolarizante que atua como análogo da acetilcolina (ACO) com estimulação de todos os receptores colinérgicos ao longo do sistema nervoso parassimpático e simpático. A succinilcolina se liga diretamente aos receptores pós-sinápticos de ACO da placa terminal motora, causando estimulação contínua desses receptores. Esse efeito leva a fasciculações transitórias seguidas de paralisia muscular.

  A dose de succinilcolina para lactentes e crianças menores de 2 anos de idade é de 2 mg/kg IV, que é maior que a recomendada para crianças e adolescentes mais velhos. Isso ocorre porque a succinilcolina é distribuída rapidamente em água extracelular e crianças menores têm um volume relativamente maior de líquido extracelular. Para crianças e adolescentes mais velhos, a dose de succinilcolina é de 1-1,5 mg/kg IV ou de 3-5 mg/kg IM.

  A succinilcolina IV tem um rápido início de ação: 30-60 segundos e curta duração do efeito: 4-6 minutos.

  A bradicardia após a administração de succinilcolina ocorre mais comumente em lactentes e crianças menores de 5 anos de idade. Os riscos de bradicardia ou assistolia são mais significativos quando doses repetidas de succinilcolina são administradas. Para evitar essas complicações, sugere-se o pré-tratamento com atropina para crianças menores de 5 anos e para todos os pacientes quando é necessária uma segunda dose.

  Devido aos efeitos adversos, o uso de succinilcolina é absolutamente contraindicado nas seguintes circunstâncias:
  - Histórico de hipertermia maligna pessoal ou familiar;
  - Doença crônica do músculo esquelético ou miopatia crônica (por exemplo, distrofia muscular de Becker ou de Duchenne);
  - Distrofia muscular;
  - 48 a 72 horas após queimaduras, traumas múltiplos ou lesões por esmagamento (por exemplo, acidente vascular cerebral ou lesão da medula espinhal);
  - Rabdomiólise;
  - Acidente vascular encefálico há mais de 72h;
  - Hipercalemia significativa (por exemplo, alterações no ECG);
  - Aumento da pressão intraocular;
  - Deficiência de paseudocolinesterase conhecida (risco de duração prolongada da ação).

  O uso de succinilcolina em pacientes que apresentam aumento da PIC não é considerado uma contraindicação, porém deve-se avaliar o risco × benefício.

- **Rocurônio:** agente não despolarizante que induz a paralisia muscular por antagonismo competitivo no receptor colinérgico nicotínico. Dose de 1

Tabela 19.3. Bloqueadores neuromusculares

Princípio Ativo	Dose	Farmacocinética	Reações Adversas	Observação
SUCCINILCOLINA/ SUXAMETÔNIO	Lactentes e crianças < 2 anos IV: 2 mg/kg IV Crianças e Adolescentes IV: 1-1,5 mg/kg IM: 3-5 mg/kg	Início de ação: 30-60 s. Duração do efeito: 4-6 min. Metabolismo: Plasmático. Excreção: Urinária.	Bradicardia, assistolia, dor muscular, mioglobinúria, hipercalemia, rabdomiólise, hipertensão, aumento da pressão: intragástrica, intraocular e intracraniana, fasciculação muscular, hipersalivação.	Agente despolarizante. O uso de succinilcolina em pacientes que apresentam aumento da PIC não é considerado uma contraindicação, porém, deve-se avaliar o risco x benefício. Não deve ser usado em pacientes com lesão extensa por rabdomiólise, doença crônica do músculo esquelético ou doença neuromuscular como paralisias, 48 a 72 horas após queimaduras, traumas múltiplos, em pacientes com antecedente de hipertermia maligna ou hipercalemia.
ROCURÔNIO	IV: 1 mg/kg	Início de ação: 30-60 s. Duração do efeito: 30-40 min. Metabolismo: Hepático (mínimo). Excreção: Fezes e Urina.	Liberação de histamina, aumento da resistência vascular periférica, taquicardia hipertensão, hipotensão transitória, arritmia cardíaca, anormalidade de ECG, soluços, náuseas, vômitos.	Agente não despolarizante. Pode ser usado antes da administração da succinilcolina para minimizar efeitos adversos ou como opção de agente curarizante quando a succinilcolina é contraindicada. Ajuste de dose na insuficiência hepática, pois a duração do efeito pode ser prolongada devido ao aumento do volume de distribuição. Reversor: sugamadex 2 mg/kg IV.
PANCURÔNIO	Neonatos IV: 0,05-0,1 mg/kg/dose pode ser repetido após 1-2h Lactentes IV: 0,05-0,1 mg/kg/dose cada 4-6h se necessário Crianças e Adolescentes IV: 0,05-0,15 mg/kg/dose cada 4-6h se necessário	Início da ação Lactentes: 2-5 min. Crianças: 2-4 min. Duração do efeito: 24 min. Metabolismo: Hepático. Excreção: Urinária.	Rubor, aumento da pressão sanguínea, grave uso prolongado: miastenia grave ou paralisia, erupção cutânea (transitória), sialorreia, broncoespasmo, hipotensão, taquicardia.	Causa liberação de histamina e tem um efeito vagolítico pronunciado que aumenta a frequência cardíaca, a pressão arterial e o débito cardíaco. Reversor: Atropina 0,01-0,03 mg/kg IV associada com Neostigmina 0,05 mg/kg IV.
VECURÔNIO	IV: 0,08-0,1 mg/kg/dose	Início da ação: 2-3 min. Duração do efeito: 25-40 min. Metabolismo: Hepático. Excreção: Fezes.	Bradicardia, edema, rubor, reação de hipersensibilidade (incluindo eritema, hipotensão, taquicardia, urticária), prurido.	O vecurônio deve ser evitado em pacientes em que se prevê uma intubação endotraqueal difícil, e não é recomendado para crianças que receberam ou irão receber succinilcolina. Reversor: Atropina 0,01-0,02 mg/kg IV associada com Neostigmina 0,04 mg/kg IV.

mg/kg IV, tem um início de ação rápido: 30-60 segundos, mas com duração do efeito de 30-40 minutos, maior que a da succinilcolina. Por essa razão, a succinilcolina é preferível ao rocurônio para SRI quando a reversão rápida com sugamadex não está disponível, especialmente quando se trata de uma via aérea difícil.

- Dose de rocurônio pra SRI: 1 mg/kg. Se necessário reverter a ação, administrar sugamadex 2 mg/kg.

As condições de intubação são considerações mais importantes do que a duração prolongada da ação.

Quando sugamadex está indisponível ou contraindicado, o rocurônio, em uma dose de 1 mg/kg, seguido de reversão com sugamadex, pode ser equivalente à succinilcolina em relação às condições de intubação e evita o problema de paralisia prolongada.

O rocurônio não tem nenhum dos efeitos adversos da succinilcolina, tornando-se uma alternativa segura e eficaz. Alguns especialistas preferem a desvantagem de uma maior duração da paralisia com rocurônio ao pequeno risco de usar succinilcolina para uma criança com uma contraindicação não diagnosticada.

- **Vecurônio:** agente não despolarizante, a partir do qual foi desenvolvido o rocurônio com perfil de segurança favorável. No entanto, para alcançar um rápido aparecimento de ação como o do rocurônio, devem ser utilizadas doses mais altas, o que favorece o prolongamento da paralisia de modo imprevisível.

O vecurônio deve ser evitado em pacientes em que se prevê uma intubação endotraqueal difícil ou que tenham recebido succinilcolina. Não é recomendado para crianças que receberam ou irão receber succinilcolina.

Para reverter o bloqueio neuromuscular produzido pelo vecurônio deve-se utilizar: atropina 0,01–0,02 mg/kg IV associada com neostigmina 0,04 mg/kg IV.

- **Pancurônio:** agente bloqueador neuromuscular não despolarizante de ação prolongada, não é indicado para SRI, devido ao início de ação mais lento e duração prolongada.

O pancurônio também causa liberação de histamina e tem um efeito vagolítico pronunciado que aumenta a frequência cardíaca, a pressão arterial e o débito cardíaco.

Para reverter o bloqueio neuromuscular produzido pelo pancurônio deve-se utilizar: atropina 0,01-0,03 mg/kg IV associada com neostigmina 0,05 mg/kg IV.

Fluxograma 19.1. Acesso à via em pediatria

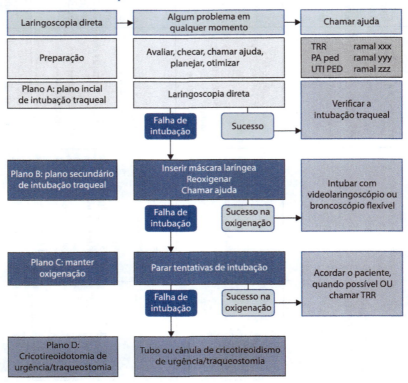

Fluxograma 19.2. Extubação traqueal de risco

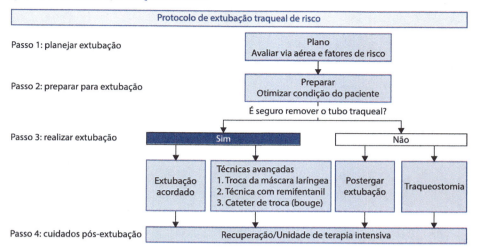

Siglário

- ACO: Acetilcolina;
- BNM: Bloqueadores neuromusculares;
- HIC: Hipertensão intracraniana;
- ITN: Intranasal;
- IV: Intravenoso;
- PIC: Pressão intracraniana;
- SRI: Sequência rápida de intubação.

Referências Bibliográficas

1. Lexicomp - UpToDate Disponível em: https://www.uptodate.com (Acesso em: 05/09/2017).
2. McCourt KC, Salmela L, Mirakhur RK, Carrol M, Makinen MT, Kansaho M, et. Al. Comparison of rocuronium and a suxamethonium for use during rapid sequence induction of anaesthesia. Anaesthesia 1998 Sep;53(9):867-71.
3. Pediatric Advanced Life Support, provider manual. American Heart Association and American Academy of Pediatrics. Rapid Sequence Intubation 2002b; 359-78.
4. Truven Health Analytics – Micromedex Solutions. Disponível em: http://www.micromedexsolutions.com (Acesso em: 09/10/2017).
5. Videira RLR, Cruz JR. Remifentanil in the clinical practice. Rev Bras Anestesiol 2004; 54: 1: 114 –28.

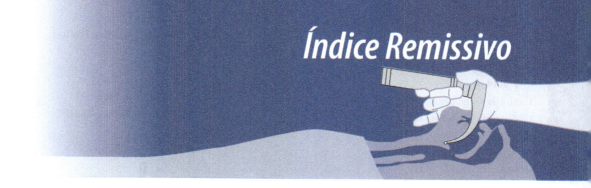

Índice Remissivo

3gLM, 93

A

Acesso traqueal acima das cordas vocais, 34
Adrenalina nebulizada, pós-extubação, 179
Agente(s)
  adjuvantes, 187
  paralisante, 67
Airtrack®, 124
Alinhamneto dos eixos oral, faríngeo e laríngeo, 43
AMBU®, 42
Anatomia respiratória pontos-chave relevantes em relação à via aérea difícil e a instituição de ventilação
  cavidade oral, 2
  faringe, 3
  laringe, 3
  traqueia, 3
Assistência de enfermagem, 183-185
Atropina, pré-tratamento, 188
Avaliação pré-anestésica e achados não desejáveis, 14

B

Balonete, insuflação do, monitoramento da, 101
Base da língua, 135
Baska Mask, 92, 93
Bloqueador(es)
  de mordida, 81
  neuromuscular(es), 195
    seleção do, 194

Bocal, 134
Bolsa autoinflável com reservatório de oxigênio, 40
Bolsa-máscara, 22
Broncofibroscopia, 128, 129
Broncoscópio
  com fibra óptica flexível mais longo, 34
  fibra-óptica flexível (FFOB), intubação com, 36
Broncospia, 81
Brônquio fonte, 133

C

Cânula(s)
  de Guedel, 32
  de Ovassapian, 135
  de traqueostomia
    com e sem balonete, 115
    escolha da, 141
    posição correta, 115
  de traqueostomia, 115
    com dispositivo de aspiração subglótica, 116
    kit de, 116
  nasal, 33
  nasofaríngea, 19, 32
  orofaríngea, 19, 32
  orotraqueais, 20
    com balanote, 20
    número do diâmetro por faixa etária, 20
    sem balanote, 20
Capacete de oxigênio, 33
Capacidade
  inspiratória, 7
  pulmonar total, 7
  residual funcional, 7
  vital, 7

Capnografia volumétrica, 176

Capnógrafo
colorimétrico, 26, 41
eletrônico portátil EMMA®, 41
quantitativo, 26

Capuz de oxigênio, 33

Carina principal, 134, 137

Cateter nasal, 33

Cavidade oral, 2
estrutura da, 12

Cheirador, posição do, 20

Classificação
de Cormack e Lehane, 123
de Mallampati, 13, 75, 123
de Miller, 85
nova, 86

C-Mac, 127, 128

Cobra PLA, 91

Coluna cervical, visualização radiológica após
retificação da, 160

Combinação da FiO_2 e da PEEP, 149

Combitube, 90

Complacência pulmonar, 5
diagrama da, 6

Complicação(ões)
no manejo da via aérea
na extubação, 170
na ventilação mecânica, 168
na intubação orotrqueal, 167

Condição neuromuscular e falha do desmame,
relação da, 175

Cordas vocais, granuloma de, 171

Corticosteroide, 176
na pré-extubação, 177

Criança
com trauma, via aérea com, 157
obesa, via aérea na, 155
oncológica, via aérea na, 163

Cricostireostomia percutânea, 28

Cricotireoidostomia, 139
técnica da, 139
posicionamento, 139

Cricotireotomia, 37, 108
cirúrgica, 110
com agulha/cateter, 108
contraindicações, 114
dispositivo
Nu-Trake, 109
Rusch QuickTrach, 109

percutânea dilatacional, 110
percutânea dilatacional, 110 Mini-Trach II,
dispositivo para, 110
tipos, 108

Cuffêmetro, 25
acoplado ao trubo traqueal, 40

Curva de dissociação de oxi-hemoglobina, 9

D

Decanulação, 142

Depressão supraesternal, teste de, 103

Depuração das vias aéreas, 34

Desinflar manguito da máscara laríngea, 96

Desmame
atuação multiprofissional e outros fatores
clínicos durante o processo de, 174
da ventilação mecânica, 173
técnicas de, 177

Detector esofágico de intuabação traqueal, 70

Dexametasona, 56

Difusão
de CO_2, 7
de O_2, 7

Diretriz da American Hearth Association, 81

Disparo, 149

Dispositivo(s)
artificiais de via aérea, 80
bolsa-máscara, 22
de detecção de CO_2 expirado, descartável, 70
de detecção esofágica AMBU®, 42
de oferta de oxigênio
sistemas de alto fluxo, 33
sistemas de baixo fluxo, 33
de via aérea supraglótica, 32, 34
extraglóticos, importância dos, 80
fibro-ópticos flexíveis, 34
inflagótico
definição, 107
indicações gerais de uso, 108
observações anatômicas, 107
para cricotireotomia percutânea dilatacional
Mini-Trach II, 110
supraglótico(s), 79-106
característstsicas, 94
de primeira geração, 80
ideal, características do, 83
de primeira e de segunda geração, comparação
das características dos, 83

de segunda geração, advertência e
   contraindicações, 82
indicações, 82
recentes, 92
tipos, 85
videoguiados, técnicas com, 121-137

Distúrbio ventilação-perfusão, 8

DO_2, 8

Doença que levou à ventilação mecânica,
   reversibilidade da, 176

Drive, 146

E

Efeito
   espaço morto, 8
      anatômico, 8
   fisiológico, 8
   shunt, 8

Emergências extra-hospitalares, 38

Epiglote, 3,131

Equação de Motoyama, 20

Equipamentos
   específicos para intubação nasotraqueal, 58
   utilizados para o manejo de vias aéreas em
      emergência pré-hospitalar, 38

Escore de Cormack-Lehane, 75

Espaço subglótico, 107

Estado de ventilação pulmonar, 7

Estenose
   laringotraqueal, 56
   subglótica, 56, 122, 171
   subglótica, 56

Estilete Bonfils, 128

Extubação, 170
   complicações da, 172
   prontidão para, 177
   traqueal, 175
      critérios de prontidão, 179
      cuidados após a, 179
      escalonamento do nível de suporte
         respiratório após, 180
      de risco, 197
      indicadores de, 176

F

Falência respiratória
   evidências clínicas, 45
   na infância, causas, 46

Faringe, 3

Fentanil, pré-tratamento, 188

Fibroscopia, 81

Fibroscópio, 128

Fio-guia, 134
   posição correta, 21

Fisiologia respiratória, 5-10

Fórceps de Magill, 59

Fórmula de Cole, 19

Fossa nasal, 130

Fração inspirada de oxigênio, seleção da, 149

Frequência respiratória, seleção da, 147

Fuga aérea, teste de medição de, 103

G

Gatilho, seleção do, 149

GlideScope, 125, 126

Glote, 132
   instalação de anestésico na, 131

Granuloma
   de cordas vocais, 171
   de laringe, 121

Guedel fenestrada, 135

H

Hemoglobina, dissociação da, 8

Hipoxemia, complicações, 169

Hipóxia, 11

I

i-Gel, 92

Indicador de extubação traqueal, 176

Índice
   CROP, 176
   Rapide Shallow Breathing, 176

Intubação
   checklist para, 24

com broncoscópio fibra-óptica flexível, 26
de emergência, 29
do paciente obeso, posicionamento adequado
   para, 157
endotraqueal, 17
graus III e IV associados a dificuldade de, 76
intratraqueal, 17
   nas situações de emergência, 17, 18
lesões por, patogênese das, 58
nasotraqueal
   equipamentos específicos para, 58
   técnica, 58
   vantagens e desvantagens, 25
nasotraqueal, 57
   contraindicações, 57
   preparo, 57
orotraqueal, vantagens e desvantagens, 25
sequência rápida de, 63-71
   indicações e contraindicações, 24
traqueal, 17
   complicações, 56
   em pediatria, lâminas utilizadas para, 52
   indicações
      impossibilidade de manter/proteger a via
         aérea, 45
      oxigenação ou ventilação inadequadas, 45
      paciente submetido a exame diagnóstico de
         longa duração, 47
      potencial para piora clínica, 47
      transporte inter-hospitalar seguro, 47
   posicionamento correto para, 50
   posicionamento da via aérea para, 22
   técnicas, 49 -61

K

King LT, 91
King Vision, 126

L

Lâmina
   curva e reta, diferença na laringoscopia com, 52
   D-Blade, 127
   do laringoscópio, seleção da, 51
   invertida, 36
   Macintosh, 35
   McCoy, 36
   modificadas para laringoscopia direta rígida
      polio, 36
   retas e curvas, 19

utilizadas para intubação traqueal em
   pediatria, 52
Laringe, 3
   da criança, 3
Laringite, 170
   pós-extubação, 56
Laringoscopia
   bimanual, 51
   com lâmina curva e reta, diferença na, 52
   direta, 25
Laringoscópio(s)
   com fibra-óptica flexível, 37
   com lâmina polio, 35
   de vídeo
      Airtraq®, 124
      Pentax-AWS, 125
   de vídeo, 124
   GlideScope, 125
   limitações para, 34
   Macintosh, 35
   rígidos de lâmina direta, 34, 35
Lesão(ões)
   de prega vocal na passagem da cânula, 168
   na coluna cervical, 150
   por intubação, patogênese das, 58
Lidocaína pré-tratamento, 188
Língua
   base da, 135
   da criança, 3
LMA (*Laryngeal Mask Airway*)
   Fastrach, 88
   Flexibile, 88
   ProSeal, 89
   Supreme, 89
   Unique, 87
Lubrificação das faces da máscara laríngea, 96

M

Maleta de emergência para atendimento e
   manejo de vias aéreas em ambiente
   extra-hospitalar, 38, 39
Mandíbula, formatos da, 122
Mandril, permeabilidade da via aérea com, 59
Manobra de Sellick, 69
Máscara(s)
   com reinalação parcial, 33
   de Venturi, 33
   facial, tamanho correto da, 21

laríngea, 26, 80, 96
clássica, 87
com canal de aspiração gástrica, 81
com selo não direcionável, 80
desinflar totalmente o manguito da, 96
indicação, 81
inserção da, 94, 100
lubrificação das faces da, 96
para intubação traqueal, 81
paralela em relação ao paciente, 99
posição para segurar a, 97
posicionamento correto da, 101
posicionamento de pescoço e cabeça para
passagem da, 98
retirada do dedo indicador dentro da
cavidade oral do paciente para melhor
introduzir a, 100
sequência de inserção da, 97
tamanho, 27
técnica convencional de inserção da, 100
técnicas de inserção, 94
vantagens da, 28
não reinalante, 33
simples de oxigênio, 33

Mecânica pulmonar, conceitos, 5

Medicação para reversão de sedoanalgesia e
bloqueio neuromucular, 180

Medicamentos usados na paralisia durante
sequência rápida de intubação, 68

Miller, 35

Modo
controlado a volume e controlado a pressão,
diferenças e objetivos, 145
de pressão regulada volume controlado, 146

Movimento respiratório, 5

N

Narcoanalgesia, 81

Nariz, 2

Nu-Trake, 109

Nutrição, anemia e falha do desmame, relação
da, 176

O

Orofaringe, 135

Oxigenação, 33
apneica, 111

Oxigênio, 7
conteúdo arterial de, 8
oferta de, 8, 33
transição da oferta de, 180

Oxi-hemoglobina, curva de dissociação da, 9

P

Paciente
com risco de trauma cervical
correto posicionamento da via aérea, 159
obeso, posicionamento adequado do, 157
queimado, via aérea no, 162
vítima de trauma, intubação traqueal, 51

Papiloma de laringe, 121

Paralisia com indução, 67

Passagem de sonda gástrica, 104

Pediatria
acesso à via em, 196
intubação traqueal em, lâminas utilizadas
para, 52
tubos traqueais utilizados em, 53

PEEP, nível de, 6

Pentax-AWS®, 125

Pico
da taxa de fluxo, 148
de pressão inspiratória, seleção do, 147

Pinça Magill uso da, 60

Pneumotórax, 169

Poisção de dormir, 22

Pregas vocais, 132

Pressão
alveolar, 5
cricoide gentil, 51
das vias aéreas, 148
de cartilagem cricoide, 52
expiratória final positiva, seleção da, 148
pleural, 5
sobre a cartilagem cricoide, 51
supraesternal, teste da, 104
transpulmonar, 5

Protetor antimordedura, gazes enroladas com
esparadrapo servem como, 102

Pulmão, 8

Punção cricóidea, 139

R

Raio-X de tórax pós-intubação, 71

Reanimação cardiorrespiratória, 81

Região
  glótica, estruturas da, 76
  subglótica, 133, 136

Regulação da ventilação pulmonar, 9

Relação ventilação-perfusão, conceito, 8

Resistência, 6

Rinofaringe, 130

Rocurônio, 194

Ruídos anormais, 102

Rusch QuickTrach, 109

S

Sedação
  cetamina, 190
  etomiato, 190
  fentanil, 190
  midazolam, 191
  propofol, 192
  remifentanil, 192
  residual, reversão de possível, 179
  tiopental, 192

Sequência rápida de intubação
  agente paralisante, 67
  conceito, 63
  definição, 63
  etapas, 64
  indicações, 63
  medicamentos usados na indução durante, 67
  paralisia com indução, 67
  posicionamento do tubo traqueal, 68
    medicamentos usados na, 68
  pós-intubação, 69
  pré-oxigenação, 65
  preparação, 63
  pré-tratamento, 65
  proteção, 68

Sistema
  de alto fluxo
    capacete ou capuz de oxigênio, 33
    máscara
      com reinalação parcial, 33
      de Venturi, 33
      não inalante, 33
    tenda de oxigênio, 33
    tenda facial, 33
  de baixo fluxo
    cânula ou cateter nasal, 33
    máscara simples de oxigênio, 33
  de videolaringoscópio C-MAC, 127
  para ventilação a jato transtraqueal, 113

Sleep position, 22

SLIPA, 92

Snif position, 20

Sobrecarga cardíaca e falha do dsmame, relação da, 175

Sonda gástrica, passagem de, 104

Sucção orofaríngea, 34

Succinilcolina, 194

Suporte
  Avançado da Vida em Adultos, 81
  Avançado da Vida em Pediatria, 81
  Básico de Vida, 81
  cartilaginoso da traqueia, 4
  ventilatório inicial, 143-153

Suxametônio, 194

T

Taxa de fluxo, seleção da, 148

Técnica(s)
  C-E, 23
  com dispositivos videoguiados, 121-137
  convencional de inserção da mácara laríngea, 100
  da intubação nasotraqueal, 58
  de desmame, 177
  de inserção da máscara larígea, 94
  de intubação traqueal, 49-61
  de Seldinger, 116

Tempo de rampa, 150, 151

Tenda
  de oxigênio, 33
  facial, 33

Teratoma em recém-nacido, 163

Teste
  da pressão supraesteranl, 104
  das bolhas, 103
  de depressão supraesternal, 103
  de fuga aérea, 10-3
  de Mallampati, classe para o, 14
  de medição de fuga aérea, 103
  de respiração espontânea, 177
    avaliação e aplicação do, 178
    critérios considerados de "não tolerância", ao, 178

Trabalho respiratório, 6
  três tipos, representação gráfica dos, 7

Tração anterior complementar da mandíbula, 99

Transporte
  de oxigênio pelo sangue, 8
  gasoso, 8

Traqueia, 3
  proximal, 133, 136

Traqueostomia, 37, 115, 139
  avaliação pré-operatória, 140
  cirúrgica, 28
  clássica, contraindicações, 118
  complicações, 117, 141
  decanulação, 142
  cuidados pós-operatórios, 118, 141
  escolha da cânula de, 141
  fatores que contraindicam a deambulação, 118
  percutânea, contraindicações, 118
  protocolo de deambulação para crianças, 119
  técnica cirúrgica, 140

Trato respiratório, 12

Trismo, 34

Trocas gasosas, 7

Tronco encefálico, 9

Tubo
  com *cuff*, adaptação, 111
  de drenagem, passagem de sonda gástrica
    através do, 103
  endotraqueal
    distância de inserção do, 55
      por idade do paciente, 55
    Microcuff, 54
  laríngeo, 28
  nasotraqueal
    de Rae, 59
    introdução do, 60
  traqueal(is), 36
    alternativa de fixação de, 56
    efeitos adversos da larigoscopia e passagem
      do, 63
    usados em pediatria, 53

U

Ultrassom *point of care*, 108

V

Valéculas, 131

Ventilação, 33
  a jato transtraqueal, 114
  com pressão de suporte, 150
    vantagens e desvantagens do modo, 150
  de baixa pressão adaptada com bolsa de
    ressuscitação, 112
  eletiva, 81
  espontânea, 111
  mandatória intermitente sincronizada, 144
    vantagens e desvantagens, 147
  máscara face, usando adjuntos, 31
  mecânica
    cursos de tempo e pressão da, 174
    desmame da, 173
    fatores que interferem no desmame da, 175
    processo de desmame da, 175
  modos de, 144
  pulmonar
    mecânica
      com pressão controlada, 145
      com volume controlado, 144
      como pré-selecionar os parâmetros do
        aparelho de, 152
      para crianças criticamente enfermas, 150
      problemas, 151, 153
      recomendações gerais para iniciar, 143
      vantagens e desvantagesn de alguns modos
        de, 147
  seleção do modo para inicar a, 144
  sem intubação traqueal, 80
  traqueal, posicionamento correto para, 50

Vestíbulo laríngeo, 131, 136

Via(s)
  aérea(s)
    abaixo da glote, manejo da, 37
    anatomia das, 1-4
    avaliação inicial das, 11-16
    complicações no manejo da, 167-172
    comprometimento clínico, 79
    de Leech, 84
    depuração das, 34
    difícil, 1, 2, 81
      com necessidade de intubação, 79
      condições associadas à presença de, 74
      dados da anamnese e exame físico
        que podem auxiliar a prever
        uma, 74
      epidemiologia, 73
      reconhecimento da, 73
      sem necessidade de intubação, 79

dispositivos artificiais de, 80
em emergência pré-hospitalar, equipamentos
   utilizados para o manejo, 38
equipamento para manejo, 31-43
estruturas das, 12
na criança oncológica, 163
na criança com trauma, 157
na criança obesa, 155
na Emergência, manejo básico, 17-30
no paciente queimado, 162
permeabilidade com um mandril, 59
posicionamento para intubação traqueal, 22

reconhecimento da obstrução, 79
translaríngea, 17
Videobroncoscópio, 129
  King Vision, 125
Volume
  corrente, 7
    seleção do, 146
  de reserva expiratória, 7
  de reserva inspiratória, 7
  residual, 7
Volutrauma, 169